Atlas of the Neuropathology of HIV Infection

Atlas of the Neuropathology of HIV Infection

Edited by

FRANÇOISE GRAY

Hôpital Raymond Poincaré, Garches, France

Oxford   New York   Tokyo

OXFORD UNIVERSITY PRESS

1993

Oxford University Press, Walton Street, Oxford OX2 6DP
Oxford New York Toronto
Delhi Bombay Calcutta Madras Karachi
Kuala Lumpur Singapore Hong Kong Tokyo
Nairobi Dar es Salaam Cape Town
Melbourne Auckland Madrid
and associated companies in
Berlin Ibadan

Oxford is a trade mark of Oxford University Press

Published in the United States
by Oxford University Press Inc., New York

A catalogue record for this book is available from the British Library

Library of Congress Cataloging in Publication Data
Atlas of the neuropathology of HIV infection / edited by Françoise
Gray.
Includes bibliographical references and index.
1. Nervous system–Infections–Atlases. 2. AIDS (Disease)–
Complications–Atlases. I. Gray, Françoise.
[DNLM: 1. HIV Infections–complications–atlases. 2. HIV
Infections–pathology–atlases 3. Nervous System Diseases–
etiology–atlases. WD 308 A8815]
RC359.5.A84 1993   616.8'022'2–dc20   92–48766
ISBN 0–19–854776–5 (hbk.)

Typeset by Footnote Graphics, Warminster, Wilts
Printed and bound in Hong Kong

Baig
eg.93

To Ben Baig

Foreword
Luc Montagnier, *Pasteur Institute, Paris, France*

It is a pleasure for me to introduce this work carried out under the direction of Professor Françoise Gray, within the framework of the Concerted Action on 'Neuropathology of AIDS', supported by the Medical Commission of the European Community.

Approximately ten years after the international scientific community realized the seriousness of the AIDS epidemic, and instigated considerable research, the time has come to take stock of the knowledge gained in different specialties affected by this scourge. Since its isolation in 1983, the progress made in the understanding of the human immunodeficiency virus, HIV, and of the disease which it elicits, has been extremely rapid in all fields, and it appears that the nervous system represents a major target of HIV infection.

Nervous system involvement is very frequent in AIDS. Clinical studies have shown that about half of these patients have neurological disorders, which represent the principal cause of death and disability in this group. Neuropathological studies have further shown that 80 to 100 per cent of cases have central nervous system lesions. These lesions are multiple and relate to various mechanisms which are not all completely understood; but the knowledge gained in virology allows for a better understanding of the aetiology of these complications. Tropism of the virus for the CD4 antigen sets in motion the infection of T4 lymphocytes, followed by their destruction, but monocytes/macrophages, which also express this antigen, become infected as well. Through these intermediaries, the nervous system is invaded. One can thus make a distinction between nervous system lesions associated with HIV infection, opportunistic infections and lymphomas related to the characteristic immunosuppression of the disease, and disorders secondary to other general or systemic complications of the disease.

On the other hand, even though these complications appear late in the course of the disease, at the stage of confirmed AIDS, it appears more and more certain that the nervous system is infected early in the course of HIV infection, perhaps from the time of seroconversion, and that it represents one of the reservoirs for the virus during the incubation period of the illness.

Since 1985, Professor Françoise Gray has been interested in nervous system lesions in AIDS and has acquired vast experience in this sphere, witnessed by numerous international publications. She took advantage of the European Concerted Action to surround herself with the best European experts working in this subject, and with North American neuropathologists whose work in this field is internationally recognized. This has enabled her to produce an atlas which is not just a collection of reference images, but also a very informative work, remarkably complete, presenting the various disorders of the central and peripheral nervous systems, the pituitary, eye, and muscle, in a didactic manner, each with their own particular features according to site. This atlas certainly illustrates the different classical neuropathological features, both gross and microscopic, of the nervous system lesions during the course of AIDS, but it also shows, on the one hand some of the more clinical aspects of the disease: radiological images, fundoscopy, cerebrospinal fluid cytology, and on the other hand the findings of more sophisticated techniques: immunocytochemistry, *in situ* hybridization, electron microscopy. Finally, although this atlas illustrates extensively the late neurological complications in AIDS, the central nervous system lesions early in the course of HIV infection are the subject of special attention and represent one

FOREWORD

of the original assets of this volume, of great interest for the understanding of the natural history of the disease.

That is why this work, in my opinion, will be useful not only to pathologists interested in AIDS, but also to clinicians, immunologists, infectious disease specialists, neurologists, neurosurgeons, neuroradiologists, or ophthalmologists caring for HIV-infected patients, and to basic scientists and researchers working in this vast field of investigation.

To finish, let us remember that the relationship between the nervous system and HIV poses a number of questions which still remain unanswered, in spite of the enormous amount of research which has been devoted to it, and the results which have been attained.

It seems established that only macrophages and microglial cells can contain the virus and be its site of replication, since neurons and glial cells have never been shown to be infected. Thus the mechanism of production of parenchymal lesions, probably indirect, vascular, metabolic, toxic, or immunopathological, remains a mystery.

It is known that the virus infects the nervous system at an early stage and that it persists, very likely within macrophages or microglial cells, during the latent phase of the disease; but the mechanism setting viral replication in motion and producing a HIV encephalitis is not known, even if immunosuppression and cofactors, perhaps opportunistic agents, seem to play a role.

Even if, as this atlas proves, the histological features of the neurological complications of HIV infection are now known and the radiopathological correlation is usually satisfactory, clinico-pathological correlations are often difficult and the anatomical substrate of AIDS dementia remains to be established.

Finally, pathological consequences of the suggested increasingly effective treatments in this disease, such as the AZT myopathy already outlined in this work, will most likely become more frequent and will need to be better understood, and eventually, prevented.

Avant-propos

Luc Montagnier, *Institut Pasteur, Paris, France*

C'est un plaisir pour moi de présenter cet ouvrage élaboré sous la direction du Professeur Françoise Gray, dans le cadre de l'Action Concertée 'Neuropathologie du SIDA' soutenue par la Commission Médicale des Communautés Européennes.

Dix ans environ après que la communauté scientifique internationale ait pris conscience de la gravité de l'épidémie de SIDA, et que celle-ci ait suscité la mise en route de travaux de recherche considérables, le temps est venu de faire le point des connaissances acquises dans les différents domaines intéressés par ce fléau. Depuis son isolement en 1983, les progrès effectués dans la connaissance du virus de l'immunodéficience humaine, le VIH, et de la maladie qu'il provoque, ont été extrêmement rapides dans tous les domaines et il apparait que le système nerveux représente une cible majeure de l'infection à VIH.

L'atteinte du système nerveux est en effet très fréquente au cours du SIDA. Les études cliniques ont montré qu'environ la moitié de ces malades ont des troubles neurologiques qui représentent la principale cause de mort et de perte d'autonomie dans cette population. Les études neuropathologiques ont montré, en outre, qu'il existait des lésions du système nerveux central dans 80 à 100 pour cent des cas. Ces lésions sont multiples et répondent à des mécanismes divers qui ne sont pas tous parfaitement connus; mais les connaissances acquises en virologie permettent une meilleure approche étiologique de ces complications. Ainsi le tropisme du virus pour l'antigène CD4 entraine l'infection puis la destruction des lymphocytes T4, mais aussi l'infection des monocytes/macrophages qui expriment aussi cet antigène, et par l'intermédiaire desquels se fera l'invasion du système nerveux. On peut ainsi distinguer les lésions du système nerveux liées à l'infection par le VIH, les infections opportunistes et les lymphomes en rapport avec l'immunodépression caractéristique de la maladie, et les atteintes secondaires à d'autres complications générales ou viscérales de la maladie.

D'autre part, si la plupart de ces complications surviennent tard dans l'évolution de la maladie, au stade de SIDA confirmé, il apparait de plus en plus certain que le système nerveux est infecté précocement au cours de l'infection à VIH, peut-être dès la séroconversion, et qu'il représente un des réservoirs pour le virus pendant la période d'incubation de la maladie.

Le Professeur Françoise Gray s'intéresse depuis 1985 aux lésions du système nerveux au cours du SIDA et a acquis dans ce domaine une vaste expérience attestée par de nombreuses publications internationales; elle a su profiter de l'opportunité offerte par l'Action Concertée Européenne pour s'entourer des meilleurs experts européens travaillant sur ce sujet et de neuropathologistes nord-américains dont les travaux dans ce domaine sont universellement reconnus. Ceci lui a permis de réaliser un atlas qui n'est pas seulement un recueil d'images de référence, mais aussi un ouvrage très informatif, extrêmement complet, présentant de façon didactique les diverses atteintes du système nerveux central et périphérique, de l'hypophyse, de l'oeil, et du muscle avec leurs aspects particuliers selon le terrain. Cet atlas illustre, bien sûr, les différents aspects neuropathologiques classiques, macroscopiques et microscopiques, des lésions du système nerveux au cours de l'infection par le VIH, mais il montre aussi, d'une part, des aspects morphologiques plus cliniques de la maladie: imagerie radiologique, fond d'oeil, cytologie du liquide céphalorachidien, et, d'autre part, les données de techniques plus sophistiquées:

immunocytochimie, hybridation *in situ*, microscopie électronique. Enfin si cet atlas illustre abondamment les complications neurologiques tardives du SIDA, les mieux connues pour des raisons évidentes, les lésions précoces du système nerveux au cours de l'infection par le VIH, d'un grand l'intérêt pour la compréhension de l'histoire naturelle de la maladie, sont l'objet d'une attention particulière et représentent un des apports originaux de ce volume.

C'est pourquoi cet ouvrage sera, à mon avis, utile non seulement aux pathologistes s'intéressant au SIDA, mais aussi, d'une part, aux cliniciens: immunologistes, infectiologues, neurologues, neurochirurgiens, neuroradiologues ou ophtalmologistes s'occupant de patients infectés par le VIH, et, d'autre part, aux fondamentalistes et chercheurs travaillant dans ce vaste champ d'investigation.

Rappelons, pour terminer, que malgré l'énorme somme de recherches qui leur ont été consacrées et les résultats obtenus, il reste encore un grand nombre de questions posées par les relations entre le VIH et le système nerveux.

Il semble acquis que seules les cellules macrophagiques et microgliales peuvent contenir le virus et être le siège d'une multiplication de celui-ci, alors que l'infection des neurones et cellules gliales n'a jamais été démontrée. Ainsi le mécanisme, probablement indirect, vasculaire, métabolique, toxique ou immunopathologique, des lésions parenchymateuses demeure mystérieux.

On sait que le virus infecte précocement le système nerveux et qu'il y persiste, vraisemblablement à l'intérieur de cellules macrophagiques ou microgliales, pendant la phase de latence de la maladie; mais le mécanisme déclenchant la multiplication virale et la survenue d'une encéphalite à VIH n'est pas connu même si l'immunodépression et des co-facteurs, peut-être opportunistes, semblent jouer un rôle.

Si, comme en témoigne cet atlas, les aspects anatomopathologiques des complications neurologiques de l'infection par le VIH sont maintenant connus et les corrélations radiopathologiques le plus souvent satisfaisantes, les corrélations clinicopathologiques sont souvent difficiles et le substratum anatomique de la démence du SIDA reste encore à établir.

Enfin les conséquences pathologiques des traitements de plus en plus efficaces proposés dans cette maladie, comme les myopathies à l'AZT déjà abordées dans cet ouvrage, deviendront vraisemblablement plus fréquentes et demanderont à être mieux comprises et, éventuellement, prévenues.

Preface

The frequency of nervous system disorders throughout the course of the Acquired Immune Deficiency Syndrome (or AIDS), their multiplicity and their often unusual features, as well as their dramatic appearances, have promoted many neuropathologists to report their experience of this new disease. Many useful works have already been published on this subject, among them some by the collaborators of this atlas. So this book is not the first, and very likely will not be the last, to describe and illustrate the nervous system lesions associated with infection by the human immunodeficiency virus, HIV.

The purpose of this atlas is to provide a morphological counterpart to those studies dealing with the neuropathology of AIDS, and to illustrate the 'Consensus Report ...' (*Brain Pathol.* 1991, **1,** 143–52) worked out by Herbert Budka and Clayton Wiley in co-operation with many international experts working in this field. That is why we have intentionally limited the text to a short introduction for each chapter and the legends for the figures. We have deliberately avoided lengthy discussion of the aetiology and pathogenesis, and have not included an extensive literature citation. The references, which we have included in the text, were chosen from numerous international publications, either because they contain recent or indispensable information, or because they illustrate our experience of this subject. At each opportunity, we have used the terminology recommended by the 'Consensus Report', which many of the collaborators of this work have co-signed.

However, even if we have paid most attention to the illustrations, our aim was not just to show the pictures. We have taken advantage of the opportunity provided by the European Concerted Action to collaborate with the best European specialists and some North American experts, to demonstrate, as completely and originally as possible, although not exhaustively, the different neurological manifestations and complications of HIV infection. We wished to produce a practical work, stressing the most common lesions, and showing not only their classical macroscopic and microscopic neuropathological appearances, but correlating them with their neuroradiological, ophthalmoscopic, or cerebrospinal fluid cytological appearances. We have also tried to be as informative as possible in showing rare or unusual pathological features, and more sophisticated techniques such as immunocytochemistry, *in situ* hybridization, and electron microscopy, where these techniques were useful in the diagnosis or the understanding of the pathogenetic mechanism of the different lesions. Finally, in spite of a necessary standardization of format which we have set, the authors have had freedom to give their own point of view in the chapter for which they are responsible, and to present their own experience in this field.

I would particularly like to thank Professor Jacques Poirier, who gave me the benefit of his vast experience as an editor throughout the preparation of this volume, Marie Claude Lescs, Lucile Mernier, Claire Ferrari, and Françoise Class for the photographs, and Leïla Breton for the secretarial assistance. Finally, I would like to express the gratitude of all our group to the European, North American, South American, Japanese, and African colleagues who have provided us with some exceptional illustrations.

Garches, France   F.G.
June 1992

Préface

La fréquence des atteintes du système nerveux au cours du syndrome d'immunodéficience acquise (ou SIDA), leur multiplicité, leurs aspects souvent inhabituels et leur caractère volontiers spectaculaire, dans cette maladie nouvelle, ont incité beaucoup de neuropathologistes confrontés à cette affection, à rapporter leur expérience. De nombreux et utiles ouvrages ont déjà été publiés sur ce sujet, certains d'entr'eux sous la direction de collaborateurs de cet atlas. Ce livre n'est donc pas le premier, et très probablement pas le dernier, à décrire et illustrer les lésions du système nerveux liées à l'infection par le virus de l'immunodéficience humaine, le VIH.

Cet atlas se veut le complément morphologique des ouvrages traitant de la neuropathologie du SIDA, et l'illustration du 'Consensus report . . .' (*Brain Pathol.* 1991, **1**, 143–52) élaboré par Herbert Budka et Clayton Wiley en collaboration avec de nombreux spécialistes internationaux travaillant dans ce domaine. C'est pourquoi nous avons volontairement réduit le texte à une courte introduction de chaque chapitre et à la légende des figures. Nous avons délibérément évité les discussions étiopathogéniques et renoncé à une bibliographie exhaustive. Les références, que nous avons directement introduites dans le texte, ont été choisies parmi les très nombreuses publications internationales parce qu'elles correspondaient à des connaissances récentes ou indispensables, ou parce qu'elles illustraient notre expérience sur le sujet. Chaque fois que cela a été possible, nous avons utilise la terminologie recommandée dans le 'Consensus Report', dont de nombreux collaborateurs de cet ouvrage sont d'ailleurs co-signataires.

Cependant, même si nous avons donné toute notre attention à la qualité des illustrations, notre but n'a pas été seulement de montrer des images. Nous avons profité de l'opportunité offerte par l'Action Concertée Européenne de collaborer avec les meilleurs spécialistes européens et quelques experts nord-américains renommés, pour présenter une illustration—certes, non exhaustive—la plus complète et originale possible des diverses manifestations et complications neurologiques de l'infection à VIH. Nous avons voulu réaliser un ouvrage pratique en insistant sur les lésions les plus fréquentes et, dans ces cas surtout, en illustrant non seulement leurs aspects neuropathologiques classiques, macroscopiques et microscopiques, mais en corrélant ces images avec celles fournies par la radiologie, l'ophtalmoscopie, ou la cytologie du liquide céphalorachidien. Nous avons aussi tenté d'être le plus informatif possible en montrant des aspects inhabituels ou des pathologies rares, ainsi que les résultats de techniques plus sophistiquées: immunocytochimie, hybridation *in situ*, microscopie électronique, quand ces techniques étaient utiles au diagnostic ou à la compréhension des mécanismes étiopathogéniques des diverses lésions. Enfin, malgré l'indispensable homogénéisation de forme que nous avons assurée, les auteurs ont eu toute latitude d'exposer leur conception originale du chapitre dont ils étaient responsables, et de présenter leur expérience personnelle dans ce domaine.

Je tiens à remercier tout particulièrement le Professeur Jacques Poirier qui m'a fait profiter de sa grande expérience d'éditeur tout au long de l'élaboration de ce volume, Marie Claude Lescs, Lucile Mernier, Claire Ferrari et Françoise Class pour les photographies, et Leïla Breton pour le travail de secrétariat. Je tiens enfin à exprimer la reconnaissance de tout notre groupe aux collègues européens, mais aussi nord américains, sud américains, japonais ou africains qui nous ont fourni certaines illustrations exceptionnelles.

Garches, France   F.G.
Juin 1992

Contents

CONTENTS

CONTENTS

CONTENTS

CONTENTS

Contributors

Juan Artigas
Auguste-Viktoria-Krankenhaus, Berlin, Germany.
Herbert Budka
Neurologisches Institut der Universität Wien, Austria.
Dennis W. Dickson
Albert Einstein College of Medicine, Bronx, NY, USA.
Irina Elovaara
Departments of Infectious Diseases and Microbiology, Aurora Hospital, Helsinki, and Department of Neurology, Tampere University Hospital, Tampere, Finland.
Férechté Encha-Razavi
Unité 29 INSERM, Hôpital Port Royal, Paris, France.
Margaret Esiri
The Radcliffe Infirmary, Oxford, England.
Romain K. Gherardi
Hôpital Henri Mondor, Créteil, France.
Brigitte Girard
Hôpital Robert Ballanger, Aulnay sous Bois, France.
Umberto De Girolami
Brigham and Women's Hospital, Boston, MA, USA.
Hans H. Goebel
Johannes Gutenberg-Universität, Mainz, Germany.
Françoise Gray
Hôpital Raymond Poincaré, Garches, France.
Matti Haltia
Department of Pathology, University of Helsinki, Helsinki, Finland.
Jean-Jacques Hauw
Hôpital de la Salpêtrière, Paris, France.
Dominique Hénin
Hôpital Beaujon, Clichy, France.
Catherine Keohane
Cork Regional Hospital, Cork, Ireland.
Catherine Lacroix Jousselin
Hôpital Bicêtre, Le Kremlin Bicêtre, France.
Jeanne Claudie Larroche
Unité 29 INSERM, Hôpital Port Royal, Paris, France.

CONTRIBUTORS

Line Matthiessen
Hôpital Sainte Anne, Paris, France.

Jacqueline Mikol
Hôpital Lariboisière, Paris, France.

Frédéric Morinet
Hôpital Saint Louis, Paris, France.

Kiti M. I. Müller
Department of Pathology and Transplantation Laboratory, University of Helsinki, and Department of Clinical Neurosciences, Institute of Occupational Health, Helsinki, Finland.

Francesco Scaravilli
Institute of Neurology, London, England.

Leroy R. Sharer
UMD-New Jersey Medical School, Newark, NJ, USA.

Pierre Trotot (radiological illustrations)
Hôpital de l'Institut Pasteur, Paris, France.

Claude Vedrenne
Hôpital Sainte Anne, Paris, France.

Harry V. Vinters
University of California at Los Angeles School of Medicine, Los Angeles, CA, USA.

This Atlas was elaborated in the frame of the Concerted Action 'Neuropathology of AIDS'
sponsored by: The Medical Commission of the European Communities, Brussels

Project leader: **Professor Françoise Gray,** PU-PH
Faculté de Médecine Paris-Ouest,
Hôpital Raymond Poincaré, Garches, France.

Steering group: **Professor Dr Herbert Budka**
Neurological Institute,
University of Vienna, Austria.

Dr Catherine Keohane, MB, BCh, BAO, FRCPath
Cork Regional Hospital
and University College, Cork, Ireland.

Professor Jacqueline Mikol, PU-PH.
Faculté de Médecine Paris VII,
Hôpital Lariboisière, Paris, France.

Professor Francesco Scaravilli, MD, PhD, FRCPath
Institute of Neurology,
National Hospital Queen Square, London, UK.

Rapporteur: **Professor Dr Hans H. Goebel**
Pathologishes Institut, Neuropathologie Abt,
Johannes Gutenberg-Universität, Mainz, Germany.

Active members: **Dr Juan Artigas**
Institut für Pathologie,
Auguste-Viktoria-Krankenhaus, Berlin, Germany.

Dr Francesca Chiodi, PhD.
Institutionen för Virologi,
Karolinska Institutet, Stockholm, Sweden.

Dr Irina Elovaara
Department of Neurology,
University of Tampere, Finland

Dr Férechté Encha-Razavi, MCU-PH
Faculté de Médecine de Créteil, Université Paris XII,
et Hôpital Henri Mondor, Créteil, France.

Dr Margaret Esiri, BM, BCh, DM, FRCPath
Reader in Neuropathology,
Oxford University, and
The Radcliffe Infirmary, Oxford, UK.

Professor Romain Gherardi, PU-PH
Faculté de Médecine de Créteil, Université Paris XII,
et Hôpital Henri Mondor, Créteil, France.

Professor Dr Georg Gosztonyi
Institut Für Neuropathologie,
Klinikum Steglitz der Freien Universität Berlin, Germany.

Dr Manuel Gutierrez Molina
Departamento Anatomia Patologica,
Hospital La Paz, Madrid, Spain.

Professor Matti Haltia
Department of Pathology,
University of Helsinki, Finland.

Professor Dominique Hénin, PU-PH
Faculté de Médecine Paris VII,
Hôpital Beaujon, Clichy, France.

Professor Dr Paul Kleihues
Department Pathologie, Institut für Neuropathologie,
Universität Zürich, Switzerland.

Professor Peter L. Lantos, PhD, MD, FRCPath
Professor of Neuropathology,
Institute of Psychiatry, London, UK.

Dr Jeanne Claudie Larroche
Unité INSERM 29,
Hôpital Port Royal, Paris, France.

Dr Frédéric Morinet, MCU-PH
Faculté de Médecine Paris VII,
Hôpital Saint Louis, Paris, France.

Professor Nicolo Rizzuto
Istituto di Clinica Neurologica,
Ospedale Policlinico, Verona, Italy.

Professor Dr Wolfgang Schlote
Neurologisches Institut (Edinger-Institut),
Johan Wolfgang Goethe-Universität, Frankfurt/Main, Germany.

Dr Pierre Trotot
Service de Radiologie,
Hôpital de l'Institut Pasteur, Paris, France.

Dr Rosemay Vazeux
Institut Pasteur, Paris, France.

Professor Claude Vedrenne, PU-PH
Faculté de Médecine Paris VI,
Hôpital Sainte Anne, Paris, France.

Corresponding American member:

Umberto De Girolami, MD.
Associate Professor of Pathology, Harvard Medical School,
Neuropathologist, Brigham and Women's Hospital, Boston, USA.

Observers:

Professor Jacqueline Flament-Durand
Université libre de Bruxelles and
Hôpital Erasme, Bruxelles, Belgium.

Professor Antonio Lopez Bravo
Instituto de Salud Carlos III, Madrid, Spain.

Professor Davide Schiffer
Istituto di Clinica delle Malattie del Sistema Nervoso,
Torino, Italy.

Professor P. K. Thomas, MBBS, MD, DSc, FRCP
Emeritus Professor of Neurology,
Royal Free Hospital,
and National Hospital Queen Square, London, UK.

1 HIV-induced central nervous system pathology
Lésions du système nerveux central liées au VIH

Herbert Budka and Françoise Gray

The possibility of direct infection of the central nervous system (CNS) by the human immunodeficiency virus (HIV) has been substantiated by many morphological, virological, and molecular biological techniques. There is now general agreement that the main, if not the only, targets of CNS infection by HIV are bone marrow-derived microglia and macrophages. The latter represent both the main reservoir and vehicle of spread for the virus.

Uniform neuropathological changes have been observed by many different teams and considered as the likely morphological correlates of CNS HIV infection. These lesions are original and have only been observed in HIV-infected patients. They consistently harbour large amounts of HIV as demonstrated by immunocytochemistry, *in situ* nucleic acid hybridization, and electron microscopy, and they do not show evidence of another cause, particularly opportunistic infection. The clinical/neuropathological correlations of HIV-induced lesions of the CNS and the pathogenesis of those lesions remain unclear.

A most characteristic feature of HIV infection of the CNS is the presence of distinctive multinucleated giant cells (MGCs) which have been proposed as a hallmark of HIV-specific neuropathology. These cells are of monohistiocytic/macrophage lineage, contain HIV in their cytoplasm, and result from the fusing capacity of HIV. Their presence provides evidence of productive infection by HIV and of a cytopathic effect of the virus.

Two major patterns of HIV-specific disease, in which MGCs are usually found, have been defined on neuropathological grounds; HIV encephalitis (HIVE) and HIV leucoencephalopathy (HIVL). They are regarded by some authors as extremes of a spectrum of HIV-induced pathology which may overlap in one third of the cases (Budka, *Brain Pathol.* 1991, **1**, 163–75; Lang *et al.*, *Acta Neuropathol.* 1989, **77**, 379–90).

Other less specific HIV-associated CNS pathology has been described in AIDS patients, in which the pathogenesis is unknown or disputed, and in which HIV is not constantly found, including vacuolar myelopathy (VM), vacuolar leucoencephalopathy (VL), diffuse poliodystrophy (DPD), and spongiform encephalopathy.

These lesions usually occur at the late stages of the disease. Although a number of clinical and biological arguments suggest early CNS invasion by the virus, neuropathological data are exceptional at the initial stages of the disease. In fact, most of HIV-infected patients remain neurologically unimpaired during the incubation period of the disease. Symptomatic early infection of the CNS has been described in rare cases, but symptoms were usually transient. A few cases with lymphocytic meningitis, cerebral vasculitis, or multiple sclerosis-like demyelinating lesions have been described in HIV-positive individuals without immunosuppression. In these cases, immunopathogenetic mechanisms are likely to operate, similar to demyelinating inflammatory polyneuropathy in the peripheral nervous system.

Minimal, poorly specific, non-diagnostic changes, including myelin pallor with reactive astrocytosis, occasional microglial nodules, mineralization of the vessel walls, granular ependymitis, or fibrous thickening of the leptomeninges are frequently found in the brains of HIV-infected patients. Their significance is unclear and they are probably not caused by any single agent. Some may represent incipiens HIV encephalitis or opportunistic infection in which the causative agent is difficult to identify. Others may represent sequelae of vasculitis or meningitis occurring in the early stages of the disease.

L'infection directe du système nerveux central (SNC) par le virus de l'immunodéficience humaine (VIH) a été démontrée par de multiples techniques morphologiques, virologiques et de biologie moléculaire. Il est maintenant généralement accepté que les principales, sinon uniques, cellules cibles de l'infection à VIH dans le SNC sont les macrophages et les cellules microgliales provenant de la moelle osseuse. Ces cellules constituent à la fois le principal réservoir de virus et le véhicule de sa dissémination.

Des lésions neuropathologiques similaires ont été décrites par de nombreuses équipes différentes et sont considérées unanimement comme le substratum anatomique le plus probable de l'infection du SNC par le VIH. Ces lésions sont originales et n'ont jamais été observées chez des patients non infectés par le VIH. Elles contiennent toujours de grandes quantités de VIH qui peut être mis en évidence par immunocytochimie, hybridation *in situ* et microscopie électronique, et elles ne peuvent habituellement être rapportées à une autre cause, en particulier à une infection opportuniste. En revanche, les corrélations anatomocliniques des lésions induites par le VIH ne sont pas clairement établies et le mécanisme étiopathogénique précis des lésions est inconnu.

Un trait tout à fait caractéristique de l'infection du SNC par le VIH est la présence de cellules géantes multinucléées (CGMs) très particulières qui ont été considérées comme le sceau neuropathologique de l'infection à VIH. Ces cellules ont les caractères des cellules de la lignée des monohistiocytes/macrophages, elles contiennent du VIH dans leur cytoplasme et résultent de la fusion de cellules macrophagiques/microgliales mononucléées sous l'influence du virus. Leur présence témoigne donc à la fois d'une infection productive par le VIH et d'un effet cytopathogène de ce dernier.

Deux formes principales de tableau lésionnel spécifique de l'infection à VIH, comportant habituellement des CGMs, ont été définis sur des bases neuropathologiques: l'encéphalite à VIH et la leucoencéphalopathie du VIH. Elles sont considérées par certains auteurs comme les extrémités d'un spectre de lésions induites par le VIH qui pourraient être associées dans un tiers des cas (Budka, *Brain Pathol.* 1991, **1**, 163–75; Lang *et al.*, *Acta Neuropathol.* 1989, **77**, 379–90). D'autres lésions du SNC moins spécifiques, dites 'associées au VIH', où la présence du virus n'a été démontrée que de manière inconstante et dont le mécanisme étiopathogénique est inconnu ou discuté, ont été décrites chez les sidéens au premier rang desquelles la myélopathie vacuolaire, la leucoencéphalopathie vacuolaire, et la poliodystrophie diffuse.

Toutes ces affections surviennent habituellement aux stades tardifs de la maladie. Bien que de nombreux arguments cliniques et biologiques suggèrent que le virus envahit très précocement le SNC, les observations neuropathologiques aux stades précoces de la maladie sont exceptionnelles. En effet, la plupart des patients infectés par le VIH ne présentent pas de troubles neurologiques pendant la période d'incubation de la maladie. Les très rares formes symptomatiques d'infection précoce du SNC ont été en règle régressives. Quelques cas de méningite lymphocytaire, de vascularite cérébrale ou de leucoencéphalopathie ressemblant à la sclérose en plaque ont été observés chez des sujets asymptomatiques ou des patients non encore immunodéprimés. Dans ces cas, comme dans les syndromes de Guillain Barré coïncidant avec la séroconversion, un mécanisme immunopathologique a été proposé.

Des lésions minimes, peu spécifiques et non diagnostiques comme la pâleur myélinique avec gliose astrocytaire, la minéralisation des parois vasculaires, la présence de quelques nodules microgliaux, de granulations épendymaires, ou l'épaississement fibreux des méninges, sont observées avec une fréquence anormale dans le cerveau de patients infectés par le VIH. Leur signification n'est pas claire et probablement pas univoque. Certaines peuvent correspondre à une infection infraclinique ou incipiens par le VIH ou un opportuniste où l'agent responsable peut être difficile à mettre en évidence. D'autres peuvent représenter les séquelles de méningite ou vascularite régressives survenues aux stades précoces de la maladie.

HIV-specific central nervous system pathology

Lésions du système nerveux central spécifiques de l'infection à VIH

Multinucleated giant cells

MGCs were initially described in 1985 (Sharer *et al.*, *Hum. Pathol.* 1985, **16**, 760) and were quickly proposed as the hallmark of HIV productive infection of the brain (Budka, *Acta Neuropathol.* 1986, **69**, 253–8). Immunocytochemical studies have demonstrated that these cells are of monohistiocyte/macrophage lineage including rod cells or microglia. Various techniques have demonstrated the presence of HIV genome, HIV proteins, or HIV-like particles in their cytoplasm. The fusion of mononuclear macrophages has been demonstrated in cultures infected by HIV and illustrated in human brain, as one mechanism of formation of MGCs; thus, the presence of MGCs provides evidence of a cytopathic effect of HIV. Nuclear bridges were also occasionally observed in MGCs suggesting that amitotic nuclear division might occur in addition to the process of cell fusion.

Cellules géantes multinucléées

Les CGMs ont été décrites pour la première fois en 1985 (Sharer *et al.*, *Hum. Pathol.* 1985, **16,** 760) et ont été considérées comme caractéristiques de l'infection du SNC par le VIH (Budka, *Acta Neuropathol.* 1986, **69,** 253–8). Les études immuno-cytochimiques ont montré que ces cellules étaient d'origine histiomonocytaire/macrophagique incluant la microglie. Diverses techniques ont démontré la présence du génome viral, des protéines virales, ou de particules ayant l'aspect du VIH, dans leur cytoplasme. Il a été montré, en culture, que ces cellules pouvaient résulter de la fusion de macrophages mononucléés infectés par le virus sous l'influence de celui-ci. Ainsi la présence de CGMs témoigne à la fois de la présence du VIH et d'un effet cytopathogène du virus. Cependant des images de ponts nucléaires ont été observées dans quelques cas, suggérant que des divisions nucléaires amitotiques puissent aussi survenir.

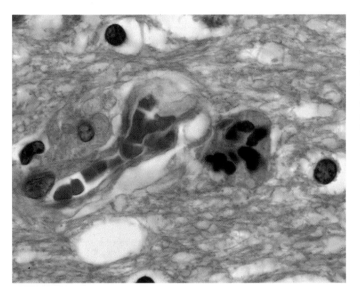

Fig. 1
Multinucleated giant cell   Perivascular multinucleated cell with eosinophilic cytoplasm and elongated, dense nuclei clustered at the centre of the cell. H and E.

Cellule géante multinucléée   Cellule multinucléée périvasculaire à cytoplasme éosinophile contenant de nombreux noyaux allongés, sombres, groupés au centre de la cellule. H et E.

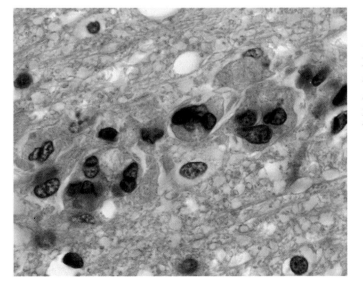

Fig. 2
Multinucleated giant cells   Perivascular cluster of multinucleated cells with little cytoplasm and elongated or round, dense central nuclei. H and E.

Cellules géantes multinucléées   Foyer de cellules multinucléées périvasculaires avec un cytoplasme réduit et des noyaux sombres, allongés ou arrondis, groupés au centre de la cellule. H et E.

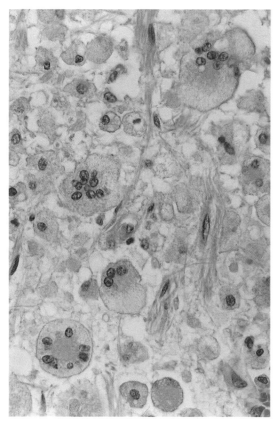

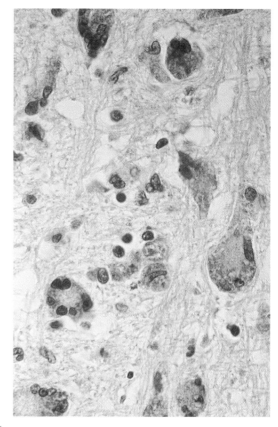

Fig. 3
Multinucleated giant cells Cluster of MGCs with sharp outline and plentiful eosinophilic granular cytoplasm, more densely stained in the centre and vacuolated at the periphery. Multiple round, basophilic nuclei form circular or semicircular arrangement or are clustered at the centre of the cell. H and E.

Cellules géantes multinucléées Foyer de CGMS à membrane cellulaire nette, à cytoplasme abondant, granuleux, éosinophile, plus dense au centre de la cellule et vacuolisé à la périphérie, contenant de nombreux noyaux basophiles disposés en cercle ou en demi cercle, ou groupés au centre de la cellule. H et E.

Fig. 4
Multinucleated giant cells Cluster of MGCs with finely granular, PAS-positive, sometimes vacuolated cytoplasm. PAS.

Cellules géantes multinucléées Foyer de CGMs avec un cytoplasme finement granuleux, parfois vacuolisé, PAS-positif. PAS.

Fig. 5
Multinucleated giant cell MGC with multiple peripheral nuclei, many of which are linked by nuclear bridges. H and E.

Cellule géante multinucléée CGM contenant de nombreux noyaux périphériques dont beaucoup sont reliés par des ponts nucléaires. H et E.

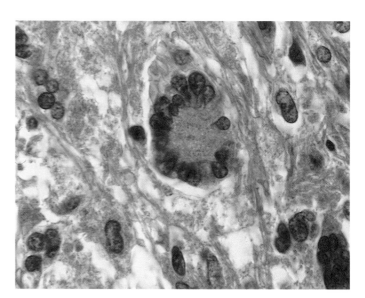

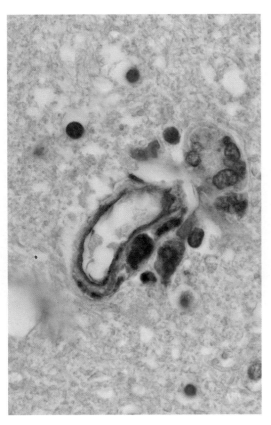

Fig. 6
Multinucleated giant cells Immunocytochemistry using monoclonal antibody HAM 56, specific for monocytes/macrophages, stains positively perivascular MGCs and macrophages. Indirect immunoalkaline phosphatase-anti-alkaline-phosphatase method (APAAP).

Cellules géantes multinucléées Immunomarquage avec un anticorps monoclonal HAM 56 spécifique des monocytes/macrophages marquant positivement des CGMs et des macrophages périvasculaires. Méthode indirecte de révélation phosphatase alcaline-anti-phosphatase alcaline (APAAP).

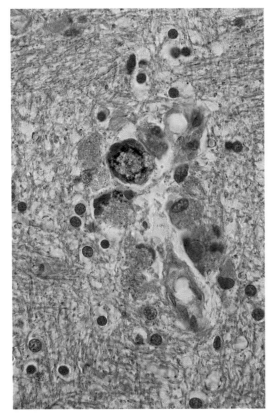

Fig. 7
Multinucleated giant cells Perivascular aggregate of mono- and multinucleated macrophages which contain myelin debris (bluish) and HIV antigen (dark brown). Anti-HIV p24 Monoclonal antibody (Mab), conterstained with Luxol fast blue (LFB) and nuclear fast red (NFR).

Cellules géantes multinucléées Amas périvasculaire de macrophages mono- et multinucléés dont certains contiennent des débris myéliniques (bleus) et les antigènes du VIH (brun foncé). Immunomarquage avec un anticorps monoclonal contre l'antigène p24 du VIH, contrecoloration par le bleu de Luxol (BL) et le rouge mucléaire (RN).

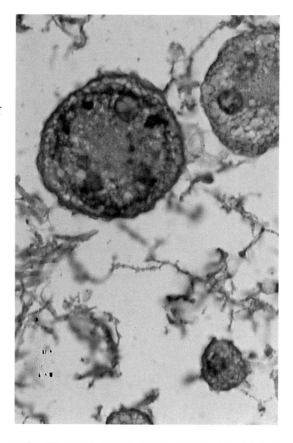

Fig. 8
Multinucleated giant cells Immunocytochemistry using an anti-HIV p24 Mab demonstrates the presence of HIV-antigen in the cytoplasm of a MGC and a neighbouring mononucleated macrophage. Note that a nearby MGC is not stained by this method, reflecting the capriciousness of immunocytochemistry for HIV core antigens in formalin fixed paraffin sections. APAAP.

Cellules géantes multinucléées Immunomarquage du VIH avec un anticorps monoclonal anti-p24 montre la présence des antigènes viraux dans le cytoplasme d'une CGM et d'un macrophage mononuclée voisin. Notez qu'une CGM voisine n'est pas colorée par cette méthode reflétant l'incertitude de l'immunocytochimie pour les protéines du noyau du VIH sur coupes fixées au formol et inclues en paraffine. APAAP.

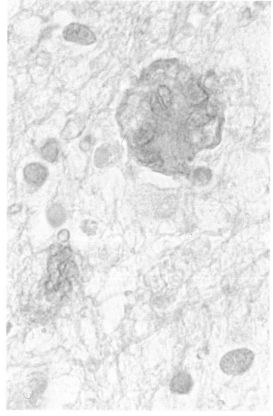

Fig. 9
Multinucleated giant cells Immunocytochemistry using an anti-HIV gp41 Mab shows HIV-producing mono- and multinucleated macrophages adjacent to damaged myelin. Biotin–avidin–peroxidase complex (ABC) conterstained with LFB.

Cellules géantes multinucléées Immunomarquage du VIH avec un anticorps monoclonal anti-gp41 montrant la présence de macrophages mono- et multinucléés exprimant les protéines du VIH au sein de lésions myéliniques. Immunoperoxydase par la méthode de Biotin avidin complex (ABC) contrecolorée au BL.

Fig. 10
Multinucleated giant cell Electron microscopy shows mature HIV particles aligned at the cytoplasmic membrane (arrowheads) and aggregated in the cytoplasm (arrows and inset). They show a characteristic cylindrical and tapering core. At the bottom of the inset, note a particle budding from endoplasmic reticulum membrane. (Courtesy of Dr S. Cristina, Milano)

Cellule géante multinucléée L'examen en microscopie électronique montre des particules virales matures alignées le long de la membrane cellulaire (têtes de flèche) et groupées dans le cytoplasme (flèches et encart). Ces particules ont un noyau caractéristique cylindrique et effilé. Au bas de l'encart une particule bourgeonne à partir de la membrane du réticulum endoplasmique. (Cliché dû à l'amabilité du Dr S. Cristina, Milan)

(Figs 7, 9, and 10 are reprinted with permission from: Budka, *Brain Pathol.* 1991, **1**, 163–75)
(Les Figs 7, 9, et 10 sont reprodiutes avec la permission de l'editeur de: Budka, *Brain Pathol.* 1991, **1**, 163–75)

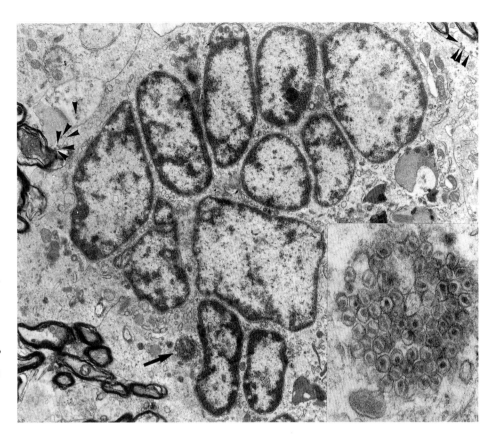

HIV encephalitis (including HIV encephalomyelitis and HIV myelitis)

It is defined by the presence of multiple disseminated foci composed of microglia, macrophages, and MGCs. If multinucleated giant cells cannot be found, the presence of large amounts of HIV antigen or nucleic acid as determined by immunocytochemistry or *in situ* hybridization is required (Budka *et al.*, *Brain Pathol.* 1991, **1**, 143–52).

These lesions may also include reactive gliosis, lymphocytic infiltrates, and variable focal necrosis. Damage to parenchyma of HIV encephalitis (HIVE) foci is either inconspicuous or evidenced by sponginess and myelin loss within and around the foci. Neurons and axons are usually preserved. Highly destructive changes are encountered only exceptionally.

HIVE affects predominantly the white matter, basal ganglia, and brain stem. HIVE foci are not rare in the cerebral cortex and must be distinguished from nodular encephalitis (Budka, *Brain Pathol.* 1991, **1**, 163–75). Involvement of the spinal cord is not exceptional; lesions may be restricted to the cord and cause a myelopathic syndrome (Geny *et al.*, *Neuropathol. Applied Neurobiol.* 1991, **17**, 157–62).

Encéphalite à VIH (comprenant l'encéphalomyélite à VIH et la myélite à VIH)

Elle est définie morphologiquement par la présence de multiples foyers disséminés comportant des cellules microgliales, des macrophages et des CGMs. S'il n'y a pas de CGMs la présence de grandes quantités d'antigènes ou d'acides nucléiques du VIH doit être démontrée par immunocytochimie ou hybridation *in situ* (Budka *et al.*, *Brain Pathol.* 1991, **1**, 143–52).

Les lésions peuvent aussi comporter une gliose réactive, des infiltrats lymphocytaires et de la nécrose. Les lésions parenchymateuses, autour et dans les foyers d'encéphalite à VIH, sont parfois minimes ou peuvent déterminer un aspect lâche du tissu cérébral ou une perte myélinique. Les neurones et les axones sont généralement respectés. Des lésions très destructives sont exceptionnelles.

Les lésions d'encéphalite à VIH siègent principalement dans la substance blanche, les noyaux gris centraux, et le tronc cérébral. L'atteinte du cortex n'est pas rare et doit être distinguée d'une encéphalite nodulaire (Budka, *Brain Pathol.* 1991, **1**, 163–75). Une atteinte médullaire n'est pas exceptionnelle; les lésions peuvent être limitées à la moelle et être responsable d'une myélopathie (Geny *et al.*, *Neuropathol. Applied Neurobiol.* 1991, **17**, 157–62).

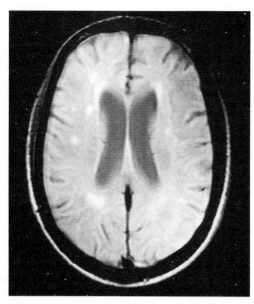

Fig. 11
HIV encephalitis MRI T2 1° echo. Ventricular dilatation associated with multiple limited areas of hypersignal disseminated in both cerebral hemispheres. This appearance is not specific to HIV. Comparable features may be found in other forms of encephalitis such as CMV encephalitis (Fig. 99).

Encéphalite à VIH IRM T2 1° écho. A la dilatation ventriculaire s'associent de nombreuses petites zones ponctuées d'hypersignal et dispersées dans les deux hémisphères. Cet aspect n'est pas spécifique du VIH et peut s'observer au cours d'autres encéphalites comme celles à CMV (Fig. 99).

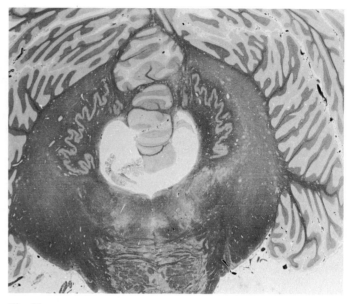

Fig. 12
HIV encephalitis Horizontal section of the brain stem and cerebellum at the level of midpons. Multiple small demyelinated areas are disseminated in the cerebellar and tegmental white matter. Loyez stain for myelin.

Encéphalite à VIH Coupe horizontale du cervelet et du tronc cérébral passant par la protubérance moyenne. Présence de multiples foyers démyélinisés de petite taille, disséminés dans l'album cérébelleux et la calotte pédonculaire. Laque hématoxylique de Loyez.

Fig. 13
HIV encephalitis (same case as Fig. 12) Horizontal section of the brain stem and cerebellum at the level of midpons. At higher magnification, multiple, often confluent, foci of myelin loss, surrounded by spongiosis, disseminated in the cerebellar white matter, are better seen. Loyez stain for myelin.

Encéphalite à VIH (même cas que Fig. 12) Coupe horizontale du cervelet et du tronc cérébral passant par la protubérance moyenne. A plus fort grossissement on voit mieux les multiples petits foyers de démyélinisation entourés de bulles de spongiose, parfois confluents, disséminés dans l'album cérébelleux. Laque hématoxylique de Loyez.

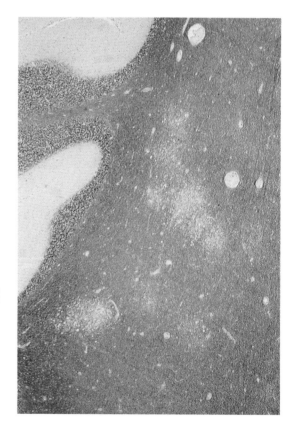

Fig. 14
HIV myelitis   Horizontal section of the spinal cord at the level of T10. Two small necrotic foci with myelin loss and surrounding spongiosis may be seen in the posterior and lateral columns. Loyez stain for myelin.

Myélite à VIH   Coupe horizontale de la moelle au niveau de D10. Présence de deux foyers nécrotiques limités présentant une perte myélinique et entourés de bulles de spongiose dans les cordons postérieurs et latéraux. Laque hématoxylique de Loyez.

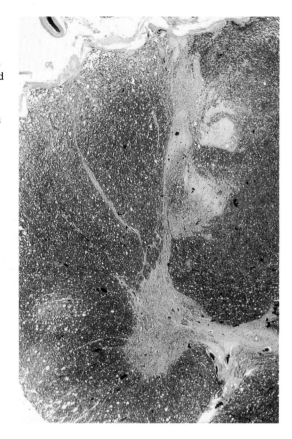

Fig. 15
HIV encephalitis   Serial sections of cerebral white matter showing a focal area of myelin loss with microglial proliferation, macrophages, and MGCs. (a) Loyez stain for myelin; (b) H and E.

Encéphalite à VIH   Coupes sériées au niveau de la substance blanche hémisphérique montrant un foyer de destruction myélinique avec prolifération microgliale et présence de macrophages et de cellules géantes multinucléées. (a) Laque hématoxylique de Loyez; (b) H et E.

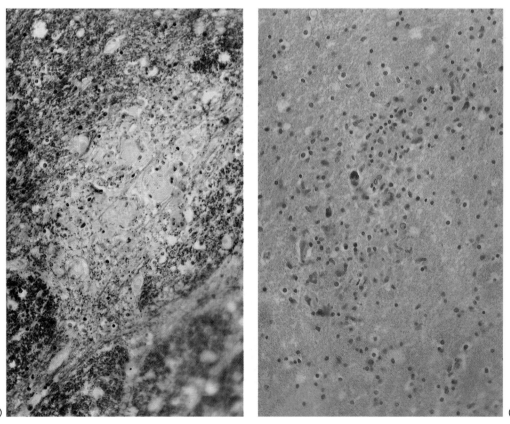

(a)   (b)

Fig. 16
HIV encephalitis   Larger HIVE focus with central coagulative necrosis similar to those seen in experimental infection with the visna virus (Budka and Georgsson, *Clin. Neuropathol.* 1991, 10, 30). H and E.

Encéphalite à VIH.   Lésion focale plus étendue centrée par de la nécrose de coagulation semblable à celles observées dans le visna expérimental (Budka et Georgsson, *Clin. Neuropathol.* 1991, **10**, 30). H et E.

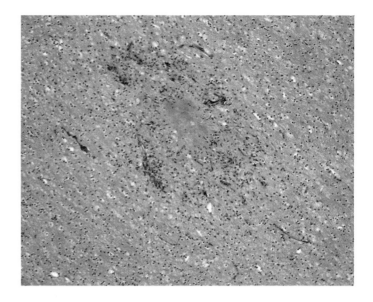

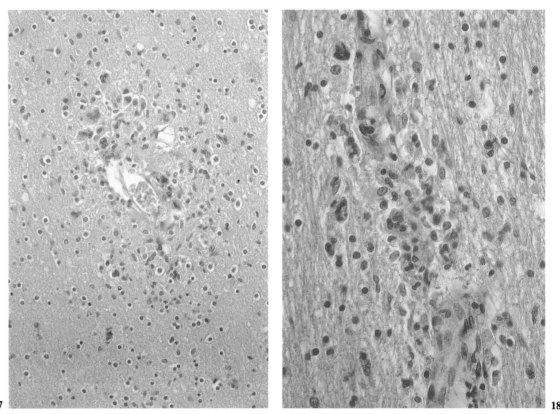

17

18

Figs 17–18
HIV encephalitis   Typical perivascular cluster of microglia, macrophages, and MGCs. H and E.

Encéphalite à VIH   Lésion focale périvasculaire caractéristique comportant une prolifération de cellules microgliales, des macrophages, et des cellules multinucléées. H et E.

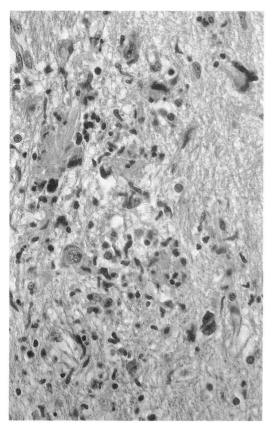

Fig. 19
HIV encephalitis Typical focal lesion with rarefaction of the cerebral parenchyma and presence of microglia, and mono- and multinucleated macrophages. H and E.

Encéphalite à VIH Lésion focale caractéristique comportant des cellules microgliales et des macrophages mono- ou multinucléés au sein d'un parenchyme cérébral lâche. H et E.

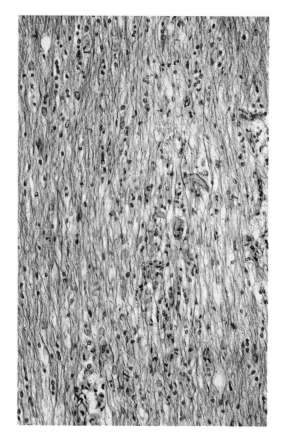

Fig. 20
HIV encephalitis Focal lesion with myelin loss and microglia/macrophage proliferation. Note the preservation of axons. LFB combined with Bodian silver impregnation.

Encéphalite à VIH Lésion focale caractéristique comportant une destruction myélinique et une prolifération microgliale et macrophagique. Notez le respect des axones. Bodian–Luxol.

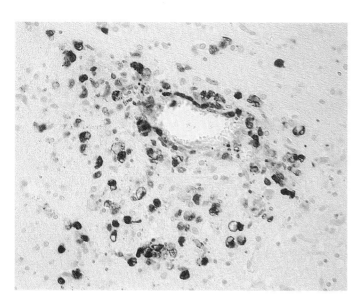

Fig. 21
HIV encephalitis Immunostaining with anti-macrophage Mab MAC 387 demonstrates more clearly the perivascular cluster of positive microglia and macrophages.

Encéphalite à VIH Immunomarquage avec l'anticorps monoclonal MAC 387, spécifique des cellules de la lignée monocytaire/macrophagique/microgliale, montrant de façon plus évidente l'accumulation focale périvasculaire de cellules microgliales et de macrophages.

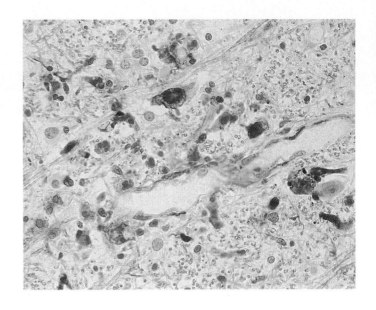

Fig. 22
HIV encephalitis Typical perivascular focus with myelin loss, astrocytosis, microglia, macrophages, and multinucleated cells. Anti-macrophage Mab MAC 387, ABC counterstained with LFB and NFR.

Encéphalite à VIH Lésion focale périvasculaire typique comportant une destruction myélinique avec prolifération astrocytaire et microgliale, et présence de macrophages et de cellules multinucléées. Immunoperoxydase avec l'anticorps monoclonal MAC 387 dirigé contre les macrophages, ABC contrecoloration BL et RN.

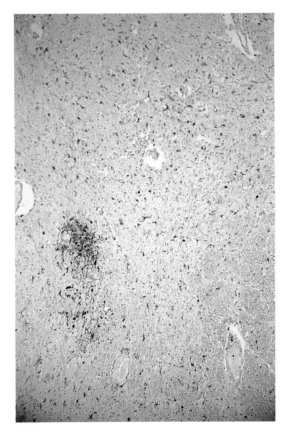

Fig. 23
HIV encephalitis Immunostaining using anti-macrophage Mab MAC 387 shows a focus of macrophage/microglial cells and diffuse invasion of grey and white matter. ABC counterstained with LFB.

Encéphalite à VIH Immunomarquage avec un anticorps monoclonal anti-macrophage MAC 387 montrant un foyer de cellules de la lignée monocytaire/macrophagique/microgliale envahissant à la fois la substance grise et la substance blanche. ABC contrecoloration BL.

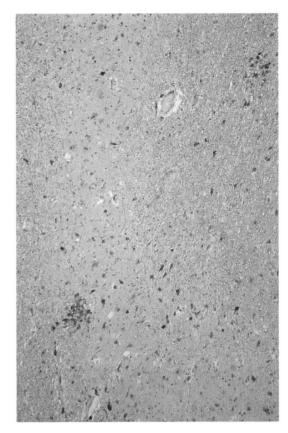

Fig. 24
HIV encephalitis Immunostaining using anti-HIV gp41 Mab shows a focus of HIV-producing cells (brown) in the dentate nucleus and diffuse invasion of grey and white matter. ABC counterstained with LFB.

Encéphalite à VIH Immunomarquage avec un anticorps monoclonal anti-gp41 montrant un foyer de cellules VIH-positives dans le noyau dentelé envahissant à la fois la substance grise et la substance blanche. ABC contrecoloration par le BL.

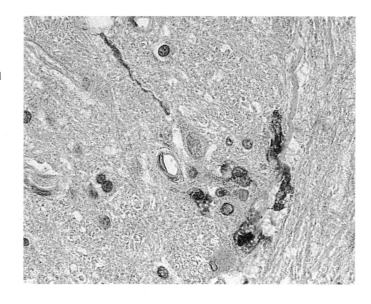

Fig. 25
HIV encephalitis Immunostaining using anti-HIV gp41 Mab shows HIV-producing microglia/macrophages (brown) in proximity to a normal looking neuron. ABC.

Encéphalite à VIH Immunomarquage avec un anticorps monoclonal anti-gp41 montrant des cellules microgliales/macrophagiques VIH-positives au voisinage d'un neurone dont l'aspect est normal. ABC.

Fig. 26
HIV encephalitis associated with HIV leucoencephalopathy Coronal section of the left cerebral hemisphere at the level of the mammillary body shows multiple small, sometimes confluent, demyelinated foci of HIV encephalitis. These are associated with diffuse pallor of myelin staining involving the centrum semiovale but tending to spare the subcortical U fibres, corpus callosum, and internal capsule, corresponding to HIV leucoencephalopathy. Loyez stain for myelin.

Encéphalite à VIH associée à la leucoencéphalopathie du VIH Coupe vertico-frontale de l'hémisphère cérébral gauche passant par le tubercule mammillaire montrant l'association de petits foyers démyélinisés, parfois confluents, d'encéphalite à VIH et une pâleur myélinique diffuse du centre ovale respectant relativement les fibres en U, le corps calleux, et la capsule interne, correspondant à la leucoencéphalopathie du VIH. Laque hématoxylique de Loyez.

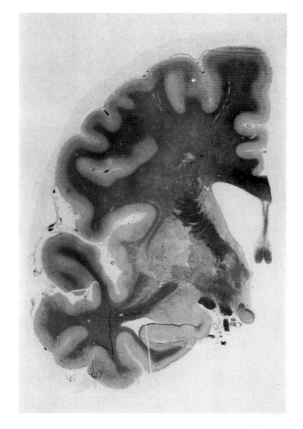

HIV leucoencephalopathy

This second pattern of HIV-specific neuropathology was originally described as progressive diffuse leucoencephalopathy (Kleihues *et al.*, *Acta Neuropathol.* 1985, **68**, 333–9). In contrast with focal lesions of HIVE, it is defined as diffuse damage to the white matter including myelin loss, reactive astrocytosis, macrophages, and MGCs, but little or no inflammatory infiltrates. If MGCs are not found, the presence of HIV antigens or nucleic acids as determined by immunocytochemistry or *in situ* hybridization is required (Budka *et al.*, *Brain Pathol.* 1991, **1**, 143–52).

The lesions in HIV leucoencephalopathy (HIVL) affect the white matter of the cerebral hemispheres, usually symmetrically, and may extend to the cerebellar white matter. Myelin loss does not only mean pallor of myelin staining but also myelin breakdown as evidenced by the presence of myelin debris within macrophages. Vacuolar swelling of myelin may be prominent in some cases. Numerous HIV-producing macrophages, including MGCs, are scattered among the damaged myelin.

Microvascular changes of the white matter have been described. These include wall thickening, increased cellularity, and enlargement and pleomorphism of endothelial cells, and are associated with small angiocentric foci of myelin pallor with presence of HIV-producing macrophages and MGCs, some of which contain iron pigment. These suggest that an alteration of the blood–brain barrier may contribute to injury of myelin and axons (Smith *et al.*, *J. Neuropathol. Exp. Neurol.* 1990, **49**, 357–70; Schmidbauer *et al.*, *Neuropathol. Appl. Neurobiol.* 1992, **18**, 489–501).

Leucoencéphalopathie du VIH

Ce second tableau lésionnel spécifique de l'infection du SNC par le VIH a été initialement décrit sous le terme de leucoencéphalopathie progressive diffuse (Kleihues *et al.*, *Acta Neuropathol.* 1985, **68**, 333–9). Il est défini par des lésions diffuses de la substance blanche comportant une perte myélinique, une gliose astrocytaire réactive, la présence de macrophages et de CGMs, mais peu ou pas d'infiltrats inflammatoires. En l'absence de CGMs, la présence d'antigènes ou d'acides nucléiques du VIH doit être démontrée par immunocytochimie ou hybridation *in situ* (Budka *et al.*, *Brain. Pathol.* 1991, **1**, 143–52).

Les lésions, habituellement symétriques, intéressent la substance blanche hémisphérique et peuvent s'étendre à l'album cérébelleux. La perte myélinique n'est pas seulement une pâleur de la myéline sur les colorations myéliniques mais comporte aussi une destruction myélinique avec présence de macrophages contenant des débris myéliniques. Dans certains cas, on peut voir de nombreuses vacuoles intramyéliniques. De nombreux macrophages et MGCs exprimant les antigènes du VIH sont disséminés au sein des lésions myéliniques.

Une altération des petits vaisseaux de la substance blanche a été décrite. Elle consiste en un épaississement pariétal, une hypercellularité, un gonflement, et un polymorphisme des cellules endothéliales, et est associée à de petits foyers angiocentriques de pâleur myélinique avec des macrophages et CGMs exprimant les protéines du VIH, dont certains contiennent des pigments ferriques. Ceci suggére qu'une ouverture de la barrière hématoencéphalique ait pu contribuer à la production des lésions myéliniques et axonales (Smith *et al.*, *J. Neuropathol. Exp. Neurol.* 1990, **49**, 357–70; Schmidbauer *et al.*, *Neuropathol. Appl. Neurobiol.* 1992, **18**, 489–501).

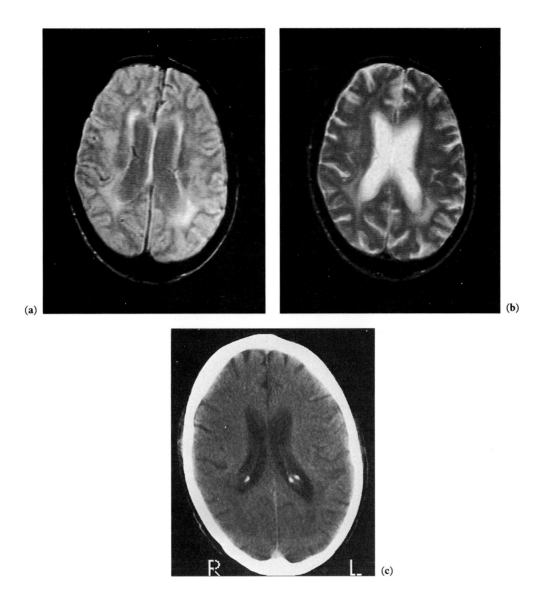

(a)

(b)

(c)

Fig. 27
HIV leucoencephalopathy, radiology   MRI T2 (a) 1° echo, (b) 2° echo,
(c) CT scan.
Bilateral ventricular enlargement associated with diffuse increased signal
intensity in white matter and hypodensity of the white matter on CT
scan. This image is very suggestive of HIV leucoencephalopathy, but it
is not specific and may also be seen in other types of encephalitis.

Leucoencéphalopathie du VIH, aspect radiologique   IRM T2 (a) 1°
écho, (b) 2° écho, (c) scanner.
Dilatation ventriculaire bilatérale à laquelle s'associe une augmentation
diffuse du signal de la substance blanche et une hypodensité de cette
dernière sur le scanner. Cet aspect, bien qu'évocateur, n'est pas
pathognomonique. Il peut se voir au cours des autre encéphalites.

Fig. 28
HIV leucoencephalopathy Bihemispheric coronal section at the level of the thalami demonstrates bilateral and symmetrical, diffuse, ill-defined myelin loss in the deep white matter, tending to spare the subcortical and gyral white matter and compact myelin pathways such as the corpus callosum and internal capsule. Klüver and Barrera.
(Courtesy of Pr. P. Kleihues, Zürich)

Leucoencéphalopathie du VIH Coupe vertico-frontale bihémisphérique passant par les thalamus montrant la pâleur myélinique diffuse, mal limitée, bilatérale et symétrique de la substance blanche profonde, respectant relativement la substance blanche sous-corticale et l'axe des circonvolutions, ainsi que les faisceaux myélinisés compacts comme le corps calleux et la capsule interne. Klüver et Barrera.
(Cliché dû à l'amabilité du Pr. P. Kleihues, Zürich)

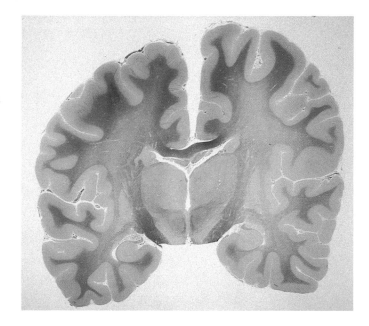

Fig. 29
HIV leucoencephalopathy Horizontal section of the brain stem and cerebellum at the level of the medulla shows diffuse, ill-defined myelin pallor in the central cerebellar white matter, sparing the folia and the ascending and descending tracts of the medulla. Loyez stain for myelin.

Leucoencéphalopathie du VIH Coupe horizontale du cervelet et du tronc cérébral passant par les olives bulbaires montrant la pâleur myélinique mal limitée et diffuse de l'album cérébelleux, respectant l'axe des lamelles et les faisceaux ascendants et descendants du tronc cérébral. Laque hématoxylique de Loyez.

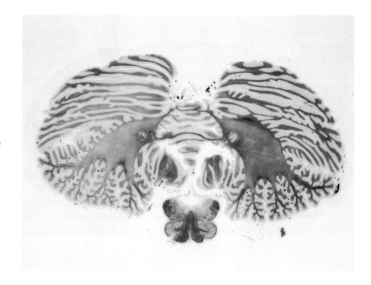

Fig. 30
HIV leucoencephalopathy Loosening of the white matter with vacuolation, mainly perivascular. Note the reactive astrocytosis and scattered MGCs. H and E.

Leucoencéphalopathie du VIH Aspect lâche de la substance blanche avec présence de microvacuoles volontiers périvasculaires. Notez la gliose astrocytaire réactive et la présence de CGMs disséminées dans le parenchyme cérébral. H et E.

Figs 31–33
HIV leucoencephalopathy Typical tissue changes combining myelin reduction, occasional microvacuolation, reactive astrocytosis, macrophages phagocytosing myelin debris, and MGCs. LFB counterstained with NFR.

Leucoencéphalopathie du VIH Aspect microscopique caractéristique de la substance blanche associant une diminution de la densité des gaines de myéline, quelques microvacuoles, une gliose astrocytaire, et la présence de macrophages contenant des débris myéliniques phagocytés et de CGMs. BL et RN.

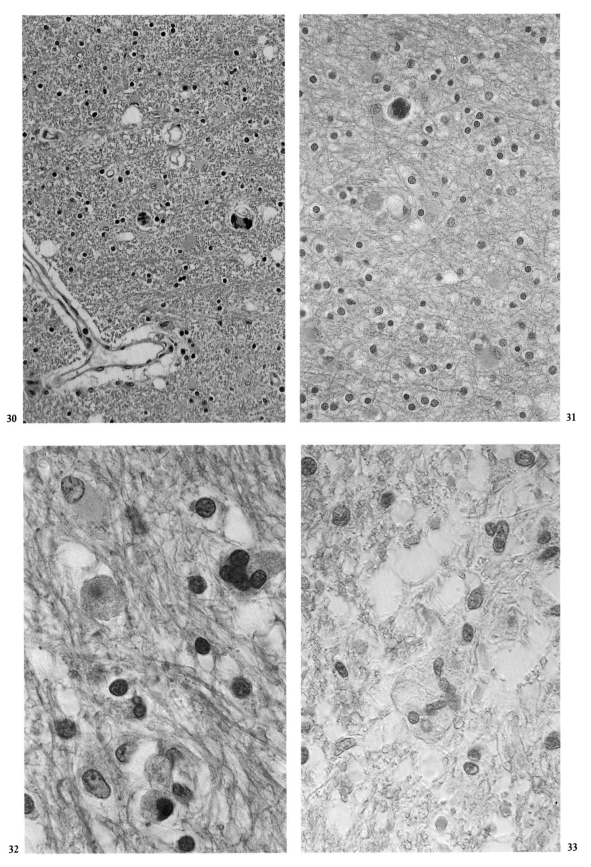

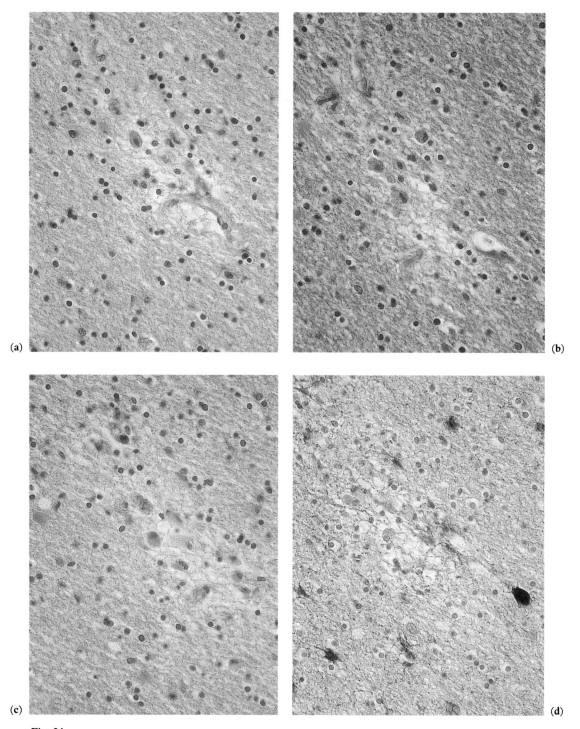

(a)

(b)

(c)

(d)

Fig. 34
HIV leucoencephalopathy   Serial sections of white matter around a small vessel, stained with (a) H and E, (b) LFB and NFR, (c) Prussian blue, and (d) immunostain for GFAP. Angiocentric spongy focus with myelin loss (b) and macrophages containing myelin debris (b) and iron pigment (c). (d) Reactive astrocytes with large cytoplasm are present in the surrounding parenchyma.

Leucoencéphalopathie du VIH   Coupes sériées de la substance blanche autour d'un petit vaisseau, colorées par (a) I'H et E, (b) BL et RN, (c) la méthode de Perls et (d) immunomarquée pour la GFAP. Aspect lâche de la substance blanche périvasculaire qui est le siège d'une perte myélinique (b) avec présence de macrophages contenant des débris myéliniques (b) et du pigment ferrique (c). (d) Des astrocytes réactifs, à cytoplasme volumineux, sont présents dans le parenchyme avoisinant.

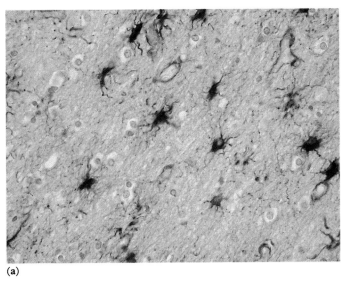

(a)

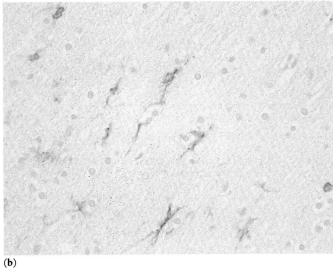

(b)

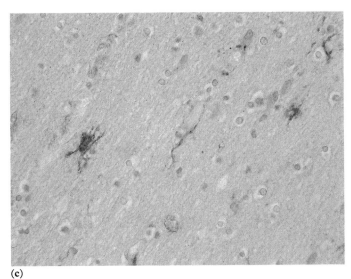

(c)

Fig. 35
HIV leucoencephalopathy   Immunostaining of serial sections of white matter using (a) polyclonal antibody against GFAP, (b) a Mab MAC 387 specific for macrophages, and (c) an anti-HIV gp41 Mab, demonstrates (a) reactive astrocytosis, (b) proliferation of microglia, and (c) presence of HIV-producing cells with features of microglial cells.

Leucoencéphalopathie du VIH   Immunomarquage de coupes sériées de la substance blanche avec (a) un anticorps polyclonal contre la GFAP, (b) un anticorps monoclonal spécifique des macrophages, MAC 387, et (c) un anticorps monoclonal contre la protéine gp41 du VIH, montrant (a) la gliose astrocytaire réactive, (b) la prolifération microgliale, et (c) la présence de cellules VIH-positives ayant les caractères des cellules microgliales.

Fig. 36
HIV leucoencephalopathy   Double immunostaining using a polyclonal antibody against GFAP (blue) and an anti-HIV gp41 Mab (brown) demonstrates that HIV-producing cells are clearly distinct from astrocytes.

Leucoencéphalopathie du VIH   Double immunomarquage avec un anticorps polyclonal contre la GFAP (en bleu) et un anticorps monoclonal contre la protéine gp41 du VIH (en brun) montrant que les cellules VIH-positives sont nettement différentes des astrocytes.

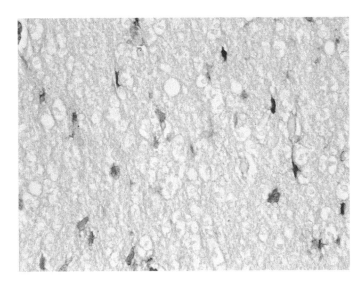

Fig. 37
HIV leucoencephalopathy Immunostaining of serial sections of
perivascular white matter using (a) a polyclonal antibody against GFAP,
(b) an anti-HLA-DR Mab, and (c) an anti- HIV gp41 Mab,
demonstrates high level of MHC class II expression in perivascular
macrophages and intraparenchymatous microglia (b), clearly distinct
from astrocytes (a), while HIV production is present in macrophage/
microglia-like cells which co-occur with MHC class II expressing cells.

Leucoencéphalopathie du VIH Immunomarquage de coupes sériées de
la substance blanche périvasculaire avec (a) un anticorps polyclonal
contre la GFAP, (b) un anticorps monoclonal anti-HLA-DR, et (c) un
anticorps monoclonal contre la protéine gp41 du VIH, montrant que
les macrophages périvasculaires et des cellules microgliales
intraparenchymateuses, nettement distincts des astrocytes (a), expriment
fortement les antigènes majeurs d'histocompatibilité (MHC) classe II (b),
alors que les antigènes du VIH sont exprimés par des cellules d'aspect
macrophagique ou microglial ayant la même localisation que les cellules
exprimant les MHC de classe II.

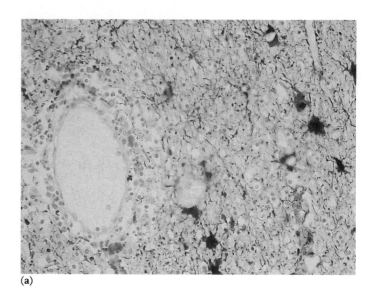

(a)

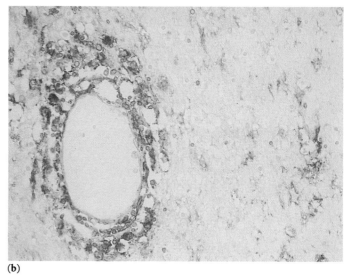

(b)

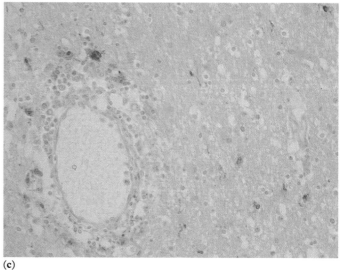

(c)

HIV meningitis

In a few cases with HIVE, the spread of inflammation to the leptomeninges may result in meningitis with HIV-producing MGCs and/or macrophages within the lymphocytic infiltration (HIV meningitis). This process is different from lymphocytic meningitis which may be observed in the early stages of HIV infection (Fig. 73) or, more rarely, in full-blown AIDS. The latter is neuropathologically defined by the presence of significant infiltrations of lymphocytes in the leptomeninges and perivascular spaces, in the absence of demonstrable opportunistic pathogens. Its relationship to HIV infection is not clear (Budka *et al.*, *Brain. Pathol.* 1991, **1**, 143–52).

Méningite à VIH

Dans quelques cas d'encéphalite à VIH, l'extension de l'infection aux espaces leptoméningés peut déterminer une méningite avec des cellules géantes multinucléées et/ou des macrophages contenant les antigènes du VIH, au sein de l'infiltrat lymphocytaire (méningite à VIH). Elle est différente de la méningite lymphocytaire qui peut survenir dans les stades précoces de l'infection à VIH (Fig. 73) ou plus rarement, au stade de SIDA déclaré. Cette dernière est définie neuropathologiquement par la présence d'infiltrats lymphocytaires notables dans les espaces leptoméningés et périvasculaires en l'absence d'infection opportuniste démontrable. Les relations existant entre la méningite lymphocytaire et l'infection à VIH ne sont pas clairement établies (Budka *et al.*, *Brain. Pathol.* 1991, **1**, 143–52).

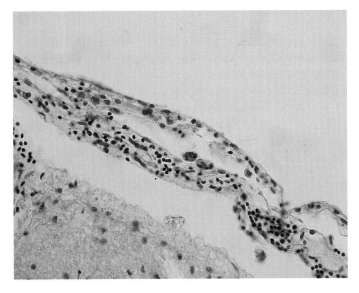

Fig. 38
HIV meningitis Inflammatory infiltrates including lymphocytes, mononucleated macrophages, and MGCs involving the leptomeninges. H and E.

Méningite à VIH Infiltrat inflammatoire contenant des lymphocytes, des macrophages, et des CGMs dans les leptoméninges. H et E.

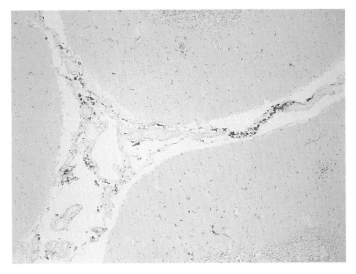

Fig. 39
HIV meningitis Immunostaining using an anti-HIV gp41 Mab demonstrates abundant HIV-producing cells in the leptomeninges of the cerebellum. Note the presence of numerous HIV-producing cells in the underlying cortex.

Méningite à VIH Immunomarquage du VIH avec un anticorps monoclonal anti-gp41 montrant la présence de très nombreuses cellules exprimant les antigènes du VIH dans les leptoméninges du cervelet, mais aussi dans le cortex sous-jacent.

HIV-associated CNS pathology

Lésions du SNC associées à l'infection à VIH

Vacuolar leucoencephalopathy

Vacuolar leucoencephalopathy (VL) is defined morphologically by the presence of numerous vacuolar myelin swellings (vacuolar myelinopathy) and macrophages that are prominent in cerebral white matter. Some macrophages typically reside within vacuoles (Budka, Wiley *et al.*, *Brain Pathol.* 1991, **1**, 143–52).

This rare condition may be diffuse (De la Monte *et al.*, *N. Engl. J. Med.* 1986, **315**, 1549–50) or (multi)focal (Schmidbauer *et al.*, *Neuropathol. Appl. Neurobiol.* 1990, **16**, 437–43), and may or may not be associated with vacuolar myelopathy. Vacuolar myelin swellings may also be present in HIVL but do not require an additional diagnosis of VL. Exceptional cases may also show focal or diffuse axonal swellings.

The exact aetiopathological relationship of VL with HIV infection is unclear. As in vacuolar myelopathy, it seems likely that factors other than, or in addition to, HIV infection may play a role in the causation of VL.

Leucoencéphalopathie vacuolaire

La leucoencéphalopathie vacuolaire est définie par des lésions de la substance blanche formées essentiellement de vacuoles intramyéliniques nombreuses avec des macrophages. Certains macrophages siègent typiquement à l'intérieur des vacuoles (Budka, Wiley *et al.*, *Brain Pathol.* 1991, **1**, 143–52).

Cette lésion rare peut être diffuse (De la Monte *et al.*, *N. Engl. J. Med.* 1986, **315**, 1549–50) ou (multi)focale (Schmidbauer *et al.*, *Neuropathol. Appl. Neurobiol.* 1990, **16**, 437–43), et peut être associée ou non à une myélopathie vacuolaire. Des vacuoles intramyéliniques peuvent être observées dans la leucoencéphalopathie du VIH sans qu'il y ait besoin d'en modifier la dénomination. Des dilatations axonales, focales ou diffuses, ont été décrites exceptionellement.

Ses relations étiopathogéniques avec l'infection à VIH ne sont pas claires. Comme pour la myélopathie vacuolaire, il est probable que des facteurs étiopathogéniques autres que, ou associés à l'infection virale jouent un rôle dans son déterminisme.

Fig. 40

Vacuolar leucoencephalopathy Coronal section of the right cerebral hemisphere at the level of the occipital horn of the lateral ventricle shows multiple subcortical foci of demyelination. In this case, the pattern of lesions resembles that of extrapontine myelinolysis or progressive multifocal leucoencephalopathy (PML). However, there was no microscopic evidence of PML, and the local presence of HIV supported the view that the lesions were somehow related to HIV infection (Schmidbauer *et al., Neuropathol. Appl. Neurobiol.* 1990, **16**, 437–43). LFB and NFR.

Leucoencéphalopathie vacuolaire Coupe vertico-frontale de l'hémisphère cérébral droit passant par la corne occipitale du ventricule latéral. Présence de multiples foyers démyélinisés sous-corticaux. Dans ce cas, la distribution des lésions ressemble à celle de la myélinolyse extra-pontique ou de la leucoencéphalopathie multifocale progressive (LEMP), mais il n'y avait pas de signe microscopique de LEMP et la démonstration de la présence du VIH dans les lésions laisse penser que ces dernières étaient liées directement, ou indirectement, à l'infection VIH (Schmidbauer *et al., Neuropathol. Appl. Neurobiol.* 1990, **16**, 437–43). BL et RN.

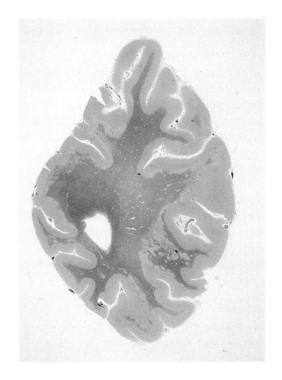

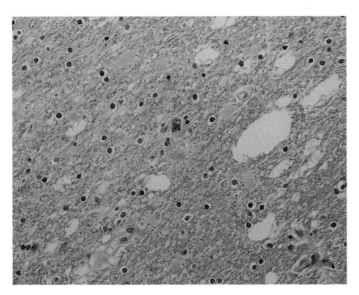

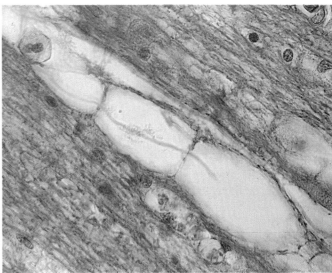

Fig. 41

Vacuolar leucoencephalopathy Numerous vacuoles of various sizes are disseminated in the white matter. Note the presence of a MGC. Similar changes may also be found in HIVL (Fig. 30). H and E.

Leucoencéphalopathie vacuolaire Présence de multiples vacuoles de tailles variées disséminées dans la substance blanche. Notez la présence d'une cellule géante multinucléée. De telles lésions peuvent aussi se voir dans la leucoencéphalopathie du VIH (Fig. 30). H et E.

Fig. 42

Vacuolar leucoencephalopathy Vacuole lined by myelin with centrally preserved axon. Note a macrophage within the vacuole (top left). LFB and NFR.

Leucoencéphalopathie vacuolaire Vacuole cernée par une gaine de myéline contenant un axone intact. Notez la présence d'un macrophage à l'intérieur de la vacuole (en haut, à gauche). BL et RN.

Vacuolar myelopathy

Vacuolar myelopathy (VM) is defined morphologically by the presence of multiple areas of the spinal cord, predominantly in the dorsolateral spinal tracts, exhibiting numerous vacuolar myelin swellings (vacuolar myelinopathy) and macrophages. Some macrophages typically reside within vacuoles (Budka *et al.*, *Brain Pathol.* 1991, **1**, 143–52).

The original description of VM stressed the similarity to subacute combined degeneration of the cord, observed during vitamin B12 deficiencies (Petito *et al.*, *N. Engl. J. Med.* 1985, **312**, 874–9). Typically the lesions are symmetrical, more severe in the lateral and posterior columns of the thoracic cord, and are not confined to specific anatomical tracts. Axons are normal in mildly affected areas, but may be swollen or disrupted in areas with severe vacuolation.

Its incidence varies considerably among studies and its exact aetiopathological relationship with HIV infection is unclear. The frequent, although inconsistent, association of VM with HIV encephalitis, the finding in some cases of MGCs closely related to the vacuoles (Budka *et al.*, *N. Engl. J. Med.* 1988, **319**, 1667–8; Gray *et al.* *Neuropathol. Appl. Neurobiol.* 1988, **14**, 365–80), and the observation of MGCs, HIV antigens, and HIV particles in the lesions (Maier *et al.*, *Acta Neuropathol.* 1989, **78**, 497–503), suggest that VM could be a HIV-induced spinal cord disease. In contrast, the development of VM in non-AIDS immunocompromised patients (Kamin and Petito, *Hum. Pathol.* 1991, **22**, 816–24), together with the dissociation of vacuolar changes and the presence of HIV antigens in other studies suggest that pathogenetic factors other than, or in addition to, HIV production are responsible for VM.

Myélopathie vacuolaire

La myélopathie vacuolaire (MV) est définie par la présence de multiples foyers comportant des vacuoles intramyéliniques nombreuses (myélinopathie vacuolaire) avec des macrophages. Ces lésions affectent de façon prédominante les cordons postérieurs et latéraux. Certains macrophages siègent typiquement à l'intérieur des vacuoles (Budka *et al.*, *Brain. Pathol.* 1991, **1**, 143–52).

La description originale de cette affection soulignait sa ressemblance avec la sclérose combinée de la moelle, observée dans les carences en vitamine B12 (Petito *et al.*, *N. Engl. J. Med.* 1985, **312**, 874–9). Les lésions caractéristiques sont symétriques et prédominent au niveau des cordons postérieurs et latéraux de la moelle dorsale, mais ne sont pas systématisées à une voie anatomique particulière. Les axones sont le plus souvent intacts mais peuvent être altérés dans les zones très sévèrement touchées.

L'incidence de la MV varie considérablement dans les différentes séries et ses relations étiopathogéniques avec l'infection à VIH sont mal connues. L'association fréquente, bien qu'inconstante, de la MV à une encéphalite à VIH, et l'observation, dans quelques cas, de CGMs à proximité des vacuoles médullaires (Budka *et al.*, *N. Engl. J. Med.* 1988, **319**, 1667–8; Gray *et al.*, *Neuropathol. Appl. Neurobiol.* 1988, **14**, 365–80), ainsi que de CGMs, d'antigènes du VIH, et de particules virales ayant les caractères du VIH au sein des lésions (Maier *et al.*, *Acta Neuropathol.* 1989, **78**, 497–503), laissent penser que celle-ci pourrait être induite par le virus. Cependant la survenue d'une MV chez des immunodéprimés non-sidéens (Kamin et Petito, *Hum. Pathol.* 1991, **22**, 816–24), et la dissociation entre la présence d'antigènes du VIH et les lésions de myélopathie vacuolaire dans d'autres études, laissent penser que des facteurs étiologiques autres que, ou surajoutés à l'infection replicative par le VIH sont responsables de la myélopathie vacuolaire.

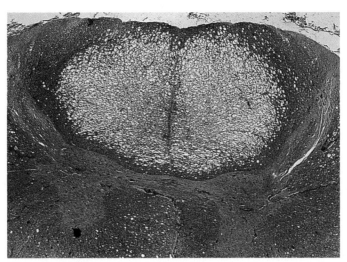

Fig. 43
Vacuolar myelopathy Transverse section of thoracic cord showing extensive vacuolation of the central part of the posterior columns and less severe involvement of lateral and anterior tracts. LFB, H and E.
(Courtesy of Dr U. De Girolami, Boston)
(Reprinted with permission from De Girolami *et al.*, *Arch. Pathol. Lab. Med.* 1990, **114**, 643–55.

Myélopathie vacuolaire Coupe transversale de la moelle dorsale montrant une vacuolisation massive de la partie centrale des cordons postérieurs. Des lésions de même type, plus discrètes, siègents dans les cordons antérieurs et latéraux. H et E/BL.
(Cliché dû à l'amabilité du Dr U. De Girolami, Boston)
(Reproduite avec la permission de l'éditeur de: De Girolami *et al.*, *Arch. Pathol. Lab. Med.* 1990, **114**, 643–55.

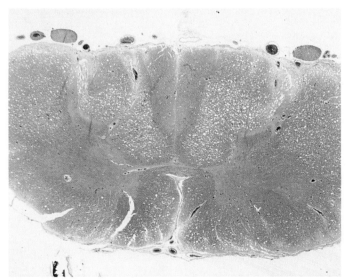

Fig. 44
Vacuolar myelopathy Cross-section of the spinal cord at the level of C8 shows multiple, roughly symmetrical, vacuolated areas in the fasciculus cuneatus, lateral columns, and uncrossed cortico-spinal tract. H and E.
(Courtesy of Dr J. Artigas, Berlin)

Myélopathie vacuolaire Coupe transversale de la moelle cervicale au niveau de C8 montrant des foyers de spongiose grossièrement symétriques intéressant les faisceaux de Burdach, les cordons latéraux, et le faisceau pyramidal direct. H et E.
(Cliché dû à l'amabilité du Dr J. Artigas, Berlin)

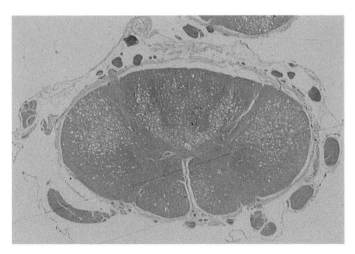

Fig. 45
Vacuolar myelopathy Cross-section of the spinal cord at thoracic level shows multiple, roughly symmetrical, vacuolated areas in the fasciculus gracilis and cuneatus, lateral columns, and direct cortico-spinal tract. LFB and NFR.
(Reprinted with permission from Budka *et al.*, *Brain Pathol.* 1991, **1**, 143–52)

Myélopathie vacuolaire Coupe transversale de la moelle dorsale montrant des foyers de spongiose grossièrement symétriques intéressant les faisceaux de Goll, de Burdach, les cordons latéraux, et le faisceau pyramidal direct. BL et RN.
(Reproduite avec la permission de l'éditeur de: Budka *et al.*, *Brain Pathol.* 1991, **1**, 143–52)

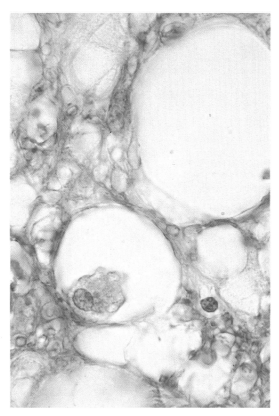

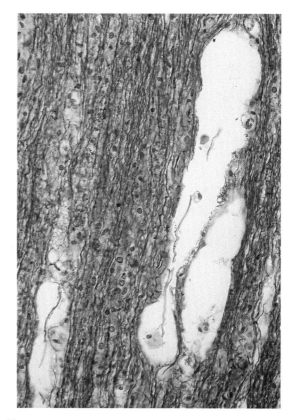

Fig. 46
Vacuolar myelopathy Vacuolar myelinopathy is the essential element of vacuolar myelopathy. On this cross-section, large vacuoles are present in, and delineated by, myelin sheaths. Note a macrophage with myelin debris within the vacuole. Klüver and Barrera.

Myélopathie vacuolaire Aspect caractéristique de myélinopathie vacuolaire qui constitue l'élément essentiel de la myélopathie vacuolaire. Sur cette coupe transversale, de larges vacuoles intramyéliniques apparaissent cernées par la gaine de myéline. Notez la présence d'un macrophage contenant des débris myéliniques à l'intérieur de la vacuole. Klüver et Barrera.

Fig. 47
Vacuolar myelopathy Segmental vacuolar myelinopathy on longitudinal section. Large elongated vacuoles are delineated by a myelin sheath and contain macrophages. Note a centrally preserved axon. Klüver and Barrera, combined with Bodian silver impregnation

Myélopathie vacuolaire Aspect segmentaire de myélinopathie vacuolaire. Sur cette coupe longitudinale, de larges vacuoles intramyéliniques, allongées apparaissent cernées par la gaine de myéline et contiennent des macrophages. Notez la présence d'un axone intact au centre de la vacuole. Klüver et Barrera/Bodian.

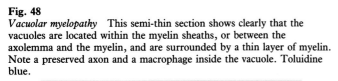

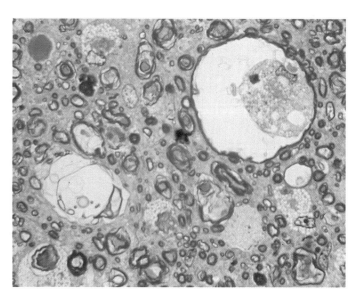

Fig. 48
Vacuolar myelopathy This semi-thin section shows clearly that the vacuoles are located within the myelin sheaths, or between the axolemma and the myelin, and are surrounded by a thin layer of myelin. Note a preserved axon and a macrophage inside the vacuole. Toluidine blue.

Myélopathie vacuolaire Sur cette coupe semi-fine on voit bien que les vacuoles siègent entre l'axolemme et la gaine de myéline ou à l'intérieur de la gaine de myéline, dissociant les lamelles. Notez la présence de l'axone intact et d'un macrophage à l'intérieur de la vacuole. Bleu de toluidine.

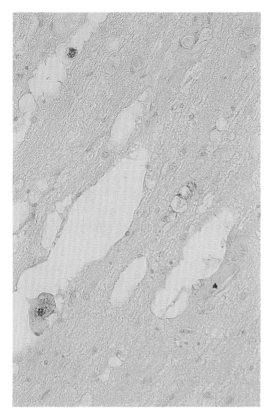

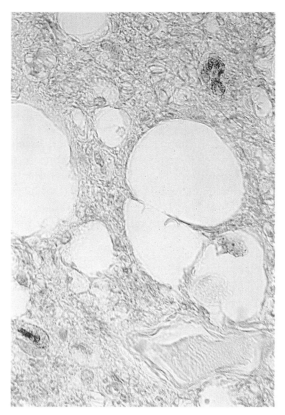

Fig. 49
Vacuolar myelopathy Immunocytochemistry using an anti-HIV p24 Mab showed HIV-producing mono- and multinucleated macrophages within vacuoles (Budka *et al.*, *N. Engl. J. Med.* 1988, **319**, 1667–8). ABC slightly counterstained with haematoxylin.

Myélopathie vacuolaire Immunomarquage du VIH avec un anticorps monoclonal anti-p24 montrant la présence de macrophages mono- ou multinucléés exprimant les protéines du VIH à l'intérieur de vacuoles (Budka *et al.*, *N. Engl. J. Med.* 1988, **319**, 1667–8). ABC, contrecoloration à l'hématoxyline.

Fig. 50
Vacuolar myelopathy (same case as Fig. 49) Immunocytochemistry using an anti-HIV p24 Mab shows HIV-producing mono- and multinucleated macrophages in the proximity of, or within, vacuoles delineated by a myelin sheath. ABC counterstained with Klüver and Barrera.

Myélopathie vacuolaire (même cas que Fig. 49) Immunomarquage du VIH avec un anticorps monoclonal anti-p24 montrant la présence de macrophages mono- ou multinucléés exprimant les protéines du VIH, à proximité ou à l'intérieur de vacuoles cernées par une gaine de myéline. ABC, contrecoloration Klüver et Barrera.

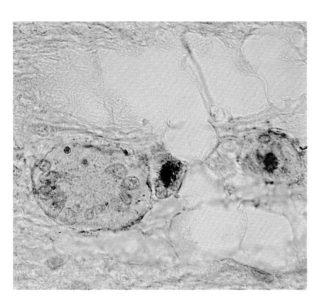

Fig. 51
Vacuolar myelopathy (same case as Figs 49 and 50)
Immunocytochemistry using an anti-HIV p24 Mab shows three mono- (right and centre) and multinucleated (left) macrophages with labelled material condensed at the centre of the cytoplasm or at the surface of the cell, in close proximity to vacuoles. ABC slightly counterstained with haematoxylin.

Myélopathie vacuolaire (même cas que Figs 49 et 50) Immunomarquage du VIH avec un anticorps monoclonal anti-p24 montrant trois macrophages mono- ou multinucléés contenant du matériel exprimant les protéines du VIH, condensé au centre du cytoplasme ou à la surface de la cellule, en étroite relation avec les vacuoles. ABC, contrecoloration à l'hématoxyline.

Diffuse poliodystrophy

Diffuse poliodystrophy (DPD) is defined neuropathologically as diffuse reactive astrogliosis and microglial activation involving the cerebral grey matter (Budka *et al.*, *Brain Pathol.* 1991, **1**, 143–52). Histological changes of DPD may be small and inconspicuous on routine stains, but are probably frequent. In addition to diffuse reactive astrocytosis, best shown by immunostaining for GFAP (Ciardi *et al.*, *Acta Neuropathol.* 1990, **81**, 51–9), and microglial proliferation in cerebral cortex, basal ganglia, and brain stem nuclei, neuronal loss may be suspected but needs usually to be demonstrated by morphometry (Ketzler *et al.*, *Acta Neuropathol.* 1990, **80**, 92–4). These changes must be distinguished from those seen in metabolic encephalopathies. Although it is frequently associated with HIV-specific white matter changes, DPD may be seen in the absence of significant involvement of the white matter (Gray *et al.*, *Acta Neuropathol.* 1991, **82**, 229–33) and certainly represents a separate entity. Diffuse cerebral atrophy, which is frequently seen in neuroimaging studies is a possible clinical correlate. Although many HIV-producing microglia/macrophages may be seen in occasional cases, the majority of brains show few or no HIV-infected cells in the regions affected by DPD, supporting the view that DPD is not related to direct HIV-productive infection and that an indirect, toxic or metabolic mechanism is more likely (Budka, *Acta Neuropathol.* 1989, **77**, 225–36).

Poliodystrophie diffuse

La poliodystrophie diffuse (PDD) est définie neuropathologiquement par l'existence d'une gliose astrocytaire réactive et d'une prolifération microgliale intéressant la substance grise cérébrale (Budka *et al.*, *Brain Pathol.* 1991, **1**, 143–52). Les lésions peuvent être discrètes voire inappréciables sur les colorations de routine, et, de ce fait, ont été longtemps négligées mais elles sont certainement fréquentes. A côté de la prolifération astrocytaire, bien mise en évidence par immunomarquage de la GFAP (Ciardi *et al.*, *Acta Neuropathol.* 1990, **81**, 51–9), et microgliale, intéressant le cortex cérébral, les noyaux gris centraux, et les noyaux du tronc cérébral, il existe une perte neuronale parfois soupçonnée à l'examen microscopique mais qui demande à être affirmée par la morphométrie (Ketzler *et al.*, *Acta Neuropathol.* 1990, **80**, 92–4). Ces lésions doivent être distinguées de celles des encéphalopathies métaboliques. Bien que la PDD soit souvent associée à l'encéphalite à VIH ou la leucoencéphalopathie du VIH, elle peut se voir en l'absence de lésions significatives de la substance blanche (Gray *et al.*, *Acta Neuropathol.* 1991, **82**, 229–33) et constitue certainement une entité indépendante. La PDD pourrait représenter le substratum anatomique de l'atrophie cérébrale fréquente à l'examen radiologique. Dans de rares cas, de nombreuses cellules microgliales et/ou macrophagiques exprimant les protéines du VIH, étaient présentes au sein des lésions de la substance grise; mais, en général, elles sont rares ou absentes ce qui laisse penser que la PDD n'est pas directement liée à l'infection à VIH. Un mécanisme étiopathogénique indirect, toxique ou métabolique, est plus probable (Budka, *Acta Neuropathol.* 1989, **77**, 225–36).

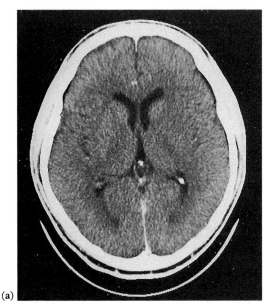

(a)

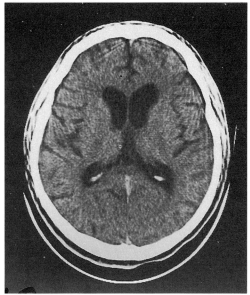

(b)

Fig. 52
Cerebral atrophy CT scans after contrast enhancement. The first examination (a) was performed 6 months before the second (b). Comparison between (a) and (b) demonstrates progressive cortico-subcortical atrophy with widening of the sulci and ventricular dilatation. Cerebral atrophy is frequently seen in neuroimaging studies of AIDS patients and represents a possible clinical correlate for diffuse poliodystrophy.

Atrophie cérébrale Scanners après injection. Les deux examens (a) et (b) ont été effectués à 6 mois d'intervalle. La comparaison entre les deux images permet d'affirmer la constitution progressive d'une atrophie cortico-sous-corticale marquée par un élargissement des sillons corticaux et une dilatation des ventricules. La poliodystrophie diffuse pourrait représenter un substratum anatomique de l'atrophie cérébrale fréquente à l'examen radiologique des sidéens.

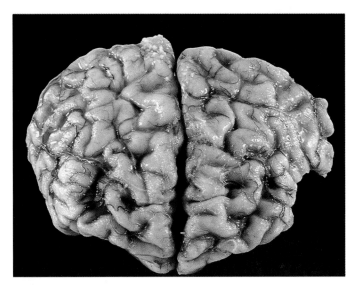

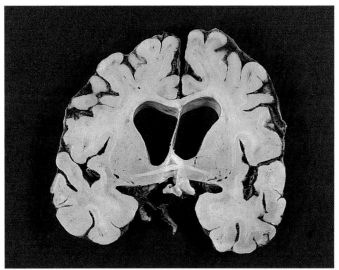

Fig. 53
Diffuse poliodystrophy Anterior aspect of both frontal poles in a 50-year-old AIDS patient without HIV encephalopathy but with diffuse poliodystrophy, shows marked atrophy with widening of the sulci.

Poliodystrophie diffuse Vue antérieure des deux poles frontaux d'un sidéen de 50 ans ne présentant pas de signes cliniques d'encéphalopathie du VIH, mais ayant une poliodystrophie diffuse. Notez l'atrophie marquée avec dilatation des sillons corticaux.

Fig. 54
Diffuse poliodystrophy Coronal section of the cerebral hemispheres through the anterior commissure, in a 41-year-old AIDS patient with HIV encephalopathy, shows marked atrophy of the cortex, widening of the sulci, and ventricular dilatation.

Poliodystrophie diffuse Coupe vertico-frontale des hémisphères cérébraux passant par la commissure antérieure, chez un sidéen de 41 ans présentant une encéphalopathie du VIH. Notez l'atrophie corticale marquée avec élargissement des sillons et la dilatation ventriculaire.

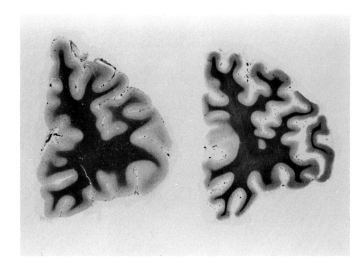

Fig. 55

Diffuse poliodystrophy Coronal section of the right frontal lobe in a 25-year-old AIDS patient with HIV encephalopathy (right), compared with a sex- and age-matched control (left), shows marked cortical atrophy with gyral atrophy, widening of the sulci, and thinned cortical grey matter. Note the absence of myelin pallor (Gray *et al.*, *Acta Neuropathol.* 1991, **82**, 229–33). Loyez stain for myelin.

Poliodystrophie diffuse Coupe vertico-frontale du lobe frontal droit, chez un sidéen de 25 ans présentant une encéphalopathie du VIH (à droite), et chez un témoin de même âge et de même sexe (à gauche). Atrophie corticale marquée avec atrophie des circonvolutions, élargissement des sillons, et amincissement du ruban cortical. Notez l'absence de pâleur myélinique (Gray *et al.*, *Acta Neuropathol.* 1991, **82**, 229–33). Laque hématoxylique de Loyez.

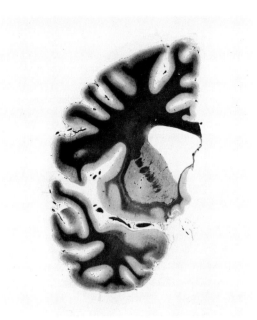

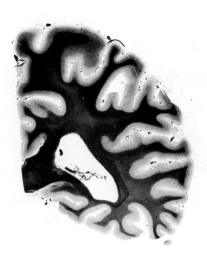

56

57

Figs 56–57

Diffuse poliodystrophy (same case as Fig. 55) Coronal sections of the left cerebral hemisphere at the level of the head of caudate nucleus (Fig. 56) and of the right cerebral hemisphere through the splenium of corpus callosum (Fig. 57) show marked cerebral atrophy with gyral atrophy, thinned cortical grey matter, widening of the sulci, and ventricular dilatation. Note the absence of both myelin pallor and significant atrophy of the basal ganglia. Loyez stain for myelin.

Poliodystrophie diffuse (même cas que Fig. 55) Coupes vertico-frontales de l'hémisphère cérébral gauche passant par la tête du noyau caudé (Fig. 56) et de l'hémisphère cérébral droit passant par le splénium du corps calleux (Fig. 57). Atrophie cérébrale marquée avec atrophie des circonvolutions, élargissement des sillons, amincissement du ruban cortical, et dilatation ventriculaire. Notez l'absence de pâleur myélinique et d'atrophie notable des noyaux gris centraux. Laque hématoxylique de Loyez.

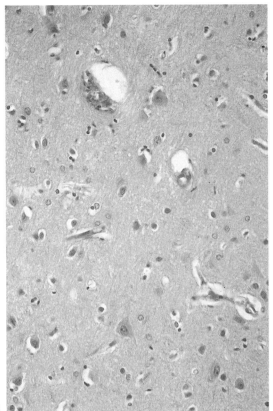

58

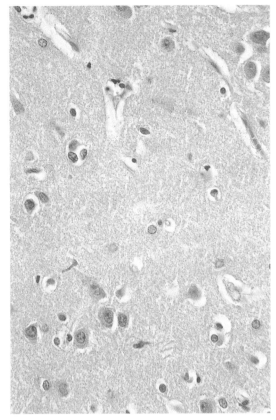

59

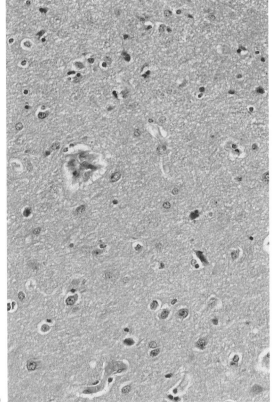

60

Figs 58–60

Diffuse poliodystrophy   These three sections of cerebral cortex show the different components of diffuse poliodystrophy including proliferation of astrocytes with swollen, pale nuclei, presence of rod-shaped microglia, and neuronal loss with areas devoid of neurons. H and E.

Poliodystrophie diffuse   Sur ces trois coupes de cortex cérébral on peut voir les lésions élémentaires de la poliodystrophie diffuse: prolifération d'astrocytes à noyau clair volumineux, présence de microglie en bâtonnet, et perte neuronale avec présence de plages de 'déserts neuronaux'. H et E.

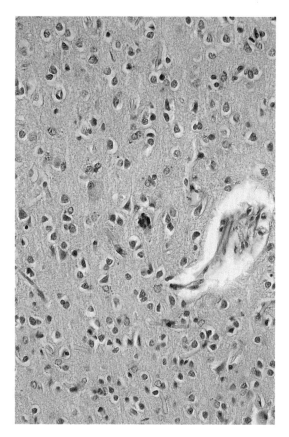

Fig. 61
Diffuse poliodystrophy This section of the cerebral cortex shows the different components of diffuse poliodystrophy including astrocytosis with swollen, pale nuclei and presence of rod-shaped microglia. A MGC may be seen among DPD changes. PAS.

Poliodystrophie diffuse Sur cette coupe de cortex cérébral on peut voir les différents composants de la poliodystrophie diffuse: gliose astrocytaire à noyau clair volumineux, et présence de microglie en batônnet. Notez la présence d'une cellule géante multinucléée. PAS.

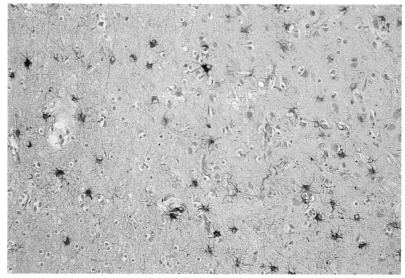

Fig. 62
Diffuse poliodystrophy Immunostain for GFAP shows numerous reactive astrocytes, labelled in dark brown, in the deep layers of the cortex and subcortical white matter. PAP technique combined with LFB and NFR.

Poliodystrophie diffuse Immunomarquage de la GFAP montrant de nombreux astrocytes réactifs, marqués en brun foncé, dans les couches profondes du cortex et la substance blanche sous-corticale. Immunoperoxydase/BL et RN.

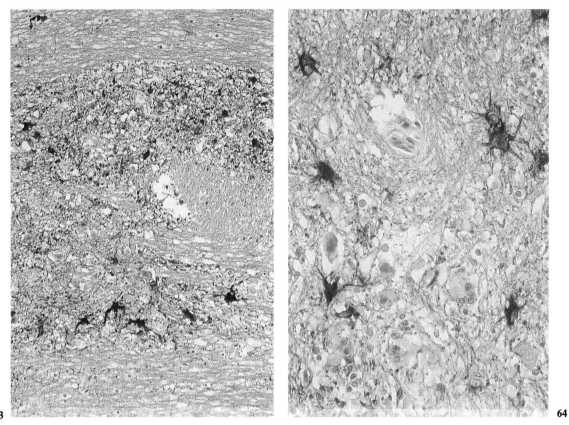

63 64

Figs 63–64
Diffuse poliodystrophy Immunostain for GFAP shows severe and diffuse reactive astrogliosis (dark brown) involving the pontine grey matter. Note that the surrounding white matter was spared. PAP technique combined with LFB and NFR.

Poliodystrophy diffuse Immunomarquage de la GFAP montrant la gliose astrocytaire réactive, diffuse et sévère, marquée en brun foncé intéressant les noyaux du pont. Notez le respect de la substance blanche avoisinante. Immunoperoxydase/ BL et RN.

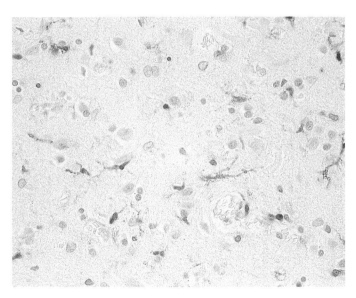

Fig. 65
Diffuse poliodystrophy Immunostain for macrophages/microglia using MAC 387 Mab demonstrates more clearly diffuse proliferation of microglia in the cerebral cortex. ABC.

Poliodystrophy diffuse Immunomarquage des macrophages avec un anticorps monoclonal MAC 387 montrant plus nettement la prolifération microgliale au niveau du cortex cérébral. ABC.

Spongiform encephalopathy

Spongiform change of the grey matter was described in a few cases and proposed as a possible correlate of HIV-associated dementia. In one case, spongiosis associated with astrocytosis involved the whole cortex, basal ganglia, and thalamus, and was morphologically indistinguishable from Creutzfeldt–Jakob disease (Schwenk *et al.*, *Acta Neuropathol.* 1987, **74**, 389–92). In other cases, the spongiform changes were limited to the first three layers of the cerebral cortex. In some of these latter cases, the white matter showed patchy areas of vacuolar leucoencephalopathy and occasional MGCs (Artigas *et al.*, *J. AIDS* 1989, **2**, 374–81). Immunocytochemistry was repeatedly negative in areas with spongiosis. The significance of these changes and their relationship to HIV infection is unclear.

Encéphalopathie spongiforme

Des lésions d'encéphalopathie spongiforme affectant la substance grise ont été déscrites dans quelques cas et ont pu être considérées comme le substratum morphologique de la démence du VIH dans ces observations. Dans un cas, la spongiose, associée à une gliose astrocytaire, intéressait la totalité du cortex et les noyaux gris centraux, et ne pouvait être distinguée morphologiquement de celle de la maladie de Creutzfeldt–Jakob (Schwenk *et al.*, *Acta Neuropathol.* 1987 **74**, 389–92). Dans d'autre cas, les lésions spongiformes étaient limitées aux trois couches superficielles du cortex; dans quelques uns de ces cas, on signalait des foyers de leucoencéphalopathie vacuolaire et la présence de quelques cellules géantes multinucléées (Artigas *et al.*, *J. AIDS* 1989, **2**, 374–81). Les marquages du VIH ont toujoure été négatifs dans les zones de spongiose. La signification de ces lésions et leur rapports avec l'infection à VIH ne sont pas clairs.

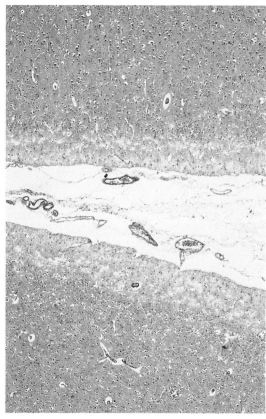

Fig. 66
Spongiform encephalopathy   Low-power view of the cerebral cortex shows spongiform changes in the upper layers. H and E.

Encéphalopathie spongiforme   A faible grossissement on peut voir la spongiose des couches superficielles du cortex. H et E.

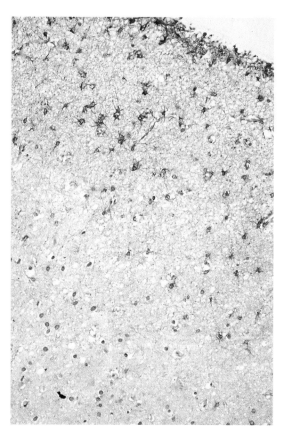

Fig. 67
Spongiform encephalopathy   Immunostaining for GFAP shows microvacuolation and reactive astrocytosis in the lamina zonalis and second layer of the cortex.

Encéphalopathie spongiforme   Immunomarquage de la GFAP montrant la gliose astrocytaire réactive associée à la microspongiose dans les couches I et II du cortex.

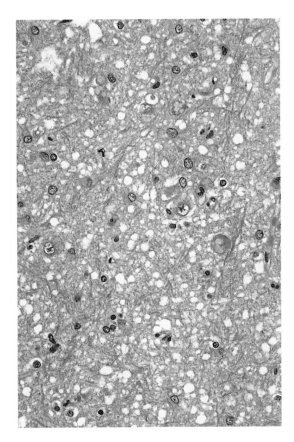

Fig. 68
Spongiform encephalopathy Diffuse spongiosis and astrocytic gliosis in the cortex indistinguishable from the lesions of Creutzfeldt–Jakob disease. H and E.

Encéphalopathie spongiforme Lésions corticales diffuses de spongiose et de gliose astrocytaire morphologiquement identiques à celles de la maladie de Creutzfeldt–Jakob. H et E.

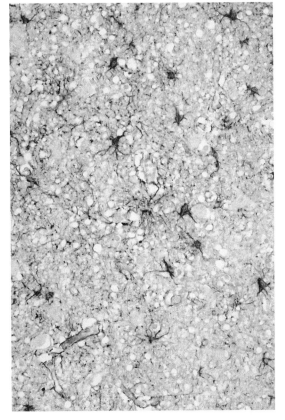

Fig. 69
Spongiform encephalopathy Immunostain for GFAP shows more clearly diffuse reactive astrocytosis of the cortex.

Encéphalopathie spongiforme Immunomarquage de la GFAP montrant mieux la gliose astrocytaire réactive corticale diffuse.

(Figs 66–69 are courtesy of Dr J. Artigas, Berlin)
(Les Figs 66–69 sont dues à l'amabilité du Dr J. Artigas, Berlin)

Cerebral vasculitis including granulomatous angiitis

It is defined as lymphocytic or granulomatous (lymphoplasmahistiocytic, with MGCs) infiltration of the walls of cerebral vessels, with or without accompanying necrosis (Budka *et al.*, *Brain Pathol.* 1991, **1**, 143–52). It must be distinguished from perivascular lymphocytic cuffing which may accompany lymphocytic meningitis, although granulomatous angiitis may be associated with meningitis (Scaravilli *et al.*, *Arch. Pathol. Lab. Med.* 1989, **113**, 192–5). The exact relationship between true cerebral vasculitis (Mizusawa *et al.*, *Acta Neuropathol.* 1988, **76**, 451–7) or granulomatous angiitis (Yankner *et al.*, *Ann. Neurol.* 1986, **20**, 362–4) and HIV infection remains obscure.

Vascularite cérébrale et angéite granulomateuse

La définition neuropathologique de cette entité est une infiltration lymphocytaire ou granulomateuse (lympho-plasmo-histiocytaire avec des CGMs) de la paroi des vaisseaux cérébraux, avec ou sans nécrose (Budka *et al.*, *Brain Pathol.* 1991, **1**, 143–52). Elle doit être distinguée de l'infiltrat lymphocytaire périvasculaire qui peut s'observer au cours des méningites lymphocytaires encore qu'une angéite granulomateuse puisse être associée à une méningite (Scaravilli *et al.*, *Arch. Pathol. Lab. Med.* 1989, **113**, 192–5). Les relations étiopathogéniques exactes existant entre les vascularites cérébrales (Mizusawa *et al.*, *Acta Neuropathol.* 1988, **76**, 451–7) ou les angéites granulomateuses (Yankner *et al.*, *Ann. Neurol.* 1986, **20**, 362–4) et l'infection à VIH ne sont pas claires.

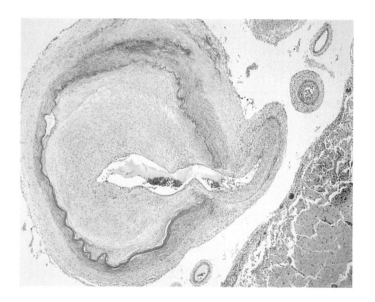

Fig. 70

Granulomatous angiitis Section of the left anterior cerebral artery which is almost completely occluded by intimal proliferation. Secondary ischaemic changes may be seen in the underlying gyrus rectus. H and E.

Angéite granulomateuse Coupe transversale de l'artère cérébrale antérieure gauche qui est presque complètement occluse par la prolifération intimale. Le gyrus rectus sous-jacent est le siège de lésions ischémiques récentes, conséquences de l'occlusion vasculaire. H et E.

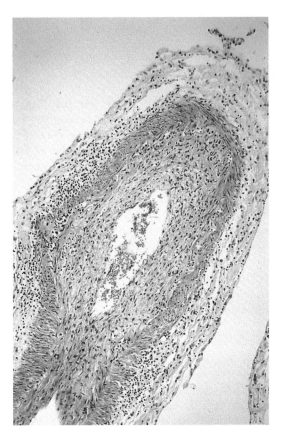

Fig. 71
Granulomatous angiitis At higher magnification, one can see infiltration of the wall of a small collateral branch of the anterior cerebral artery by mononuclear inflammatory cells. H and E.

Angéite granulomateuse A plus fort grossissement, on peut voir l'infiltration de la paroi d'une petite branche collatérale de l'artère cérébrale antérieure par les cellules inflammatoires mononucléées. H et E.

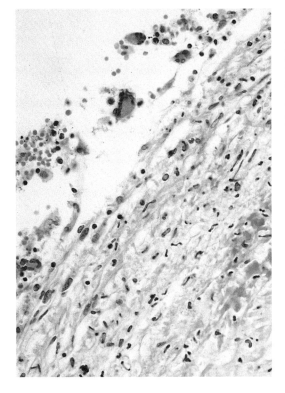

Fig. 72
Granulomatous angiitis Higher magnification shows that the granulomatous inflammatory infiltrate in the adventitia includes lymphocytes, macrophages, and MGCs. H and E.

Angéite granulomateuse A plus fort grossissement, l'infiltrat inflammatoire granulomateux adventitiel apparait formé de lymphocytes, macrophages, et CGMs. H et E.

(Figs 70–72 are courtesy of Pr. F. Scaravilli, London)
(Les Figs 70–72, sont dues à l'amabilité du Pr. F. Scaravilli, Londres)

CNS changes at the early stages of HIV infection

Lésions du SNC aux stades précoces de l'infection à VIH

The HIV-specific and HIV-associated CNS changes illustrated above usually occur at the terminal stage of the disease. However, a number of clinical and laboratory observations indicate the possibility of early CNS invasion by HIV (Price *et al.*, *Science* 1988, **239**, 586–92). In spite of frequent cerebrospinal fluid abnormalities indicating the presence of HIV, most HIV carriers remain neurologically unimpaired during the incubation period. Early symptomatic infection of the CNS, usually transient, has been reported only occasionally. Thus, for obvious reasons, there are very few CNS neuropathological data for the early stages of HIV infection.

A fulminating multiple sclerosis-like leucoencephalopathy revealing HIV infection in the absence of immunosuppression was observed in a few rare cases (Gray *et al.* *Neurology* 1991, **41**, 105–9). Neuropathological study of HIV-infected asymptomatic individuals who died from unnatural causes revealed lymphocytic meningitis, cerebral vasculitis, and myelin pallor with gliosis of the white matter (Gray *et al.*, *J. Neuropathol. Exp. Neurol.* 1992, **51**, 177–85). Although HIV genome could be demonstrated in one case using polymerase chain reaction (Sinclair *et al.*, *J. Neurol.* 1992, **239**, 469–71), in none of these cases could HIV production be demonstrated by immunocytochemistry. As in Guillain–Barré syndrome, which may coincide with seroconversion for HIV (Persuy *et al.*, *Rev. Neurol. (Paris)* 1988, **144**, 32–5), or granulomatous angiitis, which occurred in a HIV-infected patient in the absence of immunosuppression (Yankner *et al.*, *Ann. Neurol.* 1986, **20**, 362–4), immunopathogenetic mechanisms are likely to operate.

Les tableaux lésionnels spécifiques du VIH, ou associés au VIH, que nous avons illustrés précédemment surviennent en règle au stade terminal de la maladie. Cependant un certain nombre d'observations cliniques et biologiques laissent penser que le virus envahit très précocement le SNC (Price *et al.*, *Science* 1988, **239**, 586–92). Bien que les études du liquide céphalorachidien y aient montré la présence du virus, la plupart des sujets infectés par le VIH ne présentent pas de troubles neurologiques pendant la période d'incubation de la maladie. Une infection symptomatique, généralement régressive, du SNC n'a été observée que dans de très rares cas. Ainsi, pour des raisons évidentes, les études neuropathologiques du SNC aux stades precoces de la maladie sont exceptionnelles.

Une leucoencéphalopathie fulminante, avec des lésions ressemblant à celles de la sclérose en plaques, révélatrice de l'infection à VIH, en l'absence d'immunosuppression, a été rapportée dans de rares cas (Gray *et al.*, *Neurology* 1991, **41**, 105–9). L'examen neuropathologique de sujets infectés par le VIH, asymptomatiques, morts accidentellement, a montré des lésions de vascularite cérébrale, méningite lymphocytaire, et une pâleur myélinique avec gliose de la substance blanche (Gray *et al.*, *J. Neuropathol. Exp. Neurol.* 1992, **51**, 177–85). Bien que le génome du VIH ait pu être mis en évidence dans un cas par la technique de la PCR (Sinclair *et al.*, *J. Neurol.* 1992, **239**, 469–71), dans aucun de ces cas, l'immunocytochimie n'a pu démontrer d'infection productive à VIH. Comme dans les syndromes de Guillain–Barré coincidant avec la séroconversion pour le VIH (Persuy *et al.*, *Rev. Neurol. (Paris)* 1988, **144**, 32–5) ou l'angéite granulomateuse décrite chez un patient infecté par le VIH, non-immunodéprimé (Yankner *et al.*, *Ann. Neurol.* 1986, **20**, 362–4), un mécanisme immunopathologique est possible.

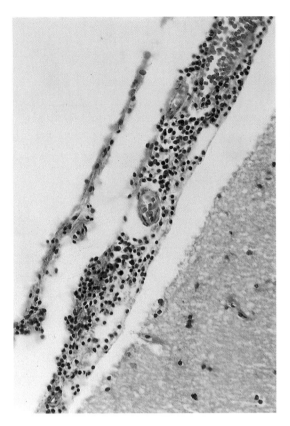

Fig. 73
CNS changes at an early stage of HIV infection Lymphocytic meningitis in an asymptomatic HIV-seropositive homosexual who died from thoracic gunshot. H and E.

Lésions du SNC au stade précoce de l'infection à VIH Méningite lymphocytaire chez un homosexuel séropositif pour le VIH, asymptomatique, mort d'une plaie par balle thoracique. H et E.

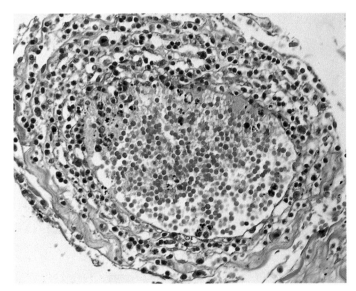

Fig. 74
CNS changes at an early stage of HIV infection True cerebral vasculitis with infiltration of the vessel wall by mononuclear inflammatory cells in a leptomeningeal arteriole, from an asymptomatic HIV-seropositive drug addict who died from heroin overdose. H and E.

Lésions du SNC au stade précoce de l'infection à VIH Vascularite vraie avec infiltration de la paroi vasculaire par des cellules inflammatoires mononucléées intéressant une artériole leptoméningée chez un toxicomane séropositif pour le VIH, asymptomatique, mort d'une overdose d'heroïne. H et E.

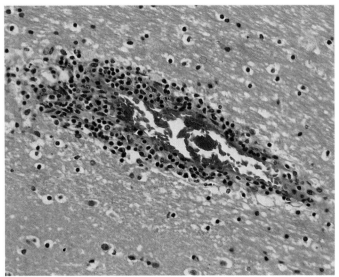

Fig. 75
CNS changes at an early stage of HIV infection True cerebral vasculitis with infiltration of the vessel wall by mononuclear inflammatory cells in a white matter venule, in an asymptomatic HIV-seropositive woman with mitral stenosis, infected by blood transfusion, who died from pulmonary embolism. H and E.

Lésions du SNC au stade précoce de l'infection à VIH Vascularite vraie avec infiltration de la paroi vasculaire par des cellules inflammatoires mononucléées intéressant une veinule de la substance blanche chez une femme séropositive pour le VIH, asymptomatique, infectée par transfusion sanguine, morte d'embolie pulmonaire. H et E.

Fig. 76

CNS changes at an early stage of HIV infection Coronal section of the left cerebral hemisphere at the level of the splenium of corpus callosum shows marked diffuse, ill-defined myelin pallor involving the deep white matter, tending to spare the gyral white matter, corpus callosum, and optic radiation, in an asymptomatic HIV-seropositive homosexual who died from thoracic gunshot. Loyez stain for myelin.

Lésions du SNC au stade précoce de l'infection à VIH Coupe vertico-frontale de l'hemisphère cérébral gauche passant par le splénium du corps calleux montrant la pâleur myélinique diffuse, mal limitée de la substance blanche hémisphérique profonde, respectant relativement l'axe des circonvolutions, le corps calleux, et les radiations optiques, chez un homosexuel séropositif pour le VIH, asymptomatique, mort d'une plaie par balle thoracique. Laque hématoxylique de Loyez.

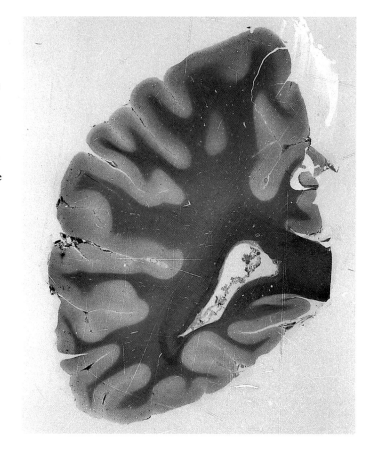

Fig. 77

CNS changes at an early stage of HIV infection Horizontal section of cerebellum and midpons shows marked diffuse, ill-defined myelin pallor involving the deep cerebellar white matter, tending to spare the white matter of the folia, hilus of dentate nuclei, and brain stem tracts, in an asymptomatic HIV-seropositive drug addict who died from heroin overdose. Loyez stain for myelin.

In this case, as for Fig. 76, myelin pallor was associated with cerebral vasculitis and marked reactive astrocytosis of the deep white matter suggesting that it was not due to terminal changes but could be, at least partly, secondary to an opening of the blood–brain barrier related to the vasculitis.

Lésions du SNC au stade précoce de l'infection à VIH Coupe horizontale du cervelet et de la protubérance moyenne montrant la pâleur myélinique diffuse, mal limitée de la substance blanche cérébelleuse profonde respectant relativement l'axe des lamelles, le hile des noyaux dentelés, et le faiceaux du tronc cérébral. Laque hématoxylique de Loyez.

Dans ce cas, comme dans celui de la Fig. 76, la pâleur myélinique était associée à une vascularite cérébrale et à une gliose astrocytaire réactive marquée de la substance blanche profonde ce qui laisse penser qu'elle n'est pas seulement liée aux circonstances terminales mais qu'elle est due, au moins en partie, à l'ouverture de la barrière hématoencéphalite en rapport avec la vascularite.

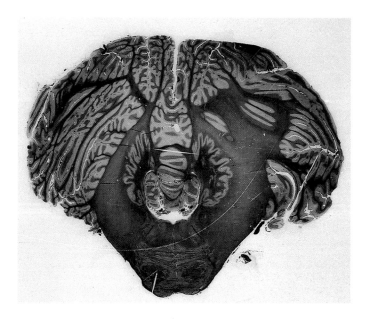

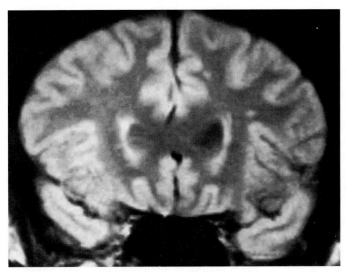

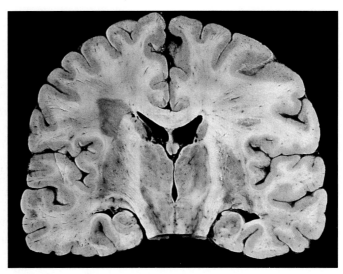

Fig. 78
CNS changes at an early stage of HIV infection Radiological findings in asymptomatic HIV-seropositive patients. MRI T2 1° echo.
Two limited foci with increased signal intensity may be seen in the subcortical white matter. Similar images were found in around one-quarter to one-third of HIV-seropositive asymptomatic patients and were not observed in the controls (Trotot *et al., C.R. Acad. Sci. Paris* 1988, **307**, 1–4).

Lésions du SNC au stade précoce de l'infection à VIH Examen radiologique de patients séropositifs asymptomatiques. IRM T2 1° écho. Présence de deux petites zones d'hypersignal ponctuées dans la substance blanche sous-corticale. Ces zones d'hypersignal sont observées dans un quart à un tiers des cas chez les patients séropositifs asymptomatiques. Elles ne sont pas retrouvées dans les groupes contrôles (Trotot *et al., C.R. Acad. Sci. Paris* 1988, **307**, 1–4).

Fig. 79
CNS changes at an early stage of HIV infection Multiple sclerosis-like leucoencephalopathy revealing HIV infection. Coronal section of the cerebral hemispheres at the level of the red nucleus shows a well-demarcated demyelinated area in the left centrum semiovale, adjacent to the lateral ventricle. Smaller lesions may also be seen in the right centrum semiovale (Gray *et al., Neurology* 1991, **41**, 105–9).

ésions du SNC au stade précoce de l'infection à VIH
Leucoencèphalopathie ressemblant à la sclérose en plaque, révélatrice de l'infection VIH. Coupe vertico-frontale des hémisphères cérébraux passant par le noyau rouge montrant une 'plaque' démyélinisée, à bords nets, siègeant dans le centre ovale gauche au contact du ventricule latéral. Des lésions de même nature, plus limitées, siègent dans le centre ovale du côté droit (Gray *et al., Neurology* 1991, **41**, 105–9).

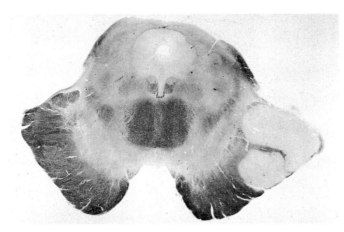

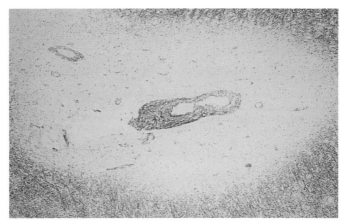

Fig. 80
CNS changes at an early stage of HIV infection Multiple sclerosis-like leucoencephalopathy revealing HIV infection. Horizontal section of the cerebral peduncles shows a well-demarcated demyelinated area, resembling a plaque of multiple sclerosis, in the left cerebrospinal tract (Gray *et al., Neurology* 1991, **41**, 105–9). Loyez stain for myelin.

Lésions du SNC au stade précoce de l'infection à VIH
Leucoencéphalopathie ressemblant à la sclérose en plaque, révélatrice de l'infection VIH. Coupe horizontale du pédoncule cérébral montrant une 'plaque' démyélinisée, à bords nets, siègeant dans le faisceau pyramidal du côté gauche (Gray *et al., Neurology* 1991, **41**, 105–9). Laque hématoxylique de Loyez.

Fig. 81
CNS changes at an early stage of HIV infection (same case as Fig. 79)
Multiple sclerosis-like leucoencephalopathy revealing HIV infection. Well-demarcated, perivenous, demyelinated area. Notice the marked perivascular inflammatory infiltrate. Klüver and Barrera/cresyl violet.

Lésions du SNC au stade précoce de l'infection à VIH (même cas que Fig. 79) Leucoencéphalopathie ressemblant à la sclérose en plaque, révélatrice de l'infection VIH. Plaque démyélinisée, à bords nets, centrée par une veine. Notez l'intense inflammation périvasculaire. Klüver et Barrera/cresyl violet.

Minimal or non-specific changes

Lésions minimes ou peu spécifiques

Minimal, poorly specific, non-diagnostic changes, including myelin pallor with reactive astrocytosis, mineralization of vessel walls, microglial nodules, granular ependymitis, or fibrous thickening of the leptomeninges may be found with abnormal frequency in the brains of HIV-infected patients. They may be associated to other specific pathologies but may also be the only neuropathological findings in the brain of AIDS patients with no neurological symptoms or, more seldom, with mild cognitive disorders. Their significance is unclear and they probably do not result from any single cause. Some may correspond to incipiens HIV encephalitis or opportunistic infections in which the causal agent may be difficult to identify. Others may correspond to sequelae of vasculitis or meningitis which occurred at an early stage of the disease.

Des lésions minimes, peu spécifiques et non diagnostiques comme la pâleur myélinique avec gliose astrocytaire, la minéralisation des parois vasculaires, la présence de quelques nodules microgliaux, de granulations épendymaires, ou un épaississement fibreux des méninges sont observés avec une fréquence anormale dans le cerveau de patients infectés par le VIH. Elles peuvent accompagner d'autres lésions plus caractéristiques mais peuvent aussi être les seules anomalies observées dans les cerveau de patients morts du SIDA n'ayant pas présenté de troubles neurologiques, ou plus rarement ayant eu des troubles cognitifs généralement modérés. Leur signification n'est pas claire et probablement pas univoque. Certaines peuvent correspondre à une infection infraclinique ou incipiens par le VIH ou à une infection opportuniste où l'agent responsable peut être difficile à mettre en évidence. D'autres peuvent représenter les séquelles de méningite ou vascularite régressives survenues à un stade précoce de la maladie.

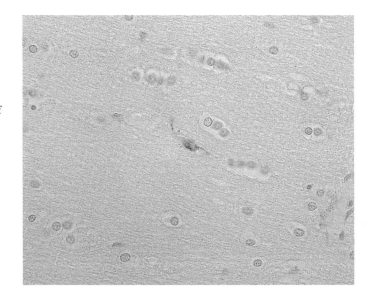

Fig. 82
Minimal changes   Immunostain using an anti-HIV gp41 Mab shows an isolated HIV-producing microglial cell without associated pathology. The presence of rare isolated HIV-producing microglia has been found in 10 per cent of AIDS brains (Budka, *Acta Neuropathol.* 1990, **79**, 611–19). Whether this represents the initial substrate for development of HIV-specific neuropathology is speculative.

Lésions minimes   Immunomarquage du VIH avec un anticorps monoclonal anti-gp41 montrant une cellule microgliale isolée exprimant les protéines virales en l'absence de lésion associée. La présence de rares cellules microgliales isolées exprimant les antigènes du VIH a été observée dans 10 pour cent des cerveaux de patients atteints de SIDA (Budka, *Acta Neuropathol.* 1990, **79**, 611–19). L'hypothèse que de tels aspects puissent précéder la survenue de lésions neuropathologiques spécifiques de l'infection à VIH demande à être confirmée.

Myelin pallor with reactive astrocytosis

Pâleur myélinique avec gliose astrocytaire

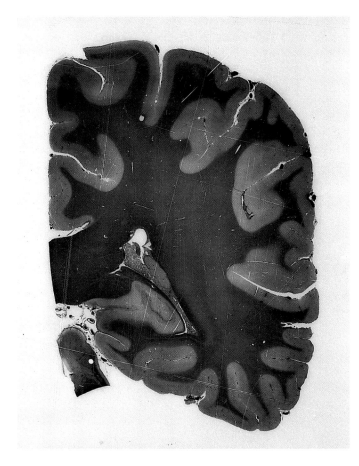

Fig. 83
Minimal, non-specific changes   Slight myelin pallor and gliosis have been found in a neurologically asymptomatic ARC patient (Lenhardt *et al.*, *Ann. Neurol.* 1988, **23**, 209–10), in early HIV-associated dementia (McArthur *et al.*, *Ann. Neurol.* 989, **26**, 681–4), and in AIDS patients with mild dementia (Price *et al.*, *Brain Pathol.* 1991, **1**, 155–62). The significance of these lesions is unclear; they might represent the initial changes of HIV-specific neuropathology. However, sequelae of transient breakdown of the blood–brain barrier such as in cerebral vasculitis (Fig. 76), occurring in the early stages of the disease, cannot be ruled out. Loyez stain for myelin.

Lésions discrètes peu spécifiques   Une pâleur myélinique associée à une gliose astrocytaire de la substance blanche profonde a été décrite chez un patient au stade d'ARC ne présentant pas de troubles neurologiques (Lehnardt *et al.*, *Ann. Neurol.* 1988, **23**, 209–10), dans un cas de démence liée au SIDA d'apparition précoce (McArthur *et al.*, *Ann. Neurol.* 1989, **26**, 681–4), et chez les sidéens présentant une démence légère (Price *et al.*, *Brain Pathol.* 1991, **1**, 155–62). La signification de ces altérations n'est pas claire. Elles pourraient représenter les premières manifestations de l'encéphalite ou de la leucoencéphalopathie du VIH. Cependant elles peuvent simplement correspondre aux séquelles d'une vascularite cérébrale régressive avec rupture de la barrière hématoencéphalique, survenue à un stade antérieur de la maladie (Fig. 76). Laque hématoxylique de Loyez.

Microglial nodules

Disseminated microglial nodules corresponding to 'microglial nodular encephalitis' are usually easily distinguished from HIVE (Budka, *Brain Pathol.* 1991, **1**, 163–75). Even when there is no morphological evidence of opportunistic infection (mainly cytomegalic cells, less often toxoplasma organisms), it is now widely accepted that most cases of microglial nodular encephalitis correspond to cytomegalovirus (CMV) encephalitis. However, when only occasional microglial foci are found and an aetiological agent cannot be identified, it may be difficult to differentiate HIVE foci from non-specific microglial nodules. The significance of these microglial nodules, whether incipiens or mild subclinical HIV, CMV, toxoplasma, or other encephalitis, may be impossible to assess.

Nodules microgliaux

La présence de nodules microgliaux disséminés réalisant l'"encéphalite micronodulaire' est habituellement facilement distinguée de l'encéphalite du VIH (Budka, *Brain Pathol.* 1991, **1**, 163–75). Même quand on ne peut mettre en évidence d'agents opportunistes (cellules cytomégaliques ou, plus rarement, toxoplasmes) il est maintenant généralement accepté que la plupart des encéphalites micronodulaires sont liées à une infection par le cytomégalovirus (CMV). Cependant lorsqu'on ne trouve que de rares foyers microgliaux, en l'absence d'agent infectieux démontrable, la distinction entre les deux entités peut être difficile et la signification des lésions: encéphalite incipiens ou infraclinique à VIH, CMV, toxoplasme, ou autre, impossible à affirmer.

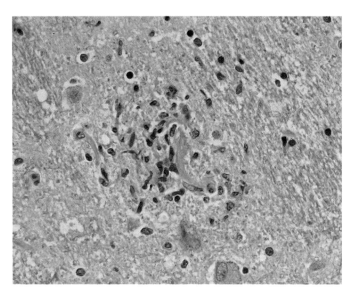

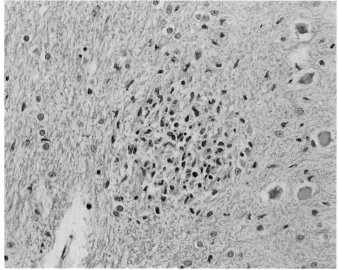

Fig. 84
Minimal, non-specific changes Microglial focus in an AIDS patient with no neurological symptoms. The rather loose appearance of the focus, which contains predominantly rod-shaped microglia, is more consistent with HIVE. However, immunostains for HIV, CMV, and *Toxoplasma gondii* were negative. H and E.

Lésions discrètes peu spécifiques Nodule microglial chez un patient mort du SIDA sans troubles neurologiques. L'aspect peu dense de la lésion qui comporte surtout de la microglie en bâtonnet serait plus évocateur d'encéphalite à VIH. Cependant les immunomarquages pour le VIH, le CMV, et *Toxoplasma gondii* ont été négatifs. H et E.

Fig. 85
Minimal, non-specific changes Microglial nodule with denser appearance and presence of more lymphocytes than rod-shaped microglia. This is more consistent with microglial nodular encephalitis which, in most cases, is related to CMV encephalitis. In this case, immunostainings for HIV, CMV, and *Toxoplasma gondii* were negative. In one-third of such cases, *in situ* hybridization for CMV–DNA may reveal that CMV is the cause (Schmidbauer *et al.*, *Acta Neuropathol.* 1989, **79**, 286–93). H and E.

Lésions discrètes peu spécifiques Nodule microglial d'aspect plus dense comportant plus de lymphocytes que de cellules microgliales en bâtonnet. Cet aspect est plus évocateur d'encéphalite micronodulaire qui relève dans la plupart des cas d'une infection par le CMV. Dans ce cas, les immunomarquages pour le VIH, le CMV, et *Toxoplasma gondii* étaient négatifs. Dans un tiers de tels cas, l'hybridation *in situ* peut rapporter ces lésions à une infection à CMV (Schmidbauer *et al.*, *Acta Neuropathol.* 1989, **79**, 286–93). H et E.

MINIMAL OR NON-SPECIFIC CHANGES

Mineralization of vessel walls

Sidero-calcific deposits in the vessel walls of basal ganglia, dentate nuclei, and white matter are frequent findings in the brains of AIDS patients. They are considered non-specific in adults; however, in AIDS, their frequent occurrence in children and young adults deserves special consideration. Their pathogenesis is unclear; different hypotheses have been proposed which are not mutually exclusive. The possibility has been raised that mineralization of vessel walls may represent sequelae of vasculitis which occurred in the early stages of HIV infection in children (Belman *et al.*, *Neurology* 1986, **36**, 1192–9) and in adults (Gray *et al.*, *J. Neuropathol. Exp. Neurol.* 1991, **51**, 177–85). It is noteworthy that, in adult AIDS, mineralization of vessel walls is rarely found on radiological examination. In the rare adult cases in which unusually abundant calcium deposits resulted in obvious radiological images, there were additional disturbances in calcium/phosphate metabolism (Figs 292–295).

Minéralisation des parois vasculaires

Une imprégnation sidéro-calcique des parois vasculaires dans les noyaux gris centraux, les noyaux dentelés, et la substance blanche est très fréquemment observée dans les cerveaux de sidéens. Ces lésions ne sont pas spécifiques chez l'adulte, mais, au cours du SIDA, leur exceptionnelle fréquence chez l'enfant ou l'adulte jeune n'est certainement pas banale. Leur pathogénie n'est pas connue. Plusieurs hypothèses ont été proposées qui ne s'excluent pas l'une l'autre. La minéralisation des parois vasculaires pourrait représenter les séquelles d'une vascularite survenue dans les stades précoces de la maladie (Belman *et al.*, *Neurology* 1986, **36**, 1192–9; Gray *et al.*, *J. Neuropathol. Exp. Neurol.* 1992, **51**, 177–85). Contrairement à ce que l'on constate chez l'enfant, chez les sidéens adultes les calcifications vasculaires sont rarement vues à l'examen radiologique. Dans de rares cas où les dépôts calciques, particulièrement abondants, étaient visibles radiologiquement, il existait aussi des troubles du métabolisme phosphocalcique (Figs 292–295).

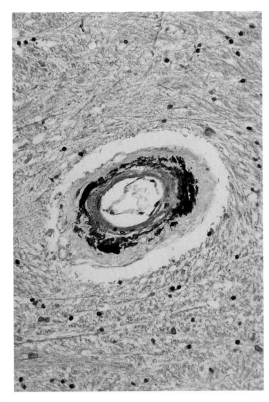 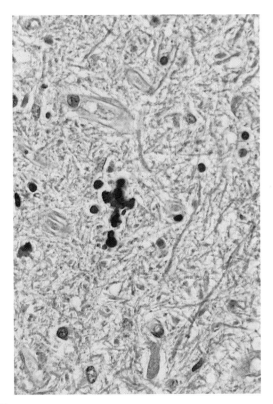

Fig. 86
Frequent, non-specific changes Mineralization of vessel walls. Purple dark mineral deposits involving a thickened arteriole of the basal ganglia. H and E.

Lésions fréquentes peu spécifiques Minéralisation des parois vasculaires. Imprégnation sidéro-calcique basophile d'une paroi artériolaire épaissie dans les noyaux gris centraux. H et E.

Fig. 87
Frequent, non-specific changes Purple dark mineral deposits in the parenchyma around a white matter capillary. H and E.

Lésions fréquentes peu spécifiques Dépôt sidéro-calcique basophile dans le parenchyme entourant un capillaire de la substance blanche. H et E.

Granular ependymitis

This finding is far from specific. It was found in 65 per cent of adult human brains and it was suggested that this lesion may represent a sequela of infection by myxovirus or paramyxovirus in the CSF (Johnson *et al.*, *Am. J. Pathol.* 1972, **67**, 511–21). The nearly consistent presence of granular ependymitis in the brains of HIV-infected patients raises the possibility that infection by HIV or various opportunists may represent additional causes for granular ependymitis.

Granulations épendymaires

Cette lésion banale a été trouvée dans 65 pour cent des cerveaux adultes examinés et considérée comme pouvant représenter les séquelles d'une infection du LCR par le myxovirus ou le paramyxovirus (Johnson *et al.*, *Am. J. Pathol.* 1972, **67**, 511–21). La constatation presque constante d'une épendymite granuleuse dans les cerveaux de patients infectés par le VIH laisse penser que l'infection par le VIH ou d'autres opportunistes peut aussi jouer un rôle dans son déterminisme.

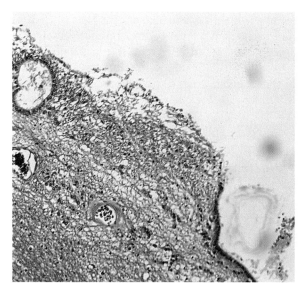

Fig. 88
Frequent, non-specific changes   Granular ependymitis. H and E.

Lésions fréquentes peu spécifiques   Granulations épendymaires. H et E.

2 HIV-2 encephalitis
Encéphalite à VIH-2

Claude Vedrenne and Line Matthiessen

In addition to HIV-1, a new retrovirus called HIV-2 was recently identified as a cause of AIDS. HIV-2 infection is endemic to West Africa, and only very few cases have been reported in Europe and North America. HIV-2 seems to have neurotropic properties similar to HIV-1. Opportunistic infections of the CNS and encephalitis resembling that observed during HIV-1 infection have been reported in patients infected with HIV-2. Neuropathological studies are exceptional (Hormigo *et al.*, *Ann. Neurol.* 1988, **23**, 308–10).

Figs 89–90 show microscopic neuropathological features in a 27-year-old black HIV-2 seropositive woman from Mozambique, who developed a pneumocystis carinii pneumonia followed by toxoplasma chorioretinitis, several episodes of depression and agitation with terminal progressive encephalopathy, and coma. Neuropathological study showed multifocal cerebral toxoplasmosis and encephalitis with myelin loss, perivascular clusters of microglia, and mono- and multinucleated macrophages. The latter predominated in the periventricular regions. HIV-2 was identified in macrophages and MGCs by *in situ* hybridization.

A côté du VIH-1, un autre rétrovirus assez voisin appellé VIH-2, a été identifié plus récemment dans certains cas de SIDA. L'infection à VIH-2 est endémique uniquement en Afrique occidentale. Les cas rapportés en Europe et en Amérique du Nord sont épisodiques et peu nombreux. Dans ces cas, des infections opportunistes cérébrales et une encéphalite comparable à celle observée au cours de l'infection à VIH-1, témoignant d'un neurotropisme de ce virus, ont été décrites. Les études neuro-pathologiques sont exceptionnelles (Hormigo *et al.*, *Ann. Neurol.* 1988, **23**, 308–10).

Les lésions illustrées dans les Figs 89–90 ont été observées chez une femme de race noire originaire du Mozambique, agée de 27 ans, séropositive pour le VIH-2. Elle avait présenté une pneumonie à pneumocystis carinii, une choriorétinite à toxoplasme et des épisodes de dépression et d'agitation aboutissant à un état stuporeux terminal. L'examen neuropathologique a montré des lésions multifocales de toxoplasmose et une encéphalite associant une perte myélinique et des amas périvascu-laires de monocytes, cellules microgliales, et macrophages mono- et multinucléés. Ces lésions prédominaient dans les régions périventriculaires. Le VIH-2 a été identifié par hybridation *in situ* dans le cytoplasme de macrophages et cellules géantes multinucléées.

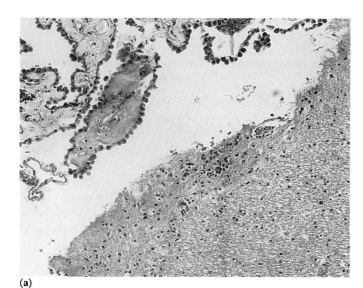

(a)

Fig. 89

HIV-2 encephalitis Lipid-laden macrophages (on the left) and an encephalitic focus composed of microglia, macrophages, and MGCs, seen more clearly at higher magnification (b), are present in the periventricular region. H and E.

Encéphalite à VIH-2 Présence, dans la région périventriculaire, de macrophages spumeux (à gauche), et d'un foyer d'encéphalite comportant des cellules microgliales, des macrophages, et des cellules géantes multinucléées, plus évidents à plus fort grandissement (b). H et E.

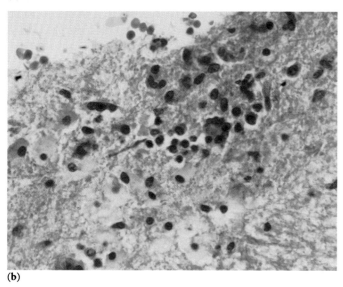

(b)

Fig. 90

HIV-2 encephalitis Myelin pallor and presence of perivascular lipid-laden macrophages. H and E.

Encéphalite à VIH-2 Notez la pâleur myélinique et la présence de lipophages périvasculaires. H et E.

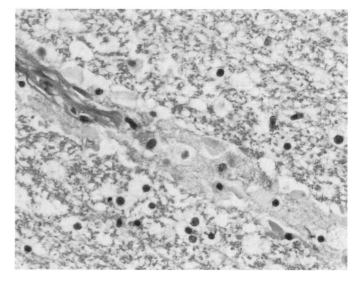

3 Opportunistic infections
Infections opportunistes

Francesco Scaravilli and Françoise Gray

Opportunistic infections are the most frequent neurological complications in HIV-positive patients and are a consequence of the severe deficit of the T-cell-mediated immunity. Accordingly, they occur late during the disease. The organisms involved are numerous and include viruses, bacteria, fungi, and protozoa. In AIDS patient, opportunistic infections frequently have atypical clinical or morphological presentation reflecting either a particular virulence of the agent or the reactivity of the host; moreover, it is not unusual for these patients to suffer from multiple simultaneous infections. The incidence of each opportunistic infection depends on many factors which can be associated in various ways. These include age, sex, risk group, country of residence, socio-economic conditions, and previous and/or present treatment (Gray *et al.*, *Brain* 1988, **111**, 245–66; *Neuropathol. Appl. Neurobiol.* 1988, **14**, 365–80; *Ann. Pathol.* 1991, **11**, 236–47).

Viral infections are observed with increasing frequency. Among these, cytomegalovirus (CMV) is the most commonly found, followed in frequency by papovavirus responsible for progressive multifocal leucoencephalopathy (PML). Other viral infections, including herpes simplex, varicella zoster, measles, and adenoviruses have been observed in some cases.

Pyogenic bacterial infections are relatively uncommon in AIDS. The bacteria most often responsible for lesions of the CNS in HIV-positive patients are mycobacteria. Tuberculosis of the nervous system is more frequent in Africans and Haitians and produces meningitis or focal lesions (tuberculomas or true tuberculous abscesses). Atypical mycobacteria such as *Mycobacterium avium intracellulare* (MAI) rarely cause clinical symptoms.

Fungal infections are relatively rare in AIDS with the exception of cryptococcosis. This contrasts with their frequency in other groups of immunocompromised patients such as graft recipients or cancer sufferers.

Toxoplasmosis is the most frequent parasitic cause of focal lesions in AIDS and in many studies, represents the most frequent neurological complication of AIDS. Other infections due to parasites, including amoebiasis and trypanosomiasis, and algae are exceedingly rare.

Les infections opportunistes sont les complications neurologiques les plus fréquentes au cours de l'infection à VIH. Elles sont liées au déficit immunitaire à médiation cellulaire caractéristique de la maladie et surviennent au stade de SIDA déclaré. Ces infections sont multiples, relevant d'agents infectieux très variés, viraux, bactériens, mycotiques, ou parasitaires; elles sont volontiers atypiques traduisant une virulence particulière de l'agent pathogène ou la sidération de l'organisme hôte; enfin l'association de lésions dues à des agents différents est particulièrement fréquente sur ce terrain. La fréquence relative des différentes infections opportunistes varie suivant de multiples facteurs diversement intriqués comme le terrain, les facteurs de risque, les pays, les conditions socio-économiques, ou le traitement (Gray *et al.*, *Brain* 1988, **111**, 245–66; *Neuropathol. Appl. Neurobiol.* 1988, **14**, 365–80; *Ann. Pathol.* 1991, **11**, 236–47).

Les infections virales sont de plus en plus fréquentes au premier rang desquelles l'infection par le cytomégalovirus (CMV) suivi par le virus Papova, responsable de la leucoencéphalopathie multifocal progressive (LEMP). Une infection du SNC par d'autres virus comme l'herpes simplex, le virus de la varicelle et du zona (VZV), le virus morbilleux, et les adénovirus, a été plus rarement observée.

Parmi les infections bactériennes, les infections à pyogènes sont relativement rares. Les infections à mycobactéries sont plus fréquentes. La tuberculose du SNC est fréquente chez les Africains et les Haïtiens. Les infections du SNC par les mycobactéries atypiques comme le *Mycobactérium avium intracellulare* (MAI) sont plus fréquentes mais n'ont le plus souvent pas de traduction clinique.

A l'exception de la cryptococcose, les mycoses sont relativement rares au cours du SIDA ce qui contraste avec leur incidence croissante dans d'autres catégories d'immunodéprimés comme les greffés ou les cancéreux.

La toxoplasmose est la principale cause de lésions focale chez les sidéens et la plus fréquente complication neurologique du SIDA dans de nombreuses séries. D'autres parasitoses comme l'amibiase ou la trypanozomiase et une 'algose' ont été exceptionnellement observées.

Viral infections

Infections virales

Cytomegalovirus infection
CMV is the most frequent opportunistic infection of the CNS in AIDS patients. Except for meningomyeloradiculitis, clinical features of CMV encephalitis are non-specific and radiology is rarely helpful; therefore, the disease is usually diagnosed post-mortem. CMV lesions in the CNS have been subdivided pathologically into five groups (Morgello *et al.*, *Hum. Pathol.* 1987, **18**, 289–97): (1) *nodular encephalitis* is characterized by dissemination of microglial nodules, a variable number of which contain viral inclusions; (2) *isolated inclusion-bearing cells* in an otherwise normal parenchyma seem to be a specific feature of AIDS. Inclusions are most frequent in astrocytes; however, they may also be present in neurons, ependymal cells, endothelial cells, macrophages including MGCs, and, in the peripheral nervous system, Schwann cells (Bélec *et al.*, *Acta Neuropathol.* 1990, **81**, 99–104); (3) *focal parenchymal necrosis* and (4) *ventriculo-encephalitis* are also considered unique to AIDS; (5) the latter may be responsible for *necrotizing myeloradiculitis* causing a cauda equina syndrome (Mahieux *et al.*, *J. Neurol. Neurosurg. Psychiat.* 1989, **52**, 270–4) by seeding of the CSF.

Infection à cytomégalovirus
Mise à part la myéloradiculite aiguë, le tableau clinique de l'encéphalite à CMV est peu spécifique et les images radiologiques sont exceptionnellement évocatrices, aussi cette infection est elle le plus souvent diagnostiquée à l'autopsie. Les lésions du SNC liées à l'infection par le CMV ont été classées en 5 groupes (Morgello *et al.*, *Hum. Pathol.* 1987, **18**, 289–97): (1) *l'encéphalite nodulaire* est caractérisée par une dissémination de nodules microgliaux contenant inconstamment des inclusions virales; (2) la présence de *cellules cytomégaliques isolées*, dans un parenchyme normal par ailleurs, est un aspect particulier au SIDA. Les inclusions s'observent surtout dans les astrocytes mais elles peuvent aussi siéger dans les neurones, les cellules épendymaires, les cellules endothéliales, les macrophages, y compris les cellules géantes multinucléées et les cellules de Schwann (Bélec *et al.*, *Acta Neuropathol.* 1990, **81**, 99–104); (3) les *foyers nécrotiques intraparenchymateux* et (4) la *ventriculite nécrosante* sont aussi propres au SIDA; (5) cette dernière peut s'accompagner d'une *myéloradiculite nécrosante* déterminant un syndrome de la queue de cheval probablement par dissémination de l'infection par voie liquidienne (Mahieux *et al.*, *J. Neurol. Neurosurg. Psychiat.* 1989, **52**, 270–4).

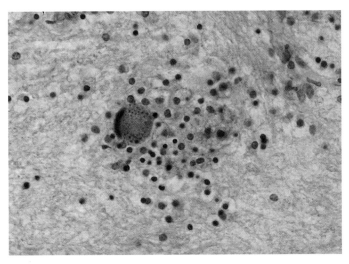

Fig. 91
Nodular encephalitis Microglial nodule containing a cytomegalic cell (Nissl stain). Despite the fact that cytomegalic cells are only sporadically found within such nodules, most cases of microglial nodular encephalitis are due to CMV (Lang *et al.*, *Acta Neuropathol.* 1989, 77, 379–90). H and E.

Encéphalite nodulaire Nodule microglial contenant une cellule cytomégalique (Nissl). Bien que des cellules cytomégaliques ne soient que très inconstamment présentes au sein des nodules microgliaux, la plupart des cas d'encéphalite micronodulaire sont dûs à une infection à CMV (Lang *et al.*, *Acta Neuropathol.* 1989, 77, 379–90). H et E.

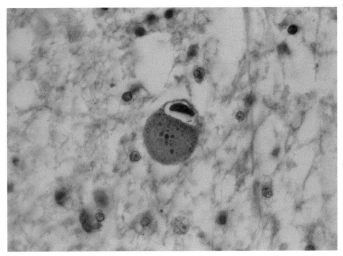

Fig. 92
Isolated inclusion-bearing cell in an otherwise normal parenchyma The cytomegalic cell contains the characteristic intranuclear 'owl's eye' viral inclusion. Inclusion bodies are also present in the cytoplasm. H and E.
(Courtesy of Dr M. Gutierrez Molina, Madrid)

Cellule cytomégalique isolée dans un parenchyme cérébral normal par ailleurs. La cellule cytomégalique contient une inclusion intranucléaire caractéristique 'en oeil d'oiseau' et des inclusions intracytoplasmiques. H et E.
(Cliché dû à l'amabilité du Dr M. Gutierrez Molina, Madrid.)

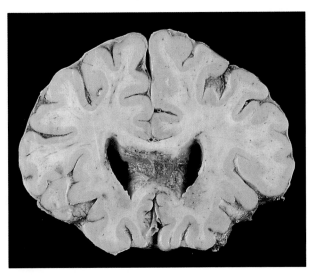

Fig. 93
Ventriculo-encephalitis (macroscopic appearance) Coronal section of the cerebral hemispheres at the level of the genu of the corpus callosum. The latter and the ventricular walls of both frontal horns of the lateral ventricles are necrotic and haemorrhagic.

Ventriculite à CMV (aspect macroscopique) Coupe vertico-frontale des hémisphères cérébraux passant par le bec du corps calleux. Celui-ci et les parois des cornes frontales des ventricules latéraux apparaissent nécrotiques et hémorragiques.

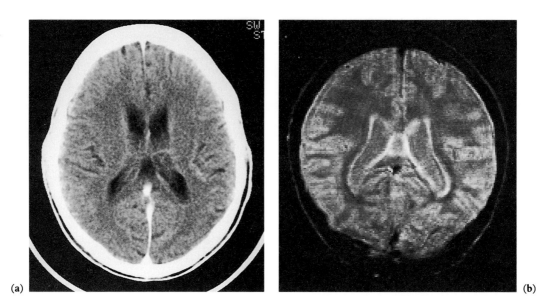

(a)　　　　　　　　　　　　　　　　　　　　　　　(b)

Fig. 94
Ventriculo-encephalitis (radiological appearance)　(a) CT following contrast; (b) MRI T2 1°. Both images show ventricular dilatation. An area of contrast enhancement is seen on the CT around the ventricles; the same appearance on MRI image confirms the pathological nature of the CT findings. This appearance may suggest CMV ventriculitis; however, it is non-specific and can be found in cerebral toxoplasmosis, cryptococcosis, and lymphomas (Fig. 172).

Ventriculite à CMV (aspect radiologique)　(a) Scanner après injection iodée; (b) IRM T2 1° écho. On note sur les deux examens une légère dilatation ventriculaire. Sur le scanner, il existe une légère prise de contraste périventriculaire. Sur l'IRM, un liseré d'hypersignal périventriculaire blanc très anormal affirme le caractère pathologique de l'image. Cette image est évocatrice mais cependant pas spécifique de ventriculite à CMV. Des aspects similaires peuvent s'observer dans la toxoplasmose, la cryptococcose, ou les lymphomes (Fig. 172).

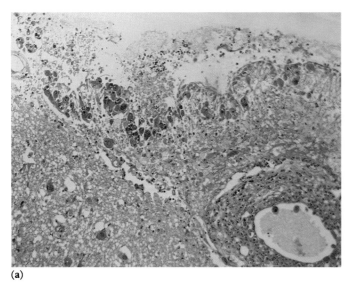
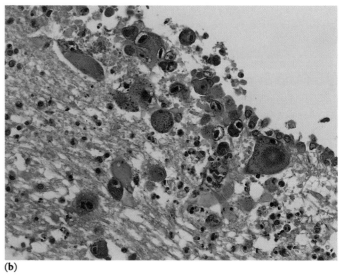

(a)　　　　　　　　　　　　　　　　　　　　　　　(b)

Fig. 95

Ventriculo-encephalitis (microscopic appearance)　Photomicrographs showing patchy loss of ependymal lining, oedema, necrosis with macrophages, and perivascular inflammation containing polymorphs. There are also large inclusion-bearing astrocytes. Viral inclusions are found within ependymal cells, macrophages, and endothelial cells. H and E.

Ventriculite à CMV (aspect microscopique)　Ulcération du revêtement épendymaire, œdeme, nécrose avec réaction macrophagique, et infiltrats inflammatoires périvasculaires contenant des polynucléaires. Présence de nombreuses cellules cytomégaliques le plus souvent astrocytaires. Des inclusions sont aussi présentes dans quelques cellules épendymaire, macrophages, et cellules endothéliales. H et E.

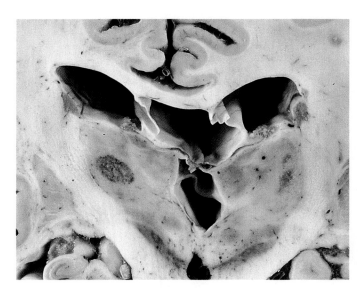

Fig. 96
Focal necrotizing CMV encephalitis Coronal section of the cerebral hemispheres through the thalami at the level of the red nuclei. Both thalami and the right caudate nucleus contain multiple necrotic, partly haemorrhagic foci. Note the presence of a cavum septi pellucidi.
(Courtesy of Dr M. Gutierrez Molina, Madrid)

Lésions nécrosantes intraparenchymateuses focales Coupe vertico-frontale des hémisphères cérébraux passant par les noyaux rouges. Présence de multiples foyers nécrotiques et hémorragiques dans le thalamus de chaque côté et le noyau caudé droit. Notez la persistance du 5ème ventricule.
(Cliché dû à l'amabilité du Dr M. Gutierrez Molina, Madrid)

Fig. 97
Focal parenchymal necrosis Poorly demarcated gelatinous lesion in the white matter of the right frontal lobe resulting from necrotizing CMV encephalitis.

Lésion nécrosante intraparenchymateuse focale La lésion est mal limitée, d'aspect gélatineux, dans la substance blanche frontale droite.

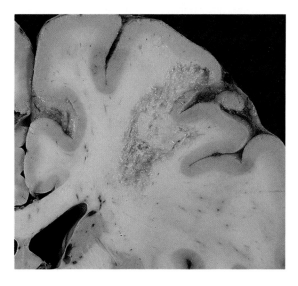

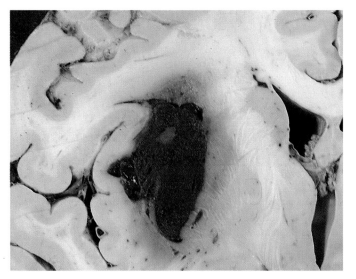

Fig. 98
Focal necrotizing CMV encephalitis (same case as Fig. 97) Focal necrotic focus resulting in haemorrhage within the left putamen.

Lésions nécrosantes intraparenchymateuses focales (même cas que Fig. 97) Lésion nécrotique focale remaniée par une hémorragie récente, dans le putamen gauche.

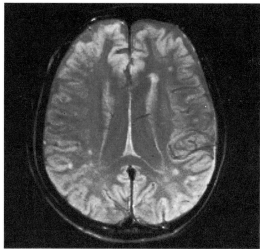

Fig. 99

CMV encephalitis   MRI T2, 1° echo.
Dilated lateral ventricles surrounded by an area of increased signal suggest ventriculitis. In addition, the cerebral hemispheres include small areas of increased signal.

Encéphalite à CMV   IRM T2, 1° écho.
Dilatation ventriculaire avec hypersignal bordant témoignant d'une ventriculite. On note de plus la présence de multiples zones de haut signal ponctuées, dispersées dans les deux hémisphères cérébraux.

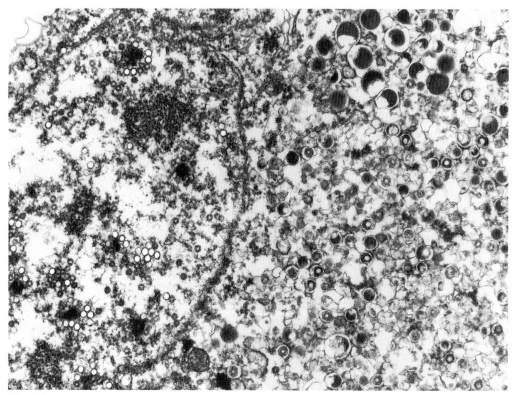

Fig. 100

Electron micrograph of a cytomegalic cell   The nucleus contains nucleocapsids characteristic of Herpetoviridae, whereas dense bodies typical of cytomegalovirus are seen in the cytoplasm.
(Courtesy of Dr M. Gutierrez Molina, Madrid)

Cellule cytomégalique (aspect ultrastructural)   Présence de particules intranucléaires ayant les caractéristiques des nucleocapsides virales en formation des Herpetoviridae et de corps denses intracytoplasmiques caractéristiques du cytomégalovirus.
(Cliché dû à l'amabilité du Dr M. Gutierrez Molina, Madrid)

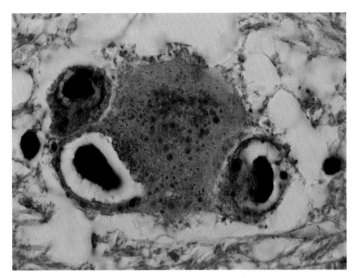

Fig. 101
Enlarged, multinucleated cytomegalic cell   The cell contains both the characteristic intranuclear 'owl's eye' inclusion bodies and intracytoplasmic viral inclusions. H and E.

Cellule cytomégalique volumineuse, multinucléée   La cellule contient des inclusions intranucléaires caractéristiques 'en oeil d'oiseau' et des inclusions virales intracytoplasmiques. H et E.

Fig. 102
Cytomegalic cell   The intranuclear inclusion body of this cytomegalic cell is immunostained (brown in the picture) by a Mab which recognizes E13, an early CMV antigen. PAP.

Cellule cytomégalique   La cellule contient une inclusion intranucléaire exprimant l'antigène E13, antigène précoce du CMV, révélé en brun par la technique de la PAP.

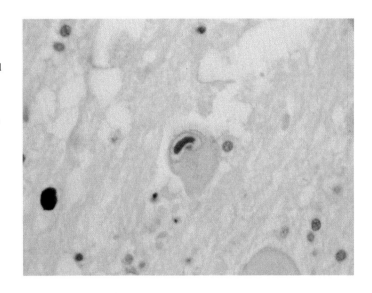

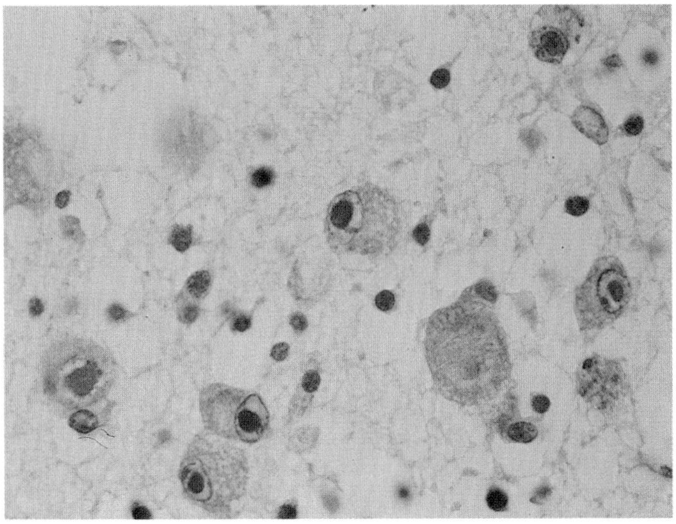

Fig. 103
Cytomegalic cell   *In situ* hybridization demonstrates the presence of CMV DNA in the intranuclear inclusion bodies (brown), revealed by an immunoperoxidase technique. (Courtesy of Pr. H. Budka, Vienna)

Cellule cytomégalique   Hybridation *in situ* montrant la présence d'ADN du CMV dans les inclusions intranucléaires (en brun), révélées par immunoperoxidase. (Cliché dû à l'amabilité du Pr. H. Budka, Vienne)

Fig. 104
CMV encephalitis A Purkinje cell contains both the characteristic intranuclear 'owl's eye' inclusion bodies and intracytoplasmic viral inclusions. H and E.

CMV encephalitis Cellule de Purkinje contenant une inclusion intranucléaire caractéristique 'en oeil d'oiseau' et des inclusions virales intracytoplasmiques. H et E.

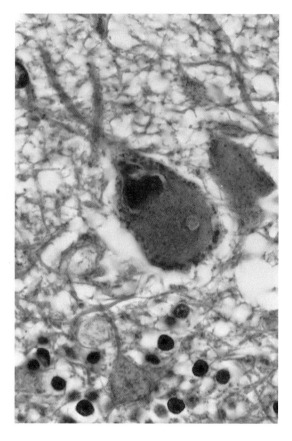

Fig. 105
Cytomegalic cell Inclusion-bearing cells in the granular layer of the cerebellum; note the absence of any tissue reaction. H and E.

Cellule cytomégalique Présence de cellules cytomégaliques dans la couche des grains du cervelet, en l'absence de réaction parenchymateuse. H et E.

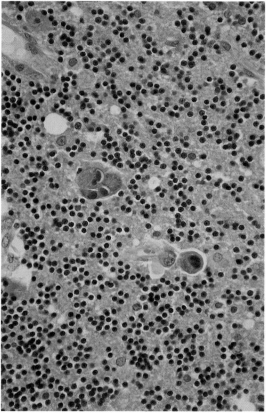

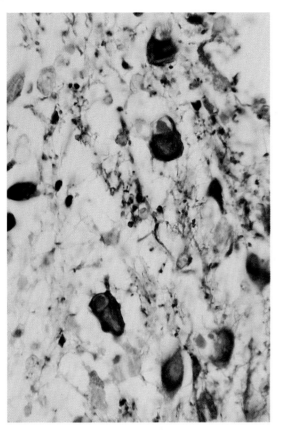

Fig. 106
CMV ventriculo-encephalitis, subependymal region Double immunostaining showing inclusion bodies of CMV (in red, APAAP) within the nuclei of astrocytes. The cytoplasm of the latter is immunostained with anti-GFAP antibody and appears brown (PAP).

Ventriculite à CMV, région sous-épendymaire Double immunomarquage démontrant la présence d'inclusions intranucléaires exprimant les antigènes du CMV, révélés par la méthode APAAP (en rouge), dans des astrocytes exprimant la protéine acide gliofibrillaire (GFAP) (en brun), révélée par la PAP.

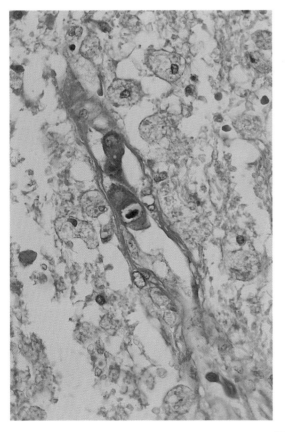

Fig. 107
CMV encephalitis Characteristic intranuclear inclusion body in an endothelial cell. H and E.

Encéphalite à CMV Présence d'inclusions intranucléaires caractéristiques dans une cellule endothéliale. H et E.

Fig. 108
CMV ventriculo-encephalitis Characteristic intranuclear CMV inclusion bodies in ependymal cells. H and E.

Ventriculite à CMV Présence d'inclusions intranucléaires caractéristiques dans des cellules épendymaires. H et E.

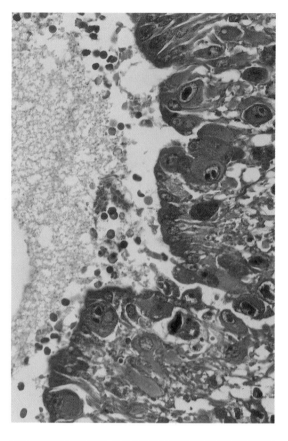

Fig. 109
CMV ventriculo-encephalitis Focal disruption of the ependymal lining resulting in a nodule containing CMV inclusion-bearing cells, probably astrocytes. H and E.

Ventriculite à CMV Ulcération du revêtement épendymaire avec granulation épendymaire contenant des cellules cytomégaliques, probablement astrocytaires. H et E.

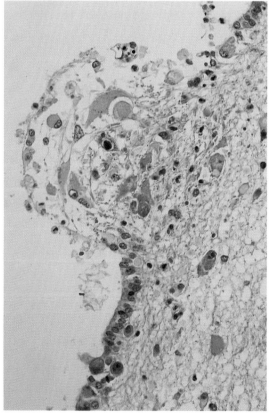

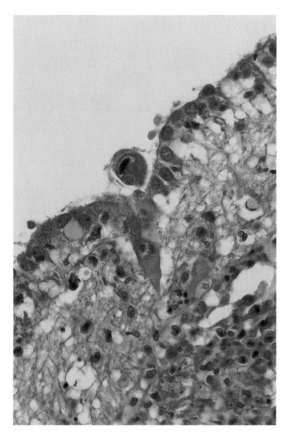

Fig. 110
CMV ventriculo-encephalitis Characteristic intranuclear CMV inclusion bodies in ependymal cells, one of which is protruding into the ventricular lumen. H and E.

Ventriculite à CMV Présence d'inclusions intranucléaires caractéristiques du CMV dans les cellules épendymaires. Une d'entr'elles desquame dans la lumière ventriculaire. H et E.

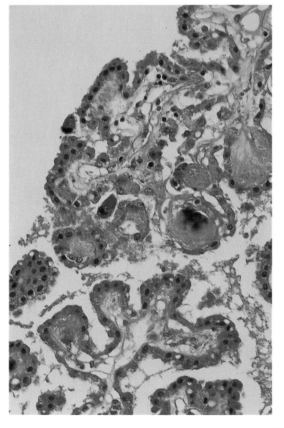

Fig. 111
CMV ventriculo-encephalitis Characteristic intranuclear CMV inclusion bodies in epithelial cells of the choroid plexus. H and E.

Ventriculite à CMV Présence d'inclusions intranucléaires caractéristiques dans des cellules épithéliales des plexus choroïdes. H et E.

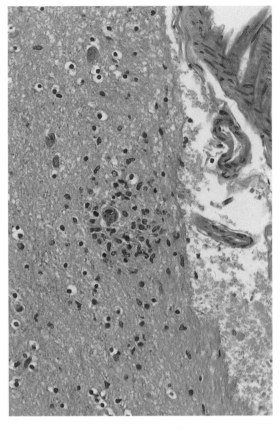

Fig. 112
CMV acute myeloradiculitis   Microglial nodule containing a cytomegalic cell in the subpial region of the lumbosacral spinal cord. H and E.

Myéloradiculite aiguë à CMV   Nodule microglial contenant une cellule cytomégalique dans la région sous-piale de la moelle lombo-sacrée. H et E.

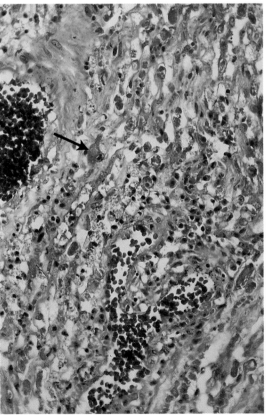

Fig. 113
CMV acute myeloradiculitis   Longitudinal section of a spinal root of the cauda equina. Necrotic focus with perivascular inflammation containing polymorphs and a CMV inclusion-bearing cell (arrow). H and E.

Myéloradiculite aiguë à CMV   Coupe longitudinale d'une raçine de la queue de cheval. Lésion nécrotique avec inflammation périvasculaire contenant des polynucléaires et une cellule cytomégalique (flèche). H et E.

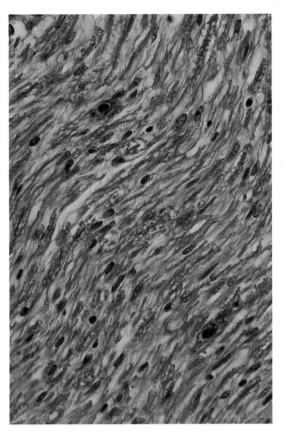

Fig. 114
CMV acute myeloradiculitis Longitudinal section of a spinal root of the cauda equina. CMV intranuclear inclusion bodies in two Schwann cells. H and E.

Myéloradiculite aiguë à CMV Coupe longitudinale d'une raçine de la queue de cheval. Inclusions intranucléaires de CMV dans deux cellules de Schwann. H et E.

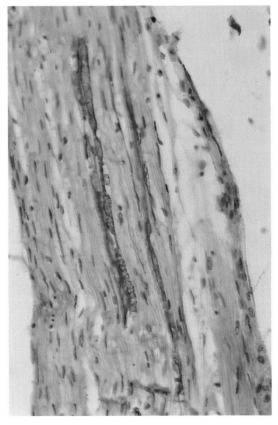

Fig. 115
CMV acute myeloradiculitis Longitudinal section of a spinal root of the cauda equina. Necrotic lesions involving myelin sheaths and, to a lesser degree, axons. Bodian/LFB.

Myéloradiculite aiguë à CMV Coupe longitudinale d'une raçine de la queue de cheval. Lésions nécrotiques intéressant les gaines de myéline et les axones mais respectant cependant relativement mieux les axones. Bodian–Luxol.

Fig. 116
CMV myeloradiculitis (treated) Transverse section of a spinal root of the cauda equina. Focal loss of myelinated fibres. LFB–Nissl.

Myéloradiculite à CMV (traitée) Coupe longitudinale d'une racine de la queue de cheval. Diminution du nombre des fibres myélinisées, en foyers. Nissl–Luxol.

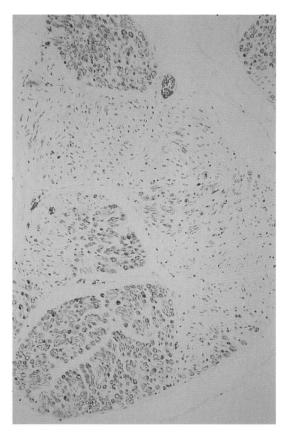

Fig. 117
CMV myeloradiculitis (treated) (same case as Fig. 116) Transverse section of a spinal root of the cauda equina. Focal loss of myelin sheaths with axons better preserved. Glees–Marsland.

Myéloradiculite nécrosante (traitée) (même cas que Fig. 116) Coupe longitudinale d'une racine de la queue de cheval. Perte myélinique en foyers. Notez la meilleure préservation des axones qui ne sont cependant pas parfaitement respectés. Glees–Marsland.

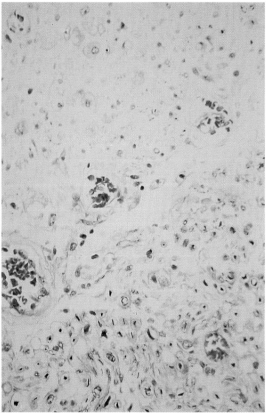

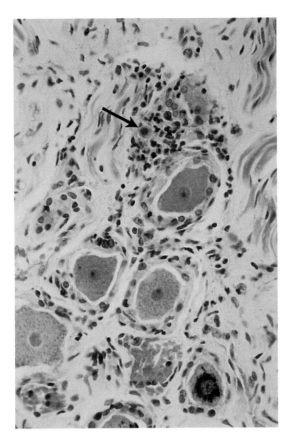

Fig. 118
CMV myeloradiculitis Spinal ganglia. Inflammatory infiltrate and neuronophagia with 'nodule of Nageotte' and one CMV inclusion (arrow). H and E.

Myéloradiculite à CMV Ganglion rachidien. Présence de neuronophagie avec un nodule de Nageotte et infiltrat inflammatoire. Notez la présence d'une inclusion de CMV (flèche). H et E.

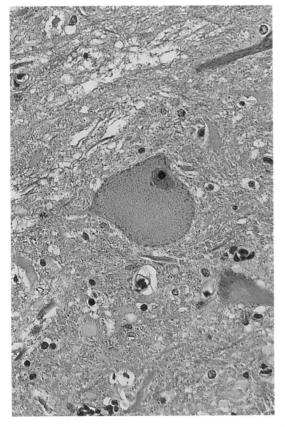

Fig. 119
CMV myeloradiculitis Anterior horn of the lumbar segment of the spinal cord. Marked central chromatolysis. H and E.

Myéloradiculite à CMV Chromatolyse centrale marquée dans un neurone de la corne antérieure de la moelle lombaire. H et E.

Progressive multifocal leucoencephalopathy (PML)

Of the two forms of papovavirus causing progressive multifocal leucoencephalopathy (PML), JC is by far the more frequently found and the only one to have been reported in AIDS patients. The virus infects predominantly oligodendrocytes, destroying them and inducing a true demyelinating process.

Pathological features may be similar to those occurring in immunocompromised non-AIDS patients: bilateral, roughly symmetrical confluent demyelinating foci in the subcortical white matter, involving predominantly the parieto-occipital regions and characterized microscopically by myelin loss with lipid-laden macrophages, inflammatory infiltrates, reactive astrocytosis with the presence of large abnormal astrocytes, and large inclusion-bearing oligodendrocytes.

However, in AIDS the changes are often atypical. Small circumscribed lesions are not uncommon in patients who die rapidly from another cause; in other cases, they may be extensive, necrotic, unilateral, or asymmetrical, and involve regions classically spared such as the temporal lobes, basal ganglia, brain stem, or cerebellum. Microscopically, inflammation is often mild or absent, and viral inclusions may be remarkably abundant and have unusual ultrastructural features. Viral particles may also be found in cells other than oligodendrocytes (Scaravilli *et al.*, *Neuropathol. Appl. Neurobiol.* 1989, **15**, 407–18).

Leucoencéphalopathie multifocale progressive (LEMP)

Des deux sortes de virus Papova responsables de la leucoencéphalopathie multifocale progressive (LEMP), le plus fréquemment trouvé, et de loin, et le seul signalé au cours du SIDA, est le virus JC. Ce virus infecte avec prédilection les oligodendrocytes qu'il détruit, entraînant une démyélinisation vraie.

Les lésions peuvent revêtir l'aspect classique décrit chez les immunodéprimés non-sidéens: lésions démyélinisantes, bilatérales et grossièrement symétriques affectant avec prédilection les régions pariéto-occipitales, en petits foyers confluents siégeant dans la substance blanche sous-corticale et caractérisées histologiquement par une destruction myélinique avec présence de lipophages, des infiltrats inflammatoires, une gliose réactive avec présence d'astrocytes monstrueux et d'oligodendrocytes 'transformés' contenant des inclusions virales intranuléaires.

Cependant, au cours du SIDA, les lésions sont fréquemment atypiques. Des lésions limitées peuvent s'observer dans les cas morts rapidement d'autre cause. Plus souvent elles sont particulières par leur étendue, leur caractère nécrotique, leur topographie asymétrique, l'atteinte fréquente parfois prédominante de régions classiquement épargnées comme le lobe temporal, les noyaux gris centraux, le cervelet, et/ou le tronc cérébral. Enfin la discrétion voire l'absence de réaction inflammatoire, et l'abondance des inclusions virales sont souvent remarquables. Ces inclusions peuvent revêtir des aspects ultrastructuraux inhabituels et être présentes dans d'autres cellules que les oligodendrocytes (Scaravilli *et al.*, *Neuropathol. Appl. Neurobiol.* 1989, **15**, 407–18).

Fig. 120
PML (macroscopic appearance) Coronal section of the cerebral hemispheres at the level of the mammillary bodies. The white matter of the frontal lobes shows confluent foci of necrosis which are particularly severe on the left. There is no lateral shift of the midline structures. Note the presence of discrete atrophy of the cortical and subcortical grey matter with widening of the sulci and ventricular dilatation.

LEMP (aspect macroscopique) Coupe vertico-frontale des hémisphères cérébraux passant par les tubercules mammillaires. Foyers nécrotiques confluents au niveau de la substance blanche prédominant dans les régions sous-corticales et du côté gauche. Notez l'absence d'effect de masse. Au contraire, il existe une atrophie cortico-sous-corticale modérée avec élargissement des sillons de la convexité et dilatation ventriculaire.

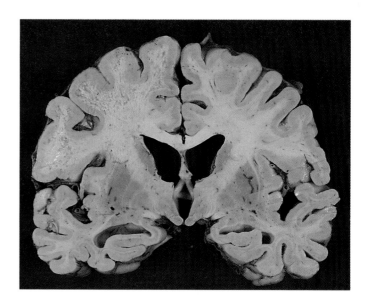

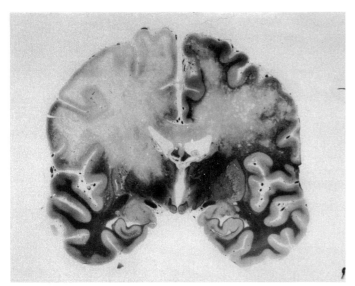

Fig. 121

PML (same case as Fig. 120) Myelin stain of a coronal section of the cerebral hemispheres at the level of the mammillary bodies shows extensive bilateral demyelination of the frontal white matter and corpus callosum. The lesions are less severe on the left side where multiple demyelinating foci appear to merge together. Loyez stain.

LEMP (même cas que Fig. 120) La démyélinisation de la substance blanche frontale des deux côtés et du corps calleux est mieux visible sur cette coloration myélinique d'une coupe vertico-frontale des hémisphères cérébraux passant par les tubercules mammillaires. Les lésions sont bilatérales mais sont un peu moins marquées a gauche où l'aspect confluent de multiples petits foyers de démyélinisation est plus net. Laque hématoxylique de Loyez.

(a) 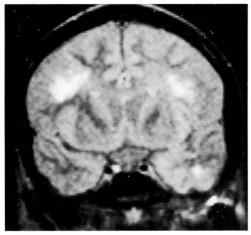 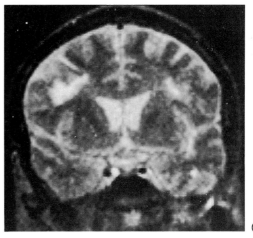 (b)

Fig. 122

PML (radiology) MRI T2. (a) 1° echo; (b) 2° echo.
Bilateral areas of high signal at the cortico-subcortical junction appear to follow the outline of gyri. There is no mass effect on the adjacent ventricles.

LEMP (aspect radiologique classique) IRM T2. (a) 1° écho; (b) 2° écho.
Présence des deux côtés de plages de haut signal collées à la face interne de la jonction cortico-sous-corticales dont elles moulent les circonvolutions. Aucun effet de masse sur les cornes ventriculaires adjacentes.

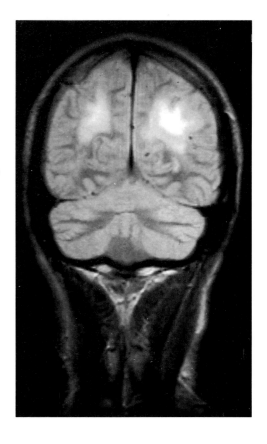

Fig. 123
PML (radiological appearance) MRI T2, 1° echo.
Areas of high signal in the subcortical white matter in the occipital lobe appear to follow the junction between the cortex and white matter. Bilateral involvement of the occipital lobes occurs frequently in PML. The visual agnosia which results should not be mistaken for an ocular lesion.

LEMP (aspect radiologique) IRM T2, 1° écho.
Zones de haut signal de la substance blanche sous-corticale occipitale, moulant la jonction cortico-sous-corticale dont elles épousent les circonvolutions. Cette atteinte bi-occipitale symétrique est fréquente au cours de la LEMP. Elle est responsable d'une agnosie visuelle qui ne doit pas être confondue avec une atteinte oculaire, ou méconnue.

Fig. 124
PML Myelin stain of a coronal section of the right cerebral hemisphere at the level of the occipital horn of the lateral ventricle shows extensive demyelination of the parieto-occipital white matter, sparing the cortex and periventricular regions. Loyez stain.

LEMP Coloration myélinique d'une coupe vertico-frontale de l'hémisphère cérébral droit passant par la corne occipitale du ventricule latéral illustrant la démyélinisation de la substance blanche pariéto-occipitale respectant le cortex et les régions périventriculaires. Laque hématoxylique de Loyez.

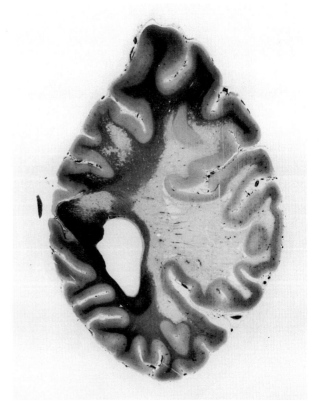

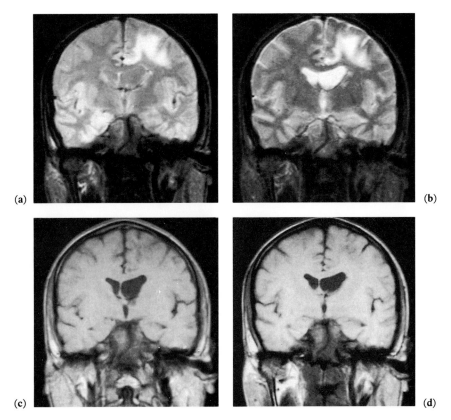

(a)

(b)

(c)

(d)

Fig. 125
PML, asymmetrical lesions (radiological appearance) MRI, (a) T2, 1°
echo; (b) T2, 2° echo; (c) T1; (d) T1 after Gadolinium. The sequence of
the images shows the radiological features characteristic of PML. (a) and
(b) Area of high signal in the white matter adjacent to the cortical
border. (c) Similarly located lesion producing an area of low signal. (d)
After Gadolinium IV, the appearance is unchanged; there has not been
any uptake. There were no features suggesting mass effect on the lateral
ventricles which, on the contrary, may be slightly enlarged in the later
stages of demyelination.

LEMP, lésions asymétriques (aspect radiologique) IRM, (a) T2, 1° écho;
(b) T2, 2° écho; (c) T1; (d) T1 après injection de Gadolinium. Sur cette
séquence, on trouve l'ensemble des critères caractéristiques de la LEMP
à l'IRM. (a) et (b) Plage de haut signal de la substance blanche collée à
la face interne de la jonction cortico-sous-corticale. (c) Plage de même
topographie réalisant un hyposignal gris foncé. (d) Après injection de
Gadolinium IV, aspect inchangé, aucune prise de contraste. Dans tous
les cas, aucun effet de masse sur la corne ventriculaire adjacente qui
peut, au contraire, être légèrement dilatée lorsque la démyélinisation
évolue.

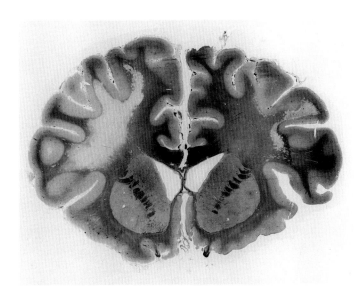

Fig. 126
PML Myelin stain of a coronal section of the cerebral hemispheres at
the level of the head of the caudate nucleus showing asymmetrical
demyelination of the frontal subcortical white matter. Note the
preservation of the U fibres. Loyez stain.

LEMP Coloration myélinique d'une coupe vertico-frontale des
hémisphères cérébraux passant par la tête du noyau caudé illustrant
l'asymétrie de la démyélinisation de la substance blanche sous-corticale
frontale. Notez le respect relatif des fibres en U. Laque hématoxylique
de Loyez.

Fig. 127
PML, asymmetrical lesion of the brain stem and cerebellum   Horizontal section of the brain stem and cerebellum at the level of the 7th facial nucleus. Confluent foci of necrosis and demyelination in the cerebellar white matter appear most extensive in the right hemisphere.

LEMP, lésions asymétriques du cervelet et du tronc cérébral   Coupe horizontale du cervelet et du tronc cérébral passant par le noyau du VII. Aspect nécrotique et démyélinisé de l'album cérébelleux plus marqué du côté droit.

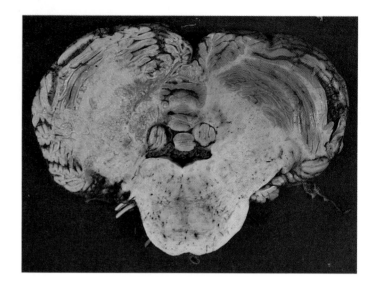

Fig. 128
PML, asymmetrical lesion of the brain stem and cerebellum (same case as Fig. 127)   Myelin stain of a horizontal section of the brain stem and cerebellum at the level of the pontomedullary junction emphasizes asymmetry of the demyelinating process. Loyez stain.

LEMP, lésions asymétriques du cervelet et du tronc cérébral (même cas que Fig. 127)   Coloration myélinique d'une coupe horizontale du cervelet et du tronc cérébral passant par la jonction bulbo-médullaire, confirmant la démyélinisation asymétrique de l'album cérébelleux. Laque hématoxylique de Loyez.

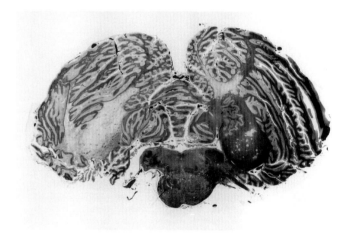

Fig. 129
PML, asymmetrical lesion of the brain stem and cerebellum (same case as Fig. 127)   Radiological features.

LEMP, lésions asymétriques du cervelet et du tronc cérébral (même cas que Fig. 127)   Aspect radiologique.

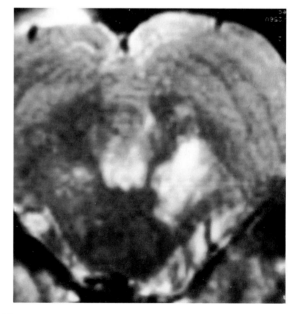

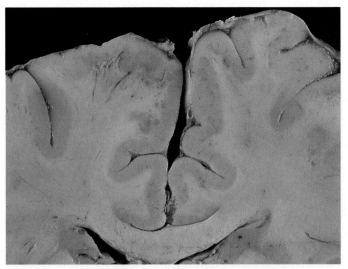

Fig. 130
PML (macroscopic appearance) Coronal section of the cerebral hemispheres. Patchy areas of breakdown and myelin loss within the subcortical white matter are seen at the grey–white matter junction of both internal frontal gyri.

LEMP (aspect macroscopique) Coupe vertico-frontale des hémisphères cérébraux. Multiples foyers de démyélinisation de petite taille, confluents, siègeant dans les fibres en U, à la jonction du cortex et de la substance blanche sous-corticale.

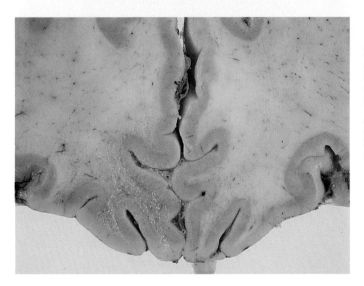

Fig. 131
PML (macroscopic appearance) Coronal section of the cerebral hemispheres. Confluent demyelinating and necrotic foci in the subcortical white matter of both fronto-orbital gyri, more marked on the left side.

LEMP (aspect macroscopique) Coupe vertico-frontale des hémisphères cérébraux. Foyers nécrotiques et démyélinisés, confluents, siègeant dans la substance blanche sous-corticale du lobe fronto-orbitaire gauche et, à un moindre degré, droit.

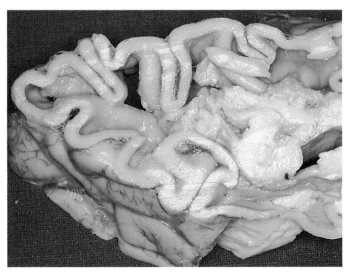

Fig. 132
PML (macroscopic appearance) Extensive necrosis and collapse of the temporal white matter.
(Courtesy of Pr. J. Mikol, Paris)

LEMP (aspect macroscopique) Nécrose massive de la substance blanche du lobe temporal où ne persiste que le ruban cortical.
(Cliché dû à l'amabilité du Pr. J. Mikol, Paris)

Fig. 133
PML (microscopic appearance)   Low-power photomicrograph showing small foci of demyelination in the gyral white matter and the cortico-subcortical junction. Nissl–LFB.

LEMP (aspect microscopique)   A faible grandissement on peut voir de petits foyers démyélinisés dans l'axe blanc des circonvolutions et la jonction cortico-sous-corticale. Nissi–Luxol.

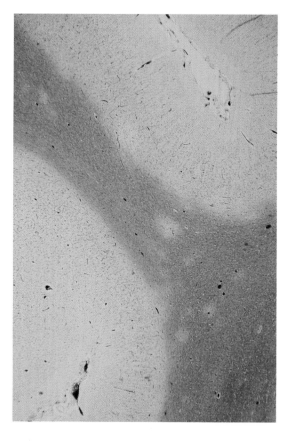

Fig. 134
PML (microscopic appearance)   At higher magnification, a poorly circumscribed area of demyelination is surrounded by oedema and shows gliosis and slight perivascular inflammation. H and E.

LEMP (aspect microscopique)   A plus fort grandissement, la lésion démyélinisée, mal limitée, est entourée de quelques vacuoles d'œdème et comporte une gliose et quelques cellules inflammatoires périvasculaires. H et E.

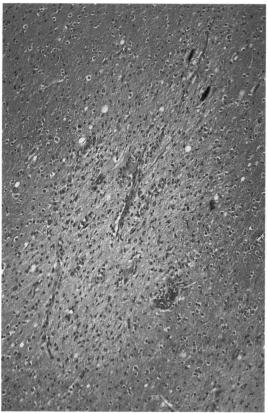

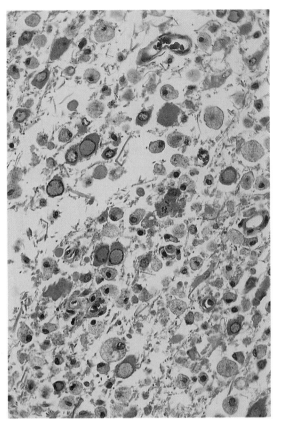

Fig. 135
PML (microscopic appearance) Early lesion showing myelin destruction and numerous lipid-laden macrophages. Note the numerous, large inclusion-bearing oligodendrocytes. H and E.

LEMP (aspect microscopique) Lésion récente comportant une destruction myélinique avec de nombreux lipophages. Notez la présence d'oligodendrocytes transformés, nombreux, à noyau volumineux contenant des inclusion virales. H et E.

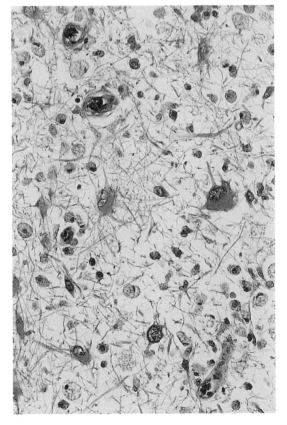

Fig. 136
PML (microscopic appearance) Older lesion shows myelin loss, lipid-laden macrophages, and hypertrophy of astrocytes, some of which are unusually large and appear abnormal. H and E.

LEMP (aspect microscopique) Lésion plus ancienne démyélinisée contenant des lipophages et une gliose astrocytaire réactive. Notez la présence de nombreux astrocytes monstrueux. H et E.

Fig. 137
PML (microscopic appearance) Photomicrograph showing enlarged oligodendrocytes with intranuclear inclusions. H and E.

LEMP (aspect microscopique) Oligodendrocytes 'transformés', à noyau volumineux contenant des inclusions virales. H et E.

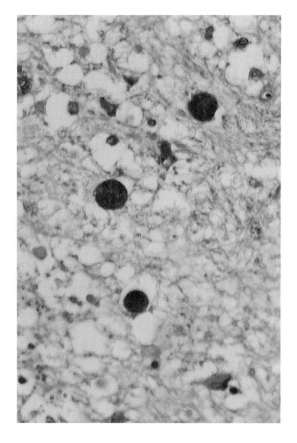

Fig. 138
PML Immunohistochemistry showing the presence of papovavirus within the nuclei of oligodendrocytes. The Mab used can highlight both SV 40 and JC. PAP.
(Courtesy of Pr. J. Mikol, Paris)

LEMP Immunomarquage montrant la présence de virus Papova dans les noyaux des oligodendrocytes. Anticorps monoclonal mettant en évidence à la fois le SV 40 et le virus JC. PAP.
(Cliché dû à l'amabilité du Pr. J. Mikol, Paris)

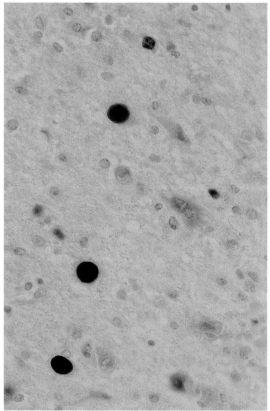

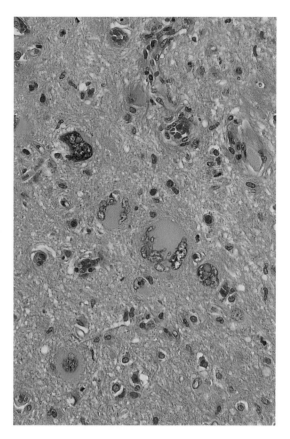

Fig. 139

PML (microscopic appearance)   Reactive astrocytes with abundant cytoplasm and large, abnormal hyperchromatic nuclei, some of which contain intranuclear 'pseudoinclusions'. H and E.

LEMP (aspect microscopique)   Astrocytes réactifs, monstrueux à cytoplasme abondant et à noyau volumineux hyperchromatique 'bizarre' contenant parfois des pseudo-inclusions. H et E.

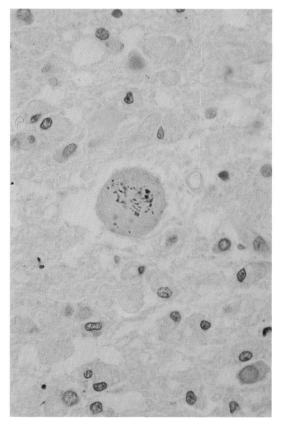

Fig. 140

PML (microscopic appearance)   Mitosis in an astrocyte. H and E.

LEMP (aspect microscopique)   Mitose dans un astrocyte. H et E.

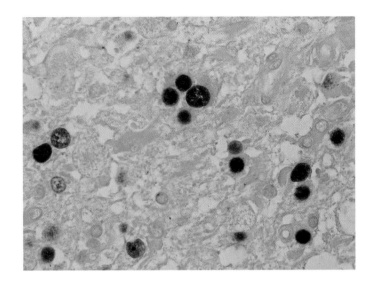

Fig. 141
PML   In situ hybridization demonstrating JC virus genome in nuclei (dark blue) of oligodendrocytes.

LEMP   Hybridation *in situ* mettant en evidence le génome du virus JC dans les noyaux des oligodendrocytes (bleu foncé).

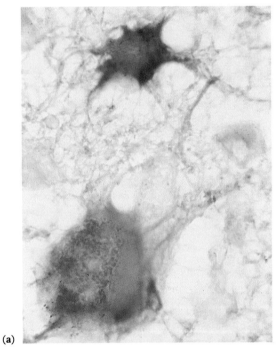

(a)

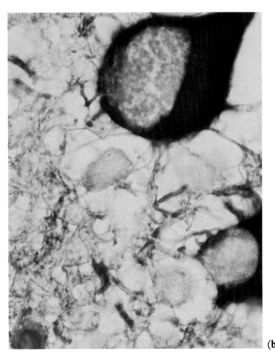

(b)

Fig. 142
PML   (a) A small reactive and a large abnormal astrocyte are immunolabelled for GFAP (blue). A genus-specific anti-polyomavirus antiserum labels papovavirus antigen in the cytoplasm of the reactive astrocyte and in the nucleus of the abnormal astrocyte (brown). Double immunostaining with APAAP technique using a Mab anti-GFAP with blue label and PAP technique using an anti-papovavirus serum with brown label. (b) Papovavirus antigen (blue) is seen in the nucleus of a swollen oligodendrocyte and of an abnormal astrocyte which has intense GFAP (dark brown) expression in its cytoplasm. ABC technique using an anti-GFAP Mab with brown label followed by APAAP technique using an anti-papovavirus serum with blue label.
(Courtesy of Pr. H. Budka, Vienna)

LEMP   (a) Double immunomarquage avec un anticorps monoclonal contre la GFAP révélé par la méthode APAAP (en bleu) et un antiserum spécifique contre les virus Papova révélé par la PAP (en brun) montrant la présence de virus Papova dans le noyau d'un astrocyte monstrueux et le cytoplasme d'un astrocyte réactif exprimant tous les deux la GFAP. (b) Double immunomarquage avec un anticorps monoclonal contre la GFAP révélé par la PAP (en brun) et un antisérum spécifique contre les virus Papova révélé par la méthode APAAP (en bleu) montrant la présence de virus Papova dans le noyau d'un oligodendrocyte modifié et dans celui d'un astrocyte monstrueux exprimant fortement la GFAP dans son cytoplasme.
(Cliché dû à l'amabilité du Pr. H. Budka, Vienne)

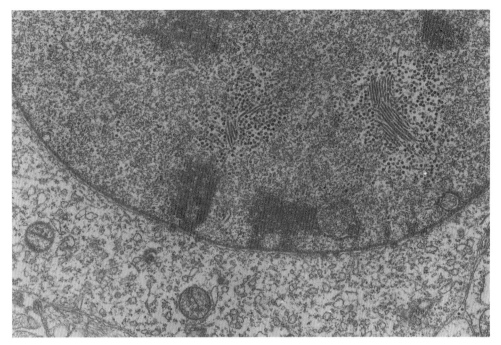

Fig. 143
PML (ultrastructural features)   An oligodendrocyte nucleus is packed with papovavirus particles around 45 nm in diameter, in both round and rod-shaped forms.

LEMP (aspects ultrastructuraux)   Noyau d'oligodendrocyte contenant de très nombreuses particules virales caractéristiques de virus Papova d'environ 45 nm de diamètre, sous forme ronde ou allongée.

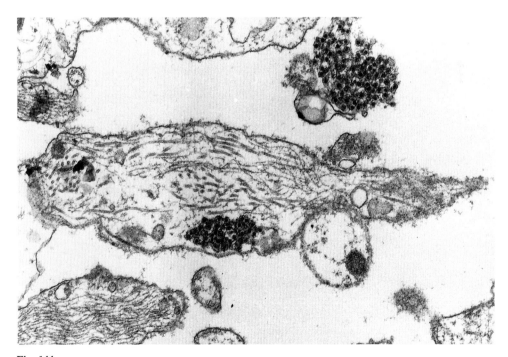

Fig. 144
PML (atypical ultrastructural features)   Astrocytic process with glial filaments contains polyomavirus particles still embedded in the host cell membranes.

LEMP (aspects ultrastructuraux inhabituels)   Prolongement astrocytaire avec des gliofilaments, contenant des particules virales encore enveloppées dans les membranes de la cellule hôte.

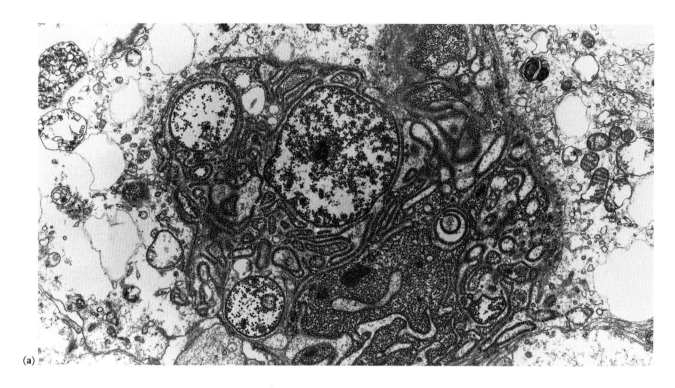

(a)

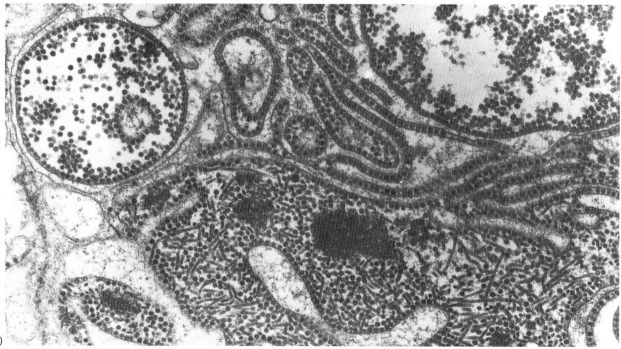

(b)

Fig. 145

PML (atypical ultrastructural features) (a) The normal architecture of this oligodendrocyte has been replaced by masses of membrane systems containing viral particles. The apparent round nuclear-like structures are vacuoles bound by a single membrane, the true nuclei having disintegrated (Scaravilli *et al., Neuropathol. Appl. Neurobiol.* 1989, **15**, 407–18). (b) Higher magnification shows more clearly spherical and rod-shaped viral particles in structures bound by a single membrane. The round particles line the cytoplasmic membrane systems.

LEMP (aspects ultrastructuraux inhabituels) (a) Oligodendrocyte. L'architecture cellulaire normale a disparu, remplacée par des amas de systèmes membranaires contenant des particules virales. Les formations arrondies ressemblant à des noyaux sont en fait des structures bordées par une membrane simple, le vrai noyau étant complétement désintégré (Scaravilli *et al., Neuropathol Appl. Neurobiol.* 1989, **15**, 407–18). (b) A plus fort grossissement, on voit mieux la présence de particules virales sphériques et allongées dans les structures bordées par une membrane simple. Les particules sphériques forment une ligne continue bordant la membrane.

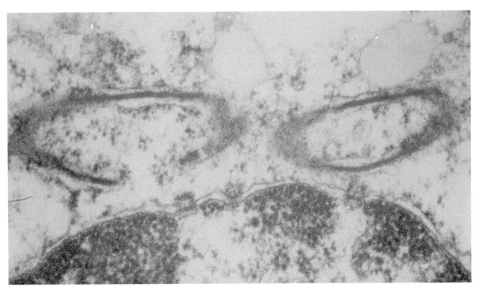

Fig. 146
PML, tubuloreticular structures Cylindrical confronting cisternae in the cytoplasm of an endothelial cell forming relatively straight cylindrical structures about 300 nm diameter.

LEMP, structures tubuloréticulaires Formations cylindriques d'environ 300 nm de diamètre correspondant aux 'Cylindrical confronting cisternae'.

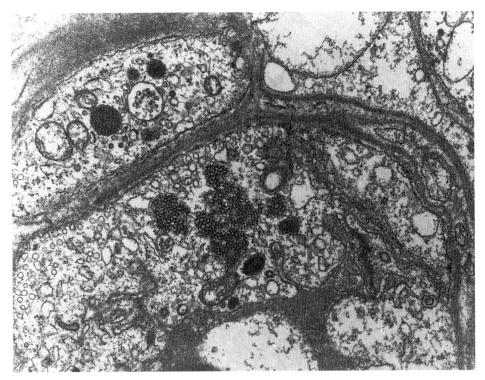

Fig. 147
PML, tubuloreticular structures Tubuloreticular inclusions in the cytoplasm of an endothelial cell consisting of aggregates of membranous tubules forming a compact honeycomb with single units having a uniform diameter of about 25 nm. These are probably related to the higher levels of interferon in these patients.

LEMP, structures tubuloréticulaires Inclusions tubuloréticulaires dans le cytoplasme d'une cellule endothéliale, formées d'aggrégats 'en nid d'abeille' de tubules ayant environ 25 nm de diamètre, probablement liées aux taux élevés d'interféron chez ces malades.

Varicella zoster virus (VZV) infection

In AIDS patients, VZV infection of the CNS causes encephalomyelitis, zoster ophthalmicus, leucoencephalitis, and/or cerebral vasculopathy. Although there is an effective treatment of VZV infection, clinical diagnosis of VZV encephalitis is difficult. The occurrence of a cutaneous herpes zoster eruption before, or concomitant with, the onset of the neurological signs is a useful, although unreliable, diagnostic clue. (Gray *et al.*, *Neuropathol. Appl. Neurobiol.* 1992, **18**, 502–14).

Infection par le virus de la varicelle et du zona (VZV)

L'infection du SNC par le VZV, chez les sidéens, peut déterminer une encéphalomyélite, un zona ophtalmique, une leucoencéphalite, et/ou une vasculopathie cérébrale oblitérante non inflammatoire. Bien qu'un traitement efficace de l'infection à VZV existe, le diagnostic de l'encéphalite à VZV est souvent difficile. Le meilleur élément d'orientation est la constatation d'une éruption zostériforme coïncidant avec l'installation des troubles neurologiques mais elle est inconstante. (Gray *et al.*, *Neuropathol. Appl. Neurobiol.* 1992, **18**, 502–14).

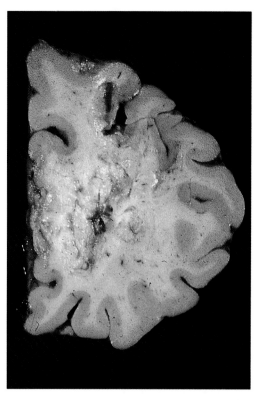

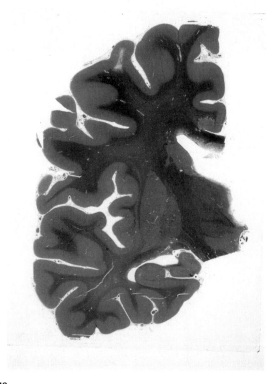

Fig. 148
Varicella zoster virus (VZV) leucoencephalitis (macroscopic appearance)
Coronal section of the right frontal lobe. Recent necrosis involves predominantly the white matter.
(Courtesy of Dr M. Mohr, Strasbourg)

Leucoencéphalite à virus de la varicelle et du zona (VZV) (aspect macroscopique) Coupe vertico-frontale du lobe frontal droit. Lésions nécrotiques récentes prédominant au niveau de la substance blanche.
(Cliché dû à l'amabilité du Dr M. Mohr, Strasbourg)

Fig. 149
VZV leucoencephalitis Myelin stain of coronal section of the left cerebral hemisphere at the level of the subthalamic nucleus showing confluent foci of necrosis in the ventricular aspect of the corpus callosum as well as in the hemispheric white matter at the cortico-subcortical junction in the cingulate gyrus and middle frontal gyrus. These lesions may suggest PML when predominant at the cortex-white matter junction, or CMV encephalitis when they involve mainly the periventricular areas. Loyez stain.

Leucoencéphalite à VZV Coloration myélinique d'une coupe vertico-frontale de l'hémisphère cérébral gauche passant par le corps de Luys montrant de petits foyers nécrotiques confluents au niveau de la face ventriculaire du corps calleux et à la jonction cortico-sous-corticale dans le gyrus cingulaire et la circonvolution frontale moyenne. Les lésions peuvent évoquer une LEMP quand elles prédominent dans la substance blanche sous-corticale ou une encéphalite à CMV quand elles siègent dans les régions périventriculaires. Laque hématoxylique de Loyez.

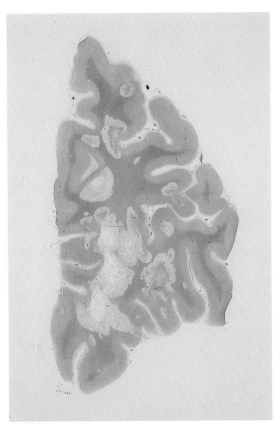

Fig. 150
VZV leucoencephalitis   Coronal section of the right frontal lobe. Confluent, target-like necrotic foci in the white matter appear to be localized mainly at the cortico-subcortical junction. H and E.

Leucoencéphalite à VZV   Coupe vertico-frontale du lobe frontal droit. Lésions nécrotiques confluentes, 'en cocarde', dans la substance blanche prédominant à la jonction cortico-sous-corticale. H et E.

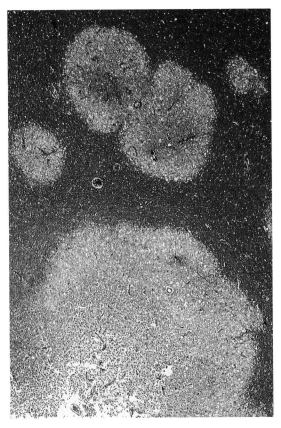

Fig. 151
VZV leucoencephalitis   Target-like lesions, with central area of coagulative (top) or cystic (bottom) necrosis; they are surrounded by a well circumscribed zone of myelin pallor. Haematoxylin–phloxin–Luxol.

Leucoencéphalite à VZV   Lésions en cocarde comportant au centre de la nécrose de coagulation (en haut) ou détergée (en bas) entourée d'une zone de pâleur myélinique à bords nets. Hématéine–phloxine–Luxol.

Fig. 152
VZV leucoencephalitis The periphery of the necrotic area is characterized by partial necrosis, oedema, and reactive glia. Cowdry type A intranuclear inclusions are present in neurons, astrocytes, and oligodendrocytes. H and E.

Leucoencéphalite à VZV Zone périphérique de lésion en cocarde comportant une nécrose incomplète, de l'œdème, et une gliose réactive. Des inclusions intranucléaitres du type A de Cowdry sont présentes dans les neurones, les astrocytes, et les oligodendrocytes. H et E.

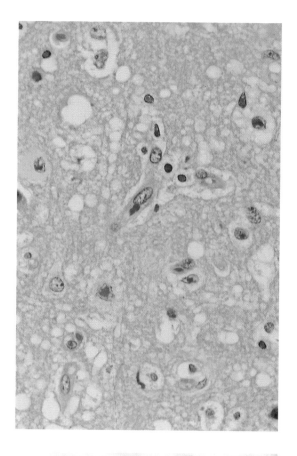

Fig. 153
VZV leucoencephalitis The nucleus of an astrocyte contains an inclusion body stained positively (in red) for VZV using a Mab raised against VZV and an APAAP technique.

Leucoencéphalite à VZV Astrocyte contenant une inclusion intranucléaire positive (en rouge) pour le VZV. Immunomarquage utilisant un anticorps monoclonal dirigé contre le VZV et révélé par la technique APAAP.

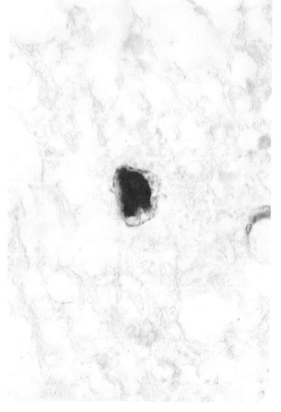

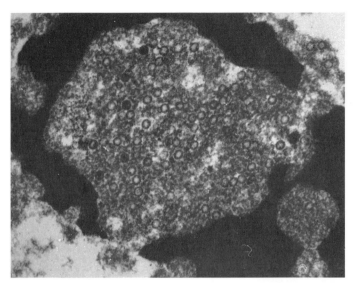

Fig. 154

VZV leucoencephalitis Electron micrograph of an intranuclear inclusion body showing viral particles, consistent with nucleocapsids of Herpetoviridae.

Leucoencéphalite à VZV Examen en microscopie électronique d'une inclusion intranucléaire montrant des particules virales ayant les caractères de nucléocapsides d'Herpetoviridae.

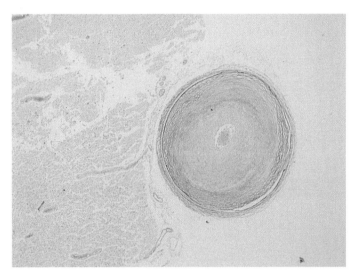

Fig. 155

VZV non-inflammatory occlusive cerebral vasculopathy Leptomeningeal artery showing intimal fibrosis with almost complete occlusion of the lumen. H and E.

Vasculopathie cérébrale oblitérante non inflammatoire liée au VZV Occlusion presque complète d'une artère leptoméningée par une prolifération fibreuse intimale. H et E.

Herpes simplex encephalitis

Herpes simplex encephalitis has been found very seldom in AIDS cases. It does not seem to be more frequent in these patients than in immunocompetent individuals. In the rare cases reported, the clinical and pathological features were similar to those found in non-AIDS patients.

Encéphalite herpétique

La survenue d'une encéphalite herpétique n'a été signalée qu'exceptionnellement au cours du SIDA. L'incidence de cette affection ne semble pas supérieure chez les sidéens que chez les sujets non immunodéprimés. Dans les rares cas rapportés les signes cliniques et neuropathologiques étaient comparables à ceux observés chez les patients non-sidéens.

Fig. 156
Herpes simplex encephalitis   Coronal section of the cerebral hemispheres through the mammillary bodies showing extensive and acute necrotic changes involving the fronto-temporal lobes, particularly on the left side.

Encéphalite herpétique   Coupe vertico-frontale des hémisphères cérébraux passant par les tubercules mammillaires montrant les lésions nécrotiques récentes, intéressant les régions temporales internes et l'insula, plus marquées à gauche.

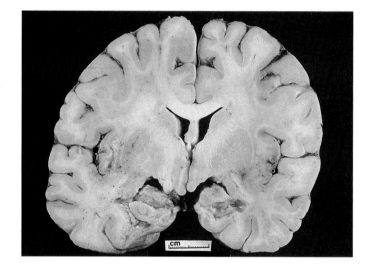

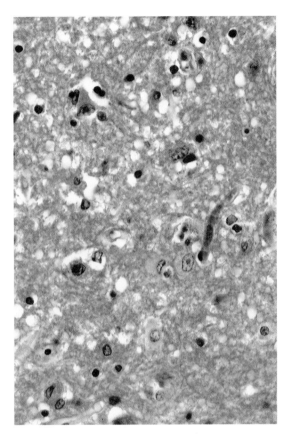

Fig. 157
Herpes simplex encephalitis   Within the area of necrosis, numerous neuronal and glial nuclei contain eosinophilic inclusions. H and E.

Encéphalite herpétique   Au sein des foyers nécrotiques, de nombreuses cellules nerveuses et gliales contiennent des inclusions éosinophiles intranucléaires. H et E.

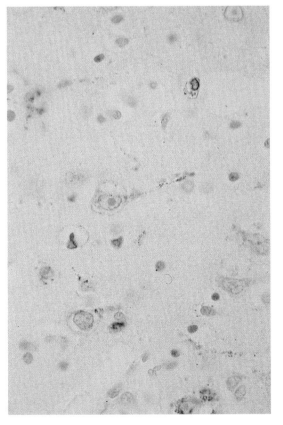

Fig. 158
Herpes simplex encephalitis   Immunohistochemical technique using an anti-herpes simplex virus antibody stains the intranuclear inclusion bodies as well as the cytoplasm of some cells. PAP.

Encéphalite herpétique   L'immunomarquage avec un anticorps dirigé contre l'herpes simplex marque positivement les inclusions intranucléaires mais aussi le cytoplasme de certaines cellules. PAP.

Measles virus encephalitis

Productive measles virus encephalitis has been observed exceptionally in AIDS.

Encéphalite à virus de la rougeole

Une encéphalite liée à une infection productive par le virus de la rougeole a été observée exceptionnellement au cours du SIDA.

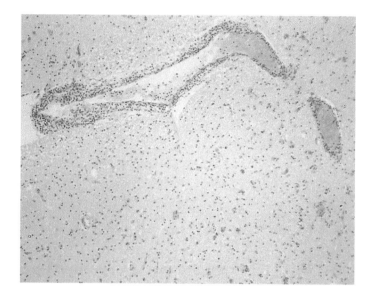

Fig. 159
Productive measles virus encephalitis   Significant diffuse gliosis and perivascular inflammatory infiltrates in grey and white matter resemble features of subacute sclerosing panencephalitis (SSPE). H and E.

Encéphalite à virus de la rougeole   Présence d'une prolifération astrocytaire marquée et d'infiltrats inflammatoires périvasculaires aussi bien dans la substance blanche que dans la substance grise rappellant les lésions de la panencéphalite sclérosante subaiguë (PESS). H et E.

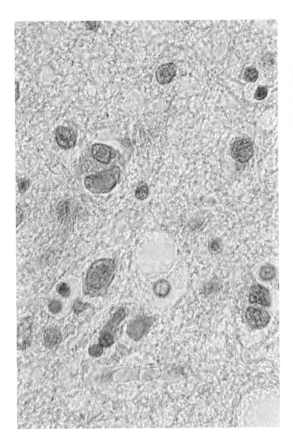

Fig. 160
Productive measles virus encephalitis Prominent nuclear
inclusion bodies in neurons and glial cells. H and E.

Encéphalite à virus de la rougeole Présence de nombreuses
inclusions intranucléaires éosinophiles dans les neurones et
les cellules gliales. H et E.

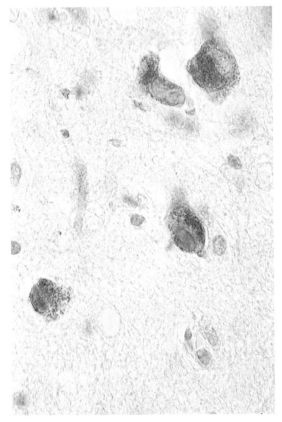

Fig. 161
Productive measles virus encephalitis PAP immunostain
with an anti-measles virus antiserum demonstrates
prominent immunoreactivity of intranuclear inclusions and
perikarya.

Encéphalite à virus de la rougeole Immunomarquage avec
un anticorps dirigé contre le virus de la rougeole colorant
positivement les inclusions intranucléaires ainsi que le
perikaryon de neurones. PAP.

(Figs 159–161 are courtesy of Pr. H. Budka, Vienna)
(Les clichés 159–161 sont dûs à l'amabilité du Pr. H. Budka, Vienne)

Bacterial infections

Infections bactériennes

Pyogenic bacterial infections

They are relatively uncommon in AIDS; however, patients may occasionally develop fulminant purulent bacterial infection of the leptomeninges with intraparenchymal extension and ventriculitis.

Les infections bactériennes à pyogènes

Elles sont relativement rares au cours du SIDA. Quelques cas de méningite purulente avec extension intraparenchymateuse et/ou ventriculite ont été observés.

Fig. 162
Purulent bacterial meningitis Extensive leptomeningeal exudate, ventriculitis, and periventricular necrosis which includes the corpus callosum.

Méningite purulente Comblement des espaces leptoméningés par un exsudat purulent, ventriculite, et nécrose périventriculaire intéressant aussi le corps calleux.

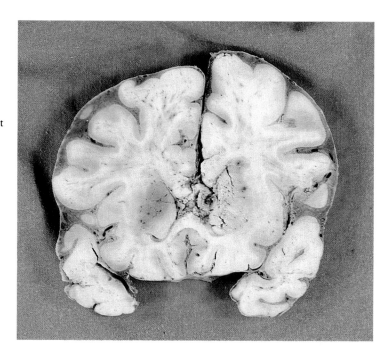

Infection by atypical mycobacteria
Involvement of the CNS by *Mycobacterium avium intracellulare* (MAI) is usually part of a general infection and is only rarely the cause of clinical symptoms. Bacteria are contained within foamy macrophages which are sometimes localized around blood vessels and are intensely PAS-positive. Acid-fast mycobacteria are readily observed with special stains.

Mycobacterioses atypiques
L'infection du SNC par le *Mycobacterium avium intracellulare* (MAI) s'observe en règle dans le cadre d'une infection généralisée et est exceptionellement symptomatique. Les mycobactéries sont contenues dans des macrophages spumeux à disposition souvent périvasculaire et sont fortement PAS-positives. Ces bacilles acido-alcoolo résistants sont aussi très facilement mis en évidence par les colorations spéciales.

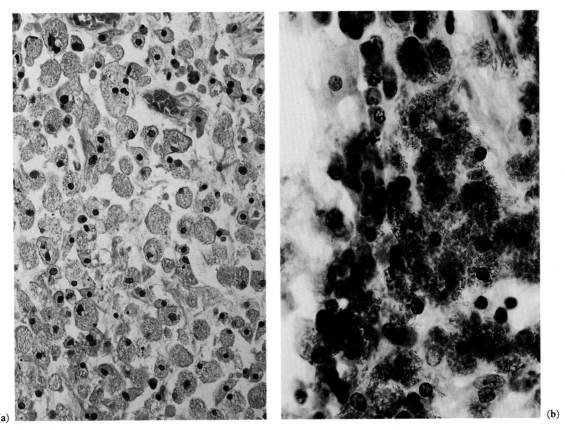

(a)   (b)

Fig. 163
Mycobacterium avium intracellulare   (a) Within the lesions, macrophages have abundant pale and granular to slightly foamy cytoplasm. H and E. (b) Special stain shows that macrophages are filled with numerous acid-fast bacilli. Ziehl–Nielssen.
(Courtesy of Pr. D. Hénin, Clichy)

Infection à MAI   (a) Présence de nombreux macrophages à cytoplasme abondant, pale granuleux ou finement spumeux. H et E. (b) La coloration spéciale montre que les macrophages sont bourrés de bacilles acido-alcoolo résistants. Ziehl.
(Cliché dû à l'amabilité du Pr. D. Hénin, Clichy)

Tuberculosis

It is relatively uncommon in European and North American AIDS patients, but is frequent in Africans and Haitians. It produces meningitis and/or focal lesions (tuberculomas or true tuberculous abscesses) in which bacilli may be easily found.

Tuberculose

Elle est relativement rare, chez les sidéens, en Europe et en Amérique du Nord. En revanche elle est très fréquente chez les Africains et les Haïtiens. Elle détermine des méningites ou des lésions focales, tuberculomes ou véritables abcès tuberculeux où les bactéries sont très faciles à mettre en évidence.

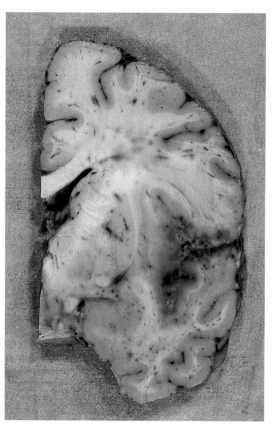

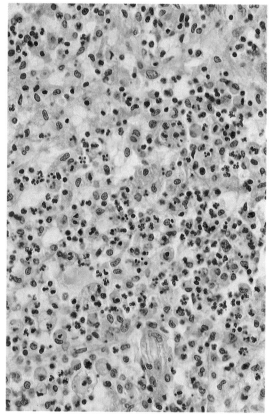

Fig. 164
Tuberculous meningitis (macroscopic appearance) Coronal section of the left cerebral hemisphere at the level of the mammillary body shows tuberculous meningitis at an actute stage in an African patient. Note the severe leptomeningeal exudate and recent infarct in the territory of the middle cerebral artery due to secondary endarteritis.
(Courtesy of Dr S. Lucas, project RETRO-CI)

Méningite tuberculeuse aiguë (aspect macroscopique) Coupe vertico-frontale de l'hémisphère cérébral gauche passant par le tubercule mammillaire montrant une méningite tuberculeuse à un stade aigu chez un patient Africain. Notez l'abondant exsudat leptoméningé et la présence d'un infarctus récent dans le territoire de l'artère cérébrale moyenne, lié à l'endartérite secondaire à la méningite.
(Cliché dû à l'amabilité du Dr S. Lucas, projet RETRO-CI)

Fig. 165
Tuberculous meningitis (microscopic appearance) The CSF appearance of this exudate, rich in polymorphs, may suggest a purulent meningitis. H and E.
(Courtesy of Dr S. Lucas, project RETRO-CI)

Méningite tuberculeuse aiguë (aspect microscopique) Notez la richesse en polynucléaires qui peut, à l'examen du LCR, en imposer pour une méningite purulente. H et E.
(Cliché dû à l'amabilité du Dr S. Lucas, projet RETRO-CI)

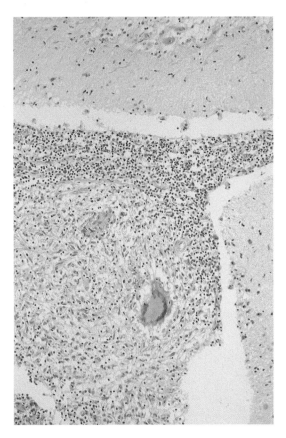

Fig. 166
Tuberculous meningitis Chronic tuberculous meningitis with typical epithelioid granuloma and Langhans cells. H and E.

Méningite tuberculeuse Méningite chronique. Infiltration granulomateuse des leptoméninges avec présence de cellules épithélioïdes et de cellules géantes de Langhans. H et E.

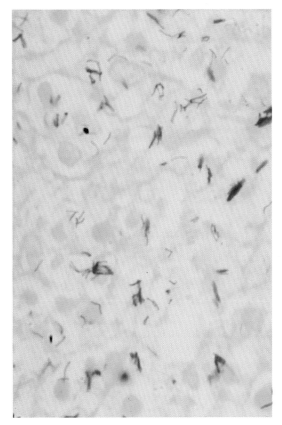

Fig. 167
Acute tuberculous meningitis Ziehl–Nielssen stain shows numerous acid-fast bacilli.
(Courtesy of Pr. C. Vedrenne, Paris)

Méningite tuberculeuse aiguë Coloration spéciale montrant la grande abondance de bacilles acido-alcool résistants. Ziehl.
(Cliché dû à l'amabilité du Pr. C. Vedrenne, Paris)

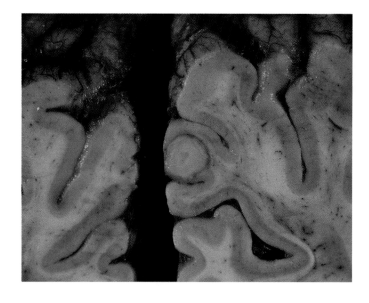

Fig. 168a
Tuberculoma Well demarcated occipital lesion surrounded by a rim of congestion and showing a central area of caseous necrosis at the cortico-subcortical junction.
(Courtesy of Dr M. Gutierrez Molina, Madrid)

Tuberculome Lésion de petite taille bien limitée siègeant dans le lobe occipital à la jonction cortico-sous-corticale comportant une nécrose caséeuse centrale entourée d'un liseré congestif.
(Cliché dû à l'amabilité Dr M. Gutierrez Molina, Madrid)

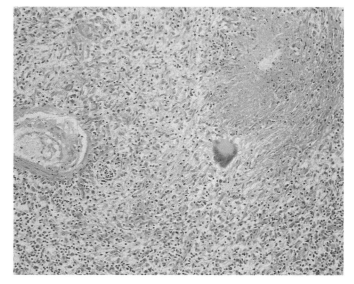

Fig. 168b
Tuberculoma (microscopic appearance) The area of caseous necrosis is surrounded by epithelioid and Langhans cells. H and E.

Tuberculome (aspect microscopique) Granulome caséofolliculaire. H et E.

Syphilis

A few cases of neurosyphilis have been reported among AIDS patients. Most of them occurred in secondary or tertiary stages and were clinical, presenting as treatable meningoencephalitis or myelopathy (Berger, *Am. J. Med.* 1992, **92**, 101–3). Cerebral gummas were observed in two cases (Valsamis, personal communication). A rare case of 'quaternary' neurosyphilis with meningovascular syphilis and necrotizing encephalitis with massive treponemal invasion of the brain was reported in a HIV infected patient (Morgello and Laufer, *Hum. Pathol.* 1989, **20**, 808–11).

Quelques cas de neurosyphilis ont été rapportés chez des sidéens, le plus souvent au stade de syphilis secondaire ou tertiaire. Il s'agit pour la plupart d'observations cliniques de méningoencéphalite ou de myélopathie régressant sous traitement (Berger, *Am. J. Med.* 1992, **92**, 101–3). Deux cas autopsiques de gommes cérébrales ont été observés (Valsamis, communication personnelle). Une forme exceptionnelle de neurosyphilis 'quaternaire' associant une atteinte méningée, vasculaire et une encéphalite nécrosante avec invasion cérébrale massive par les tréponèmes a été rapportée chez un patient infecté par le VIH (Morgello et Laufer, *Hum. Pathol.* 1989, **20**, 808–11).

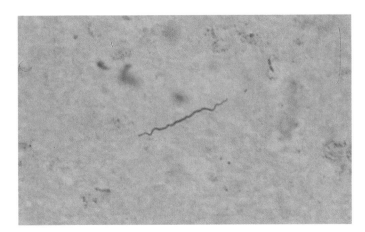

Fig. 169a
Cerebral gumma Spirochete with regular tight coils within a necrotic area. Modified Steiner stain.
(Courtesy of Dr M. Valsamis, New York)

Gomme cérébrale Présence d'un spirochète dans un foyer de nécrose. Coloration de Steiner modifiée.
(Cliché dû à l'amabilité du Dr M. Valsamis, New York)

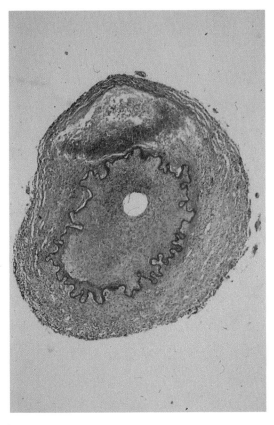

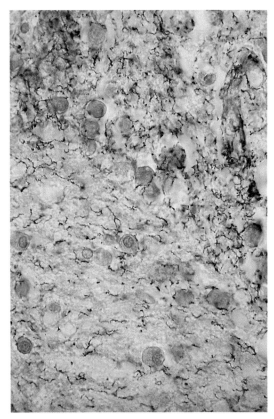

Fig. 169b
'Quaternary' neurosyphilis Gummatous arteritis involving the right posterior cerebral artery with intimal proliferation and focal medial necrosis with fibrosis and inflammation. H and E.

Neurosyphilis 'quaternaire' Artérite gommeuse au niveau de l'artère cérébrale postérieure droite. Noter la prolifération intimale, l'inflammation et la fibrose de la média qui est le siège d'une nécrose focale. H et E.

Fig. 169c
'Quaternary' neurosyphilis (same case as Fig. 169b) Presence of numerous spirochetes within an area of necrotizing encephalitis. Modified Steiner stain.
(Courtesy of Drs S. Morgello and H. Laufer, New York)

Neurosyphilis 'quaternaire' (même cas que Fig. 169b) Présence de nombreux spirochètes dans un foyer d'encéphalite nécrosante. Coloration de Steiner modifiée.
(Clichés dus à l'amabilité des Drs S. Morgello et H. Laufer, New York)

Mycoses

Mycoses

Cryptococcosis

Cryptococcus neoformans is the fungus most commonly implicated in CNS infection in patients with AIDS. It usually causes a chronic meningitis involving mainly the base, with possible ventricular extension. Parenchymal lesions are quite characteristic of AIDS and consist of dilatations of the perivascular spaces containing aggregates of organisms, with minimal or no inflammation, or gliosis. 'Septicaemic' dissemination of organisms in the CNS may occur with generalized infection.

Cryptococcose

L'infection par *Cryptococcus neoformans* est la mycose du SNC la plus fréquente chez les sidéens. Elle peut déterminer une méningite chronique prédominant en règle au niveau de la base pouvant se compliquer de ventriculite. Les lésions parenchymateuses seraient plus particulières au SIDA et consistent en des dilatations des espaces périvasculaires contenant de très nombreux organismes sans réaction parenchymateuse périphérique inflammatoire ou gliale. Enfin une dissémination 'septicémique' de micro-organismes dans le SNC peut s'observer dans le cadre d'infections fulminantes généralisées.

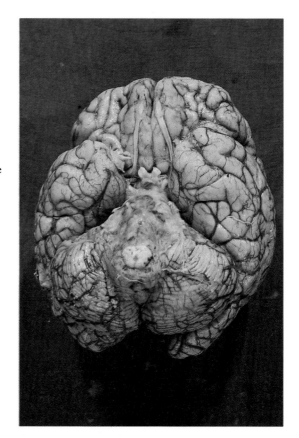

Fig. 170
Cryptococcus meningitis (macroscopic appearance) Chronic meningitis involving the basal leptomeninges. These appear thickened and opaque. The exudate may obstruct CSF outflow at the foramina of Luschka and Magendie and produce hydrocephalus.

Cryptococcose méningée (aspect macroscopique) Méningite chronique avec épaississemnt des méninges de la base qui sont grisâtres et opaques. Cette méningite peut être responsable d'une obstruction des trous de Luschka ou de Magendie et d'une hydrocéphalie.

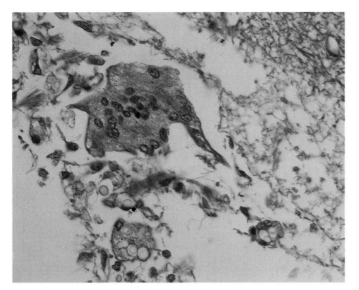

Fig. 171
Cryptococcus meningitis (microscopic appearance) Photomicrograph showing *Cryptococcus* organisms and slight inflammatory reaction consisting mainly of macrophages and giant cells. H and E.

Cryptococcose méningée (aspect microscopique) Présence de nombreux champignons, réaction inflammatoire modérée essentiellement macrophagique avec présence de cellules géantes. H et E.

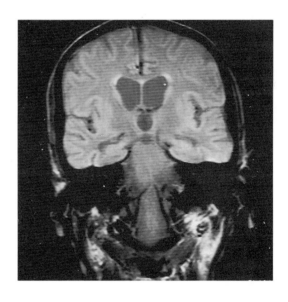

Fig. 172
Cryptococcus meningitis (radiological appearance) MRI T2, 1° echo showing dilated ventricles with high periventricular signal. While this appearance is definitely abnormal, it is non-specific and can be found in CMV, toxoplasma encephalitis, or lymphoma.

Cryptococcose méningée (aspect radiologique) IRM T2, 1° écho. Dilatation ventriculaire avec hypersignal périventriculaire blanc. Cet aspect, nettement pathologique, n'est cependant pas spécifique mais peut s'observer dans l'encéphalite à CMV, la toxoplasmose, ou les lymphomes.

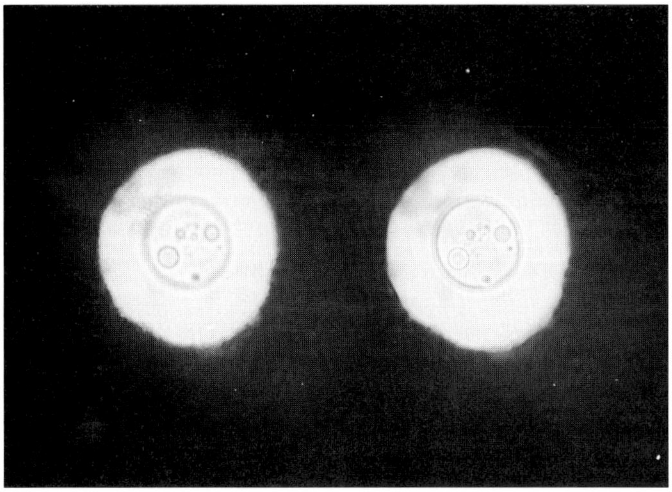

Fig. 173
Cryptococcus meningitis CSF examination after India ink addition demonstrates the presence of fungi, each surrounded by a capsule, which appear clear against the black background.
(Courtesy of Dr C. Keohane, Cork)

Cryptococcose méningée Examen du LCR après coloration à l'encre de Chine, montrant les champignons entourés d'une capsule qui apparaissent nettement sur le fond noir.
(Cliché dû à l'amabilité du Dr C. Keohane, Cork)

Fig. 174
Cryptococcosis, parenchymal cysts (macroscopic appearance) Coronal
section of the cerebral hemispheres through the mammillary bodies.
Bilateral multiple small cystic spaces filled with gelatinous material are
present in the deep grey nuclei.

Cryptococcose, kystes intraparenchymateux (aspect macroscopique) Coupe
vertico-frontale des hémisphères cérébraux passant par les tubercules
mammillaires. Présence de petits kystes contenant un matériel gélatineux
dans le putamen, le globe pâle, et le noyau caudé de chaque côté.

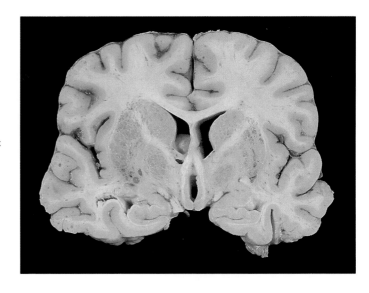

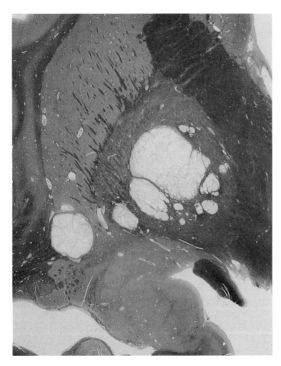

Fig. 175
Cryptococcosis, parenchymal cysts Coronal section of the left cerebral
hemisphere through the optic tract. Myelin stain demonstrating large
cystic spaces in the globus pallidus and the ventral region of the
putamen. Loyez stain.
(Courtesy of Dr M. Gutierrez Molina, Madrid)

Cryptococcose, kystes intraparenchymateux Coupe vertico-frontale de
l'hémisphère cérébral gauche passant par la bandelette optique. Sur cette
coloration myélinique on peut voir la présence de dilatations kystiques
des espaces périvasculaires dans le pallidum et la région sous-
lenticulaire. Laque hématoxylique de Loyez.
(Cliché dû à l'amabilité du Dr M. Gutierrez Molina, Madrid)

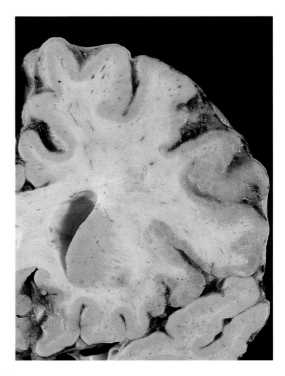

Fig. 176
Cryptococcosis, parenchymal lesions Coronal section of the right cerebral
hemisphere through the genu of the corpus callosum. The frontal cortex
appears necrotic and gelatinous. Similar changes are present in the
centrum semiovale and smaller cysts are present in the head of the
caudate nucleus.
(Courtesy of Dr M. Gutierrez Molina, Madrid)

Cryptococcose, lésions parenchymateuses Coupe vertico-frontale de
l'hémisphère cérébral droit passant par le bec du corps calleux.
Infiltration du cortex frontal qui a un aspect gélatineux. Présence d'un
foyer nécrotique de même nature dans la substance blanche et de kystes
de petite taille dans la tête du noyau caudé.
(Cliché dû à l'amabilité du Dr M. Gutierrez Molina, Madrid)

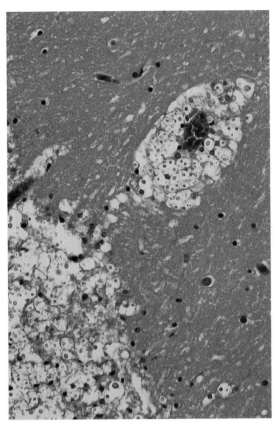

Fig. 177

Cryptococcosis (microscopic appearance) Aggregates of cryptococci in the leptomeninges and within the subpial parenchyma a long the Virchow–Robin spaces. These appear dilated and filled with fungi. H and E.

Cryptococcose (aspect microscopique) Présence de nombreux cryptocoques dans les espaces leptoméningés et envahissement du cortex sous-jacent le long des espaces périvasculaires de Virchow–Robin qui sont dilatés, remplis de micro-organismes. H et E.

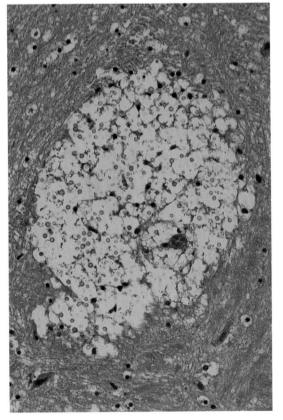

Fig. 178

Cryptococcosis (microscopic appearance) Extreme dilatation of the perivascular space leading to the formation of a cystic cavity filled with cryptococci. Note the absence of inflammatory response or astrocytic proliferation in the surrounding parenchyma. H and E.

Cryptococcose (aspect microscopique) Dilatation kystique intraparenchymateuse de l'espace périvasculaire, remplie de cryptocoques. Notez l'absence de réaction gliale ou inflammatoire dans le parenchyme avoisinant. H et E.

Fig. 179
Cryptococcosis (microscopic appearance) Low-power micrograph showing multiple dilatations of the perivascular spaces filled with cryptococci. Alcian blue.

Cryptococcose (aspect microscopique) Présence de multiples lésions intraparenchymateuses d'aspect cribriforme. Les dilatations kystiques de l'espace périvasculaire sont remplies de cryptocoques. Bleu alcian.

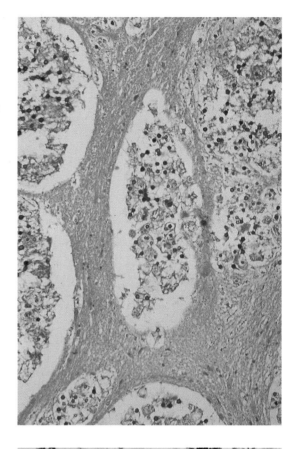

Fig. 180
Cryptococcosis (microscopic appearance) Silver impregnation showing large accumulations of fungi in an intraparenchymal cyst. Methenamine silver.

Cryptococcose (aspect microscopique) Coloration argentique montrant bien les amas de champignons dans un kyste intraparenchymateux. Grocott.

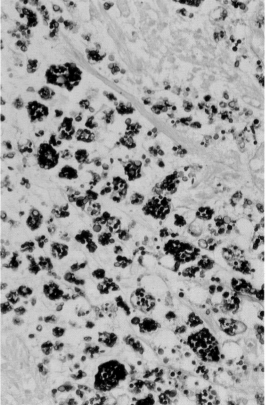

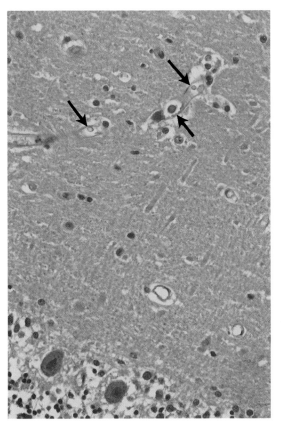

Fig. 181
Cryptococcosis (microscopic appearance) Widespread 'septicaemic' dissemination of fungi in the capillaries and perivascular spaces (arrows) of the molecular layer of the cerebellum, in a patient with fulminant generalized cryptococcosis. H and E.

Cryptococcose (aspect microscopique) Dissémination 'septicémique' de cryptocoques dans les capillaires et espaces péricapillaires (flèches) de la couche moléculaire du cervelet chez un patient ayant une cryptococcose fulminante généralisée. H et E.

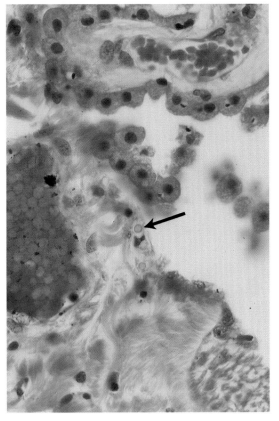

Fig. 182
Cryptococcal ventriculitis Presence of cryptococci in the choroid plexus (arrow). H and E.

Ventriculite à cryptocoque Présence de cryptocoques dans les plexus choroïdes (flèche). H et E.

Fig. 183
Cryptococcosis   Higher-power micrograph shows typical morphology of cryptococci. Alcian blue.

Cryptococcose   A fort grossissement on voit mieux l'aspect caractéristique des champignons. Bleu alcyan.

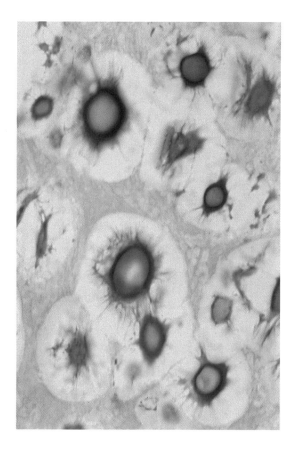

Fig. 184
Cryptococcosis (ultrastructural features)   Electron micrograph of cryptococcus showing the nucleus and cytoplasmic organelles surrounded by a membrane and peripheral capsule containing a filamentous inner ring and a homogeneous periphery.
(Courtesy of Dr M. Gutierrez Molina, Madrid)

Cryptococcose (aspect ultrastructural)   Le champignon comporte un noyau et des organites intracytoplasmiques centraux entourés par une membrane et une capsule périphérique, elle-même composée d'une zone centrale filamenteuse et d'une zone périphérique homogène.
(Cliché dû à l'amabilité du Dr M. Gutierrez Molina, Madrid)

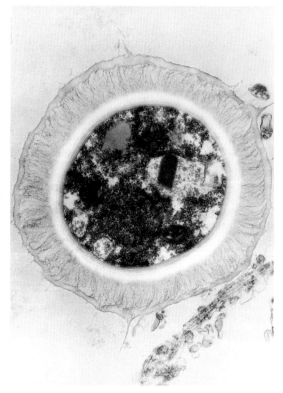

Aspergillosis

Cases of cerebral infection by *Aspergillus* in HIV-infected patient are exceedingly rare in contrast to their increasing incidence in other immunocompromised patients. *Aspergillus* produces single or multiple abscesses which are frequently haemorrhagic. The most striking histological feature is the intensity of vascular invasion with thrombosis and, often, necrosis.

Aspergillose

Les cas d'aspergillose cérébrale chez les sidéens sont extrêmement rares ce qui contraste avec leur incidence croissante dans d'autres catégories d'immunodéprimés. Elle détermine des abcès uniques ou multiples volontiers hémorragiques. L'aspect microscopique le plus caractéristique est le tropisme vasculaire du champignon qui envahit les parois vasculaires provoquant thrombose et souvent nécrose.

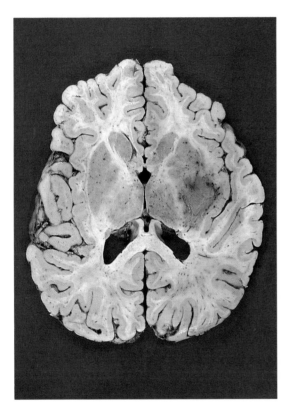

Fig. 185
Aspergillosis Horizontal section of the cerebral hemispheres through the deep grey nuclei. Single, poorly outlined abscess with petechiae in the right putamen.

Aspergillose Coupe horizontale des hémisphères cérébraux passant par les noyaux gris. Lésion nécrotique unique, abcédée, congestive, mal limitée siègeant dans le putamen droit.

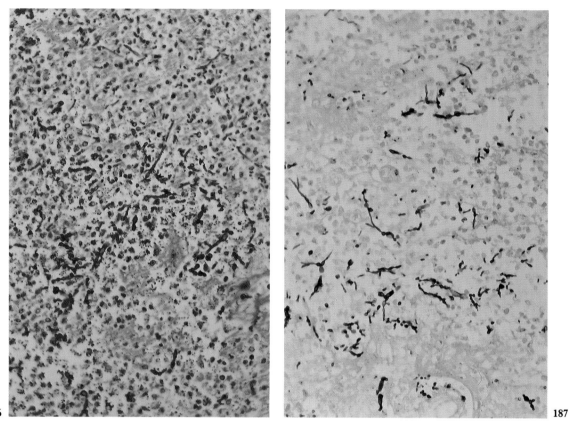

186

187

Figs 186–187

Aspergillosis (microscopic appearance)   The necrotic area at the centre of the abscess contains numerous hyphae of *Aspergillus*. They are PAS-positive (Fig. 186) and appear black when stained with the methenamine silver method (Fig. 187). Hyphae show septa and characteristic branches (Fig. 187).

Aspergillose (aspect microscopique)   La nécrose centrale de l'abcès contient de nombreux champignons, PAS-positifs (Fig. 186), colorés en noir par la méthode de Grocott (Fig. 187). Ces filaments sont septés et montrent sur la coloration argentique (Fig. 187) les branchements caractéristiques.

Fig. 188

Aspergillosis (microscopic appearance)   Within a necrotic area at the periphery of the abscess, an arteriole appears to be infiltrated by hyphae. Methenamine silver.

Aspergillose (aspect microscopique)   Périphérie de l'abcès. Notez l'envahissement de la paroi d'une artériole par les filaments mycéliens. Grocott.

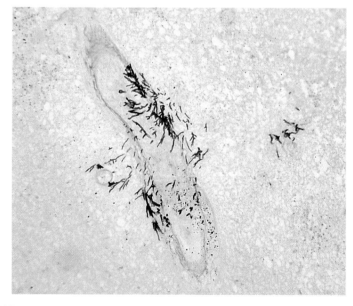

Nocardiosis

Nocardiose

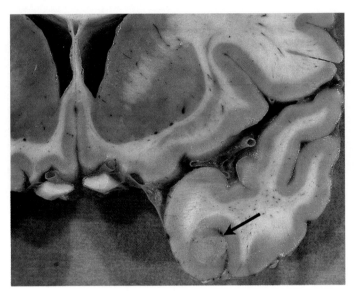

Fig. 189
Nocardiosis (macroscopic appearance) Coronal section of the cerebral hemispheres at the level of the head of the caudate nucleus shows a small cortical abscess in the right temporal lobe (arrow).
(Courtesy of Dr S. Lucas, project RETRO-CI)

Nocardiose (aspect macroscopique) Coupe vertico-frontale des hémisphères cérébraux passant par la tête du noyau caudé montrant un petit abcès cortical dans le lobe temporal droit (flèche).
(Cliché dû à l'amabilité du Dr S. Lucas, projet RETRO-CI)

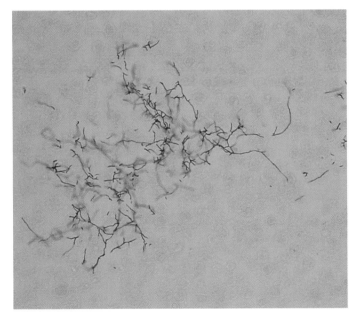

Fig. 190
Nocardiosis (microscopic appearance) Necrosis with numerous characteristic fungi with delicate branching hyphae. Methenamine silver.
(Courtesy of Dr S. Lucas, project RETRO-CI)

Nocardiose (aspect microscopique) Nécrose contenant de nombreux champignons faits de filaments mycéliens grêles branchés. Grocott.
(Cliché dû à l'amabilité du Dr S. Lucas, projet RETRO-CI)

Histoplasmosis

CNS involvement by *Histoplasma capsulatum* rarely occurs in HIV-infected patients and may present either as a meningitis or a granulomatous encephalitis.

Histoplasmose

Les infections du SNC par *Histoplasma capsulatum* sont exceptionnelles chez les sidéens. Elles peuvent déterminer des méningites ou des encéphalites granulomateuses.

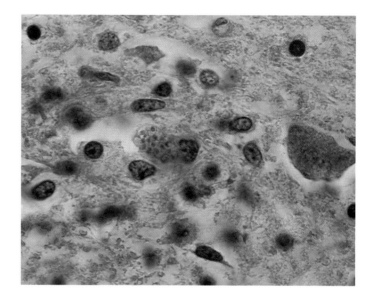

Fig. 191
Histoplasmosis   Microglial nodule in the pons. A macrophage contains small ovoid organisms. H and E.
(Courtesy of Dr L. Chimelli, Niteroï)

Histoplasmose   Nodule microglial dans la protubérance annulaire. Des champignons, ovoïdes et dont seule la partie centrale est colorée, sont visibles dans le cytoplasme d'un macrophage. H et E.
(Cliché dû à l'amabilité du Dr L. Chimelli, Niteroï)

Infections by parasites and algae

Parasitoses et alguoses

Cerebral toxoplasmosis

Toxoplasmosis of the CNS is one of the most frequent neurological complication of AIDS and represents the main cause of focal brain lesions in these patients.

The characteristic lesions are focal, usually multiple. They usually involve the cerebral hemispheres, particularly the basal ganglia, and the border between cortex and white matter. Cerebellar lesions also occur. Involvement of the brain stem and spinal cord have been described in rare instances, usually in the context of multiple cerebral lesions. Focal toxoplasma brain lesions have been divided into three morphological types according to the stage of infection and degree of tissue reaction (Navia *et al.*, *Ann. Neurol.* 1986, **19**, 224–38). However, more than one type may be present within the same brain depending on treatment, degree of immunosuppression, or possible recurrence. Necrotizing abscesses are found predominantly in patients with recent, acute infection who died untreated, or following brief treatment. Organizing abscesses are found in patients with more chronic infections and those who have usually been treated for two weeks or longer. Chronic abscesses, observed with increasing frequency, are found in patients who have been treated for a month or longer.

In addition to characteristic focal lesions, unusual diffuse changes have also been reported in AIDS patients. *Toxoplasma* cysts, disseminated in the CNS, without a parenchymal reaction are not uncommon in AIDS and may be the only manifestation of cerebral toxoplasmosis. Diffuse, non-necrotic, 'encephalitic' toxoplasmosis is characterized by a nodular encephalitis with dissemination of microglial nodules, some containing encysted bradyzoites or tachyzoites. It appears unique to AIDS and may be responsible for a treatable diffuse encephalopathy in these patients (Gray *et al.*, *J. Neurol.* 1989, **236**, 273–7). In one of our cases, it was associated with widespread microinfarcts due to parasitic emboli.

Toxoplasmose cérébrale

La toxoplasmose est l'une des plus fréquentes infections du SNC au cours du SIDA et représente la principale cause de lésion cérébrale focale sur ce terrain.

Les lésions caractéristiques sont, en effet, focales, souvent multifocales, et siègent principalement dans les hémisphères cérébraux, en particulier dans les noyaux gris centraux et à la jonction cortico-sous-corticale. Les atteintes cérébelleuses ne sont pas rares et des localisations au tronc cérébral et à la moelle épinière ont été décrites dans quelques cas, le plus souvent dans le cadre d'atteintes multiples. On peut distinguer trois types de lésions toxoplasmiques focales, selon le stade de l'infection et le degré de réaction parenchymateuse (Navia *et al.*, *Ann. Neurol.* 1986, **19**, 224–38). Cependant ces différents aspects peuvent être diversement associés selon les modalités de traitement, la sévérité de la dépression immunitaire, et les éventuelles récidives. Les lésions nécrosantes correspondant à l'encéphalite présuppurative, témoignent d'une infection aiguë récente et s'observent chez les patients non ou brièvement traités. Les abcès organisés témoignent d'une infection plus chronique chez des patients ayant été traités pendant au moins deux semaines. Les lésions cicatricielles sont de plus en plus fréquentes et s'observent après plus d'un mois de traitement.

Les lésions diffuses semblent particulières au SIDA. La dissémination de kystes toxoplasmiques dans un parenchyme cérébral normal par ailleurs, peut représenter la seule manifestation de l'infection. Les formes 'encéphalitiques' diffuses, non nécrotiques, de toxoplasmose caractérisées par une encéphalite nodulaire avec dissémination de nodules microgliaux, dont certains contiennent des parasites sous forme libre ou enkystée, n'ont été décrites que chez les sidéens et pourraient représenter une forme curable d'encéphalopathie diffuse sur ce terrain (Gray *et al.*, *J. Neurol.* 1989, **236**, 273–7). Dans un cas nous avons observé, en outre, de multiples microinfarctus dûs à des embolies parasitaires confirmant le tropisme vasculaire du toxoplasme.

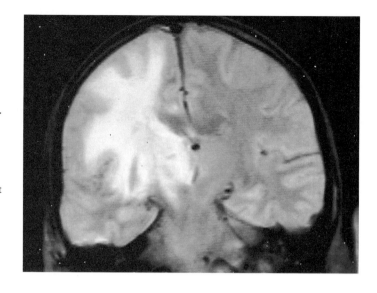

Fig. 192

Cerebral toxoplasmosis   Necrotizing lesion forming an abscess. MRI T2, 1° echo. Area of high signal, non-homogeneous in the centre, involving both the deep grey nuclei and the hemispheric white matter, and producing a mass effect. The latter is apparent by the upward shift of the adjacent ventricle and by the extension of the signal to cortical areas. These features are suggestive of cerebral abscess; when this picture is seen in HIV-positive patients, *Toxoplasma* must be considered the most likely cause.

Toxoplasmose cérébrale   Lésion nécrosante étendue réalisant une encéphalite pre-suppurative, aspect radiologique. IRM T2, 1° écho. Plage d'hypersignal, hétérogène en son centre, atteignant indifféremment les noyaux gris centraux et la substance blanche, réalisant un effet de masse qui soulève la corne ventriculaire adjacente, se prolongeant de façon centrifuge par une plage d'hypersignal qui rejoint le cortex par endroits. Cet aspect, très évocateur d'un abcès cérébral, chez un sujet séropositif pour le VIH, doit faire évoquer avant tout une toxoplasmose.

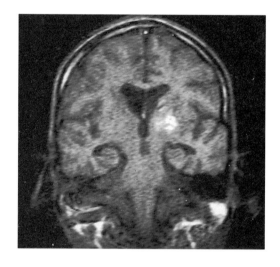

Fig. 193

Cerebral toxoplasmosis   Recent haemorrhagic lesion; MRI T1 without contrast. The high signal in T1 suggests a recent haemorrhage.

Toxoplasmose cérébrale   Lésion récente, hémorragique. IRM T1 sans injection de produit de contraste. L'hypersignal en T1 traduit la présence de sang récent: lésion hémorragique.

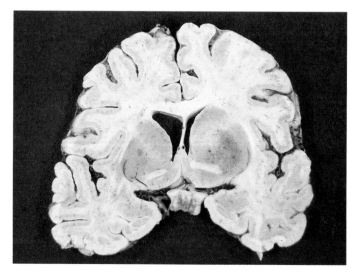

Fig. 194

Cerebral toxoplasmosis, necrotizing abscess (macroscopic appearance)
Coronal section of the cerebral hemispheres through the anterior commissure. Recent, poorly circumscribed area of softening and brown discoloration with petechiae and surrounding oedema. The lesion produced a mass effect with displacement of the lateral ventricle.

Toxoplasmose cérébrale lésion nécrosante (aspect macroscopique)   Coupe vertico-frontale des hémisphères cérébraux passant par la commissure blanche antérieure. Lésion nécrotique récente, mal limitée, comportant quelques pétéchies siègeant dans les noyaux gris du côté droit. Notez l'effet de masse refoulant le ventricule latéral.

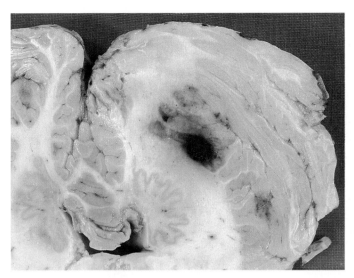

Fig. 195
Cerebral toxoplasmosis, necrotizing abscess (macroscopic appearance)
Horizontal section of the cerebellum at the level of the dentate nuclei.
Ill-defined areas of necrosis with recent haemorrhage in the left
cerebellar hemisphere.

Toxoplasmose cérébrale, lésion récente (aspect macroscopique) Coupe
horizontale du cervelet et du tronc cérébral passant par les noyaux
dentelés. Lésions nécrotiques mal limitées, hémorragiques siègeant dans
l'hémisphère cérébelleux gauche.

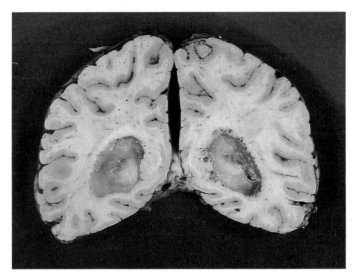

Fig. 196
Cerebral toxoplasmosis, recent lesion (macroscopic appearance) Coronal
section of the cerebral hemispheres through the occipital horns of the
lateral ventricles. Ventriculitis with fibrinous exudate filling both lateral
ventricles, and periventricular petechiae.

Toxoplasmose cérébrale, lésion récente (aspect macroscopique) Coupe
vertico-frontale des hémisphères cérébraux passant par les cornes
occipitales des ventricules latéraux. Ventriculite avec exsudat fibrineux
intraventriculaire et petéchies périventriculaires.

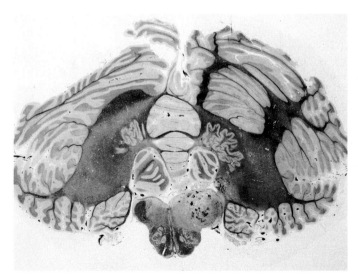

Fig. 197
Cerebral toxoplasmosis, early haemorrhagic lesion Horizontal section of
the brain stem/cerebellum at the level of the medulla. A necrotic and
haemorrhagic lesion involves the left retro-olivary part of the medulla.
This patient showed a pseudo-Wallenberg syndrome. Loyez stain for
myelin.

Toxoplasmose cérébrale, lésion récente hémorragique Coupe horizontale du
cervelet et du tronc cérébral passant par le bulbe olivaire. Lésion
nécrotique et hémorragique siègeant dans la fossette rétro-olivaire
gauche. Ce patient présentait des signes évoquant un syndrome de
Wallenberg. Laque hématoxylique de Loyez.

Fig. 198
Cerebral toxoplasmosis, recent necrotizing lesion (microscopic appearance) Photomicrograph showing an ill-defined perivascular area of coagulative necrosis with poor inflammatory response and numerous *Toxoplasma* cysts. H and E.
(Courtesy of Dr M. Gutierrez Molina, Madrid)

Toxoplasmose cérébrale, lésion nécrotique récente (aspect microscopique) Foyer mal limité, périvasculaire de nécrose de coagulation avec présence de nombreux kystes parasitaires. Notez l'absence presque complète de réaction inflammatoire. H et E.
(Cliché dû à l'amabilité du Dr M. Gutierrez Molina, Madrid)

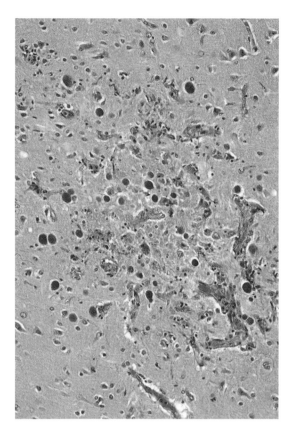

Fig. 199
Cerebral toxoplasmosis, recent necrotizing lesion (microscopic appearance) Small arteries within a necrotic lesion show occlusive endarteritis obliterans with concentric lamellar endothelial proliferation, thrombosis, and necrosis of the arterial wall. H and E.

Toxoplasmose cérébrale, lésion nécrotique récente (aspect microscopique) Les artérioles, dans un foyer nécrotique, sont le siège d'une artérite hypertrophique oblitérante avec prolifération endothéliale concentrique, thrombose intraluminale, et nécrose pariétale. H et E.

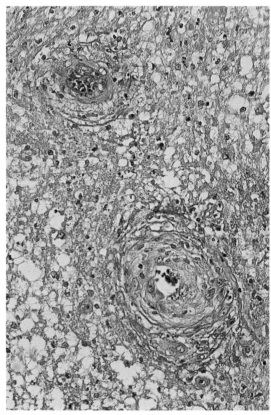

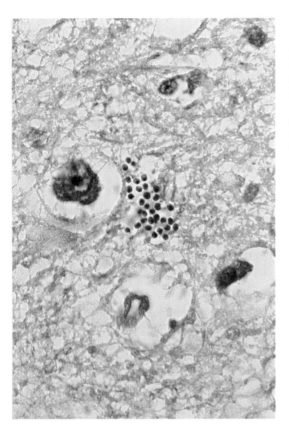

Fig. 200
Cerebral toxoplasmosis, recent necrotizing lesion (microscopic appearance)   Free tachyzoites at the periphery of a necrotic lesion. H and E.

Toxoplasmose cérébrale, lésion nécrotique récente (aspect microscopique)   Présence de formes libres de parasites dans le parenchyme cérébral autour d'une lésion nécrotique récente. H et E.

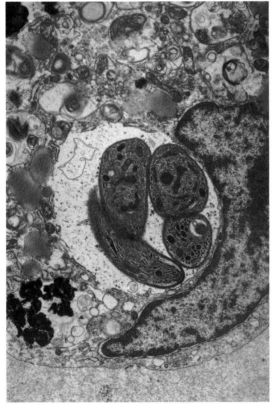

Fig. 201
Cerebral toxoplasmosis, recent necrotizing lesion (ultrastructural features)   Electron micrograph showing four endozoites of *Toxoplasma gondii* within a cyst in the cytoplasm of an astrocyte. They contain variable numbers of organelles, including rhoptries.

Toxoplasmose cérébrale, lésion nécrotique récente (aspect ultrastructural)   Présence de quatre parasites ébauchant un kyste intracellulaire.

Fig. 202
Cerebral toxoplasmosis, organizing abscess (radiological appearance)
Contrast-enhanced CT scan showing ring-enhancing lesion with
surrounding oedema in the left parietal lobe.

Toxoplasmose cérébrale, abcès organisé (aspect radiologique)   Scanner après
injection de produit de contraste montrant une lésion arrondie, prenant
le contraste à la périphérie, et entourée d'œdème, dans la région
pariétale gauche.

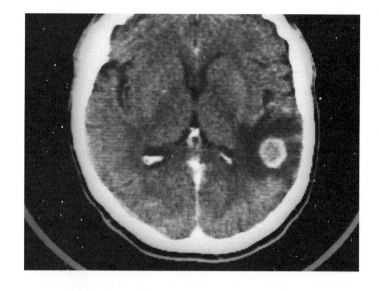

Fig. 203
Cerebral toxoplasmosis, organizing abscess (macroscopic appearance)
Coronal section of the cerebral hemispheres through the genu of the
corpus callosum. Two well demarcated abscesses with central necrosis
and hyperaemic border involve the genu of the corpus callosum and the
white matter of the right frontal lobe adjacent to the cortex.

Toxoplasmose cérébrale, abcès organisé (aspect macroscopique)   Coupe
vertico-frontale des hémisphères cérébraux passant par le bec du corps
calleux. Présence de deux foyers bien limités comportant une nécrose de
coagulation centrale entourée d'un liseré congestif dans le corps calleux
et la substance blanche frontale droite sous-corticale.

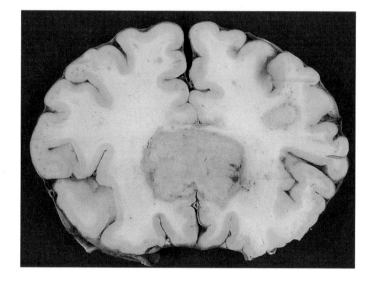

Fig. 204
Cerebral toxoplasmosis, organizing abscess (macroscopic appearance)   Well
demarcated small abscess at the cortex–white matter junction, with
central necrosis. The peripheral yellow capsule corresponds to aggregates
of lipid-laden macrophages.

Toxoplasmose cérébrale, abcès organisé (aspect macroscopique)   Petit abcès
bien limité à la jonction cortico-sous-corticale comportant, au centre, de
la nécrose de coagulation entourée d'une coque jaunâtre riche en
lipophages.

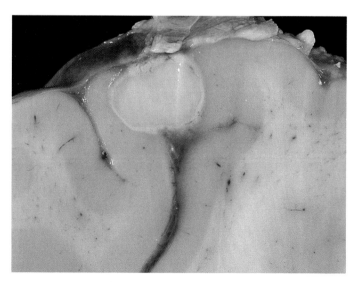

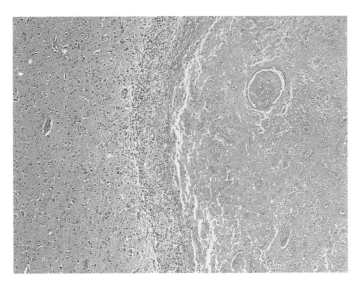

Fig. 205

Cerebral toxoplasmosis, organizing abscess (microscopic appearance) Well demarcated lesion with central eosinophilic, acellular, coagulative necrosis surrounded by a granulomatous reaction, including a rim of lipid- and occasionally haemosiderin-laden macrophages, vascular proliferation, variable numbers of inflammatory cells, astrocytosis, and microglial proliferation. H and E.

Toxoplasmose cérébrale, abcès organisé (aspect microscopique) Lésion bien limitée comportant une nécrose de coagulation centrale, éosinophile, acellulaire entourée d'une coque granulomateuse dans laquelle on peut observer de nombreux lipophages et parfois des sidérophages, une prolifération vasculaire, un infiltrat inflammatoire d'abondance variable, et une prolifération astrocytaire et microgliale. H et E.

Figs 206–208. Cerebral toxoplasmosis. Radiological pictures showing the evolution of the lesions during treatment.
Figs 206–208. Toxoplasmose cérébrale. Evolution radiologique des lésions sous traitement.

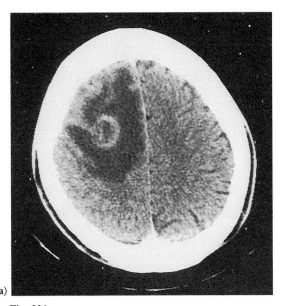

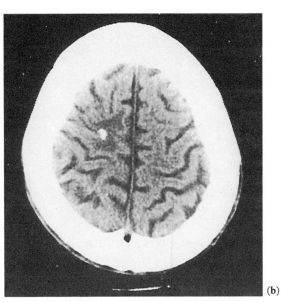

(a)　　　　　　　　　　　　　　　　　　　　　　　　　　　　　　　　(b)

Fig. 206

Cerebral toxoplasmosis, CT after contrast (a) The typical appearance of a *Toxoplasma* abscess includes a central area of low density surrounded by a ring of enhancement. A mass effect is apparent by the shift of the falx and the obliteration of the sulci. (b) Twenty two months following onset of anti-*Toxoplasma* treatment, an area of calcification replaces the abscess.

Toxoplasmose cérébrale, scanners après injection (a) Aspect caractéristique d'abcès toxoplasmique: prise de contraste annulaire au centre d'une zone d'hypodensité qui s'étend excentriquement. Effet de masse: refoulement de la faux, effacement des sillons corticaux en regard. (b) Examen du même malade 22 mois plus tard après traitement spécifique. Calcification hyperdense témoignant de la guérison.

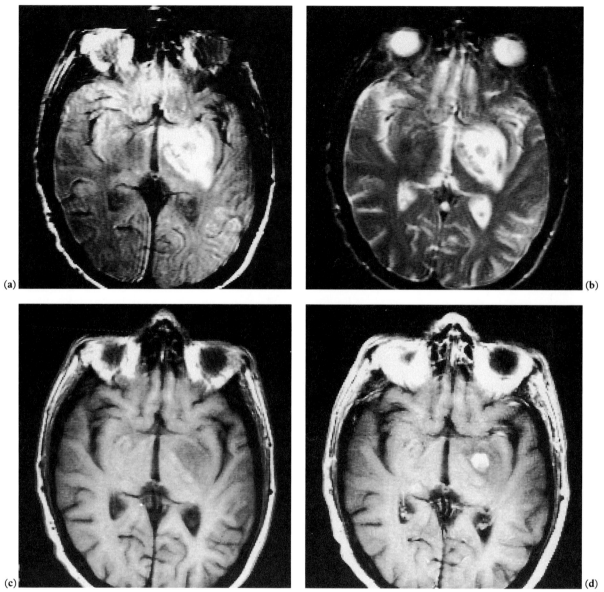

Fig. 207

Cerebral toxoplasmosis   MRI (a) T2, 1° echo; (b) T2, 2° echo; (c) T1, and (d) T1 after gadolinium injection. (a) and (b) show the abscess appearing as a heterogeneous area situated at the border between the deep grey nuclei and the white matter. The high signal in T1 suggests a well circumscribed lesion; however, the appearance after gadolinium indicates that the blood–brain barrier remains abnormal; treatment had to be continued.

Toxoplasmose cérébrale   IRM (a) T2, 1° écho; (b) T2, 2° écho; (c) T1; (d) T1 après injection de gadolinium. Sur les images T2, 1° et 2° écho, l'abcès toxoplasmique réalise une zone hétérogène en son centre, à cheval sur les noyaux gris centraux et la substance blanche. Il s'agit d'un patient en cours de traitement pour lequel il est nécessaire de préciser si la lésion est encore évolutive. L'aspect d'hypersignal isolé en T1 semble rassurant. Mais, après injection de gadolinium, la prise de contraste centrale affirme la rupture de la barrière hémato-encéphalique: le traitement d'attaque doit être poursuivi.

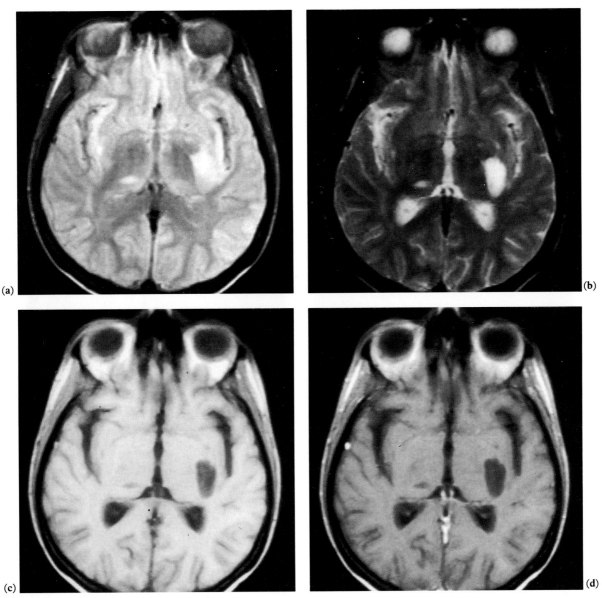

Fig. 208

Cerebral toxoplasmosis   MRI (a) T2, 1° echo; (b) T2, 2° echo; (c) T1, and (d) T1 after gadolinium injection. The round lesion in the left putamen, which remains unchanged in all four images, has a sharp and regular outline. Its signal is similar to that of the CSF and appears grey in (a), white in (b), and black in (c) and (d). The lesion corresponds to a cystic cavity, the sequela of an abscess.

Toxoplasmose cérébrale   IRM (a) T2, 1° écho; (b) T2, 2° écho; (c) T1; (d) T1 après injection de gadolinium. Image arrondie du putamen gauche, constante sur les quatre clichés de la même coupe. Cette image a un contour net et régulier. Son contenu présente exactement le même signal que le liquide céphalo-rachidien dans les ventricules: gris (a); blanc (b); noir (c et d). Il s'agit d'une cavité kystique séquellaire d'abcès toxoplasmique.

Fig. 209

Cerebral toxoplasmosis, chronic abscess (macroscopic appearance) A well demarcated orange-yellow cyst involves the right putamen. A smaller linear scar is also present in the left putamen. Such lesions are found with increasing frequency in patients who have been successfully treated for toxoplasmosis and die from other causes.

Toxoplasmose cérébrale, lésion cicatricielle (aspect macroscopique) Une lésion kystique, bien limitée, à parois ocres siège dans le putamen droit. Une cicatrice linéaire plus limitée intéresse aussi le putamen gauche. De telles lésions s'observent de plus en plus fréquemment chez les sidéens dont la toxoplasmose cérébrale a été traitée avec succès et qui sont morts d'une autre cause.

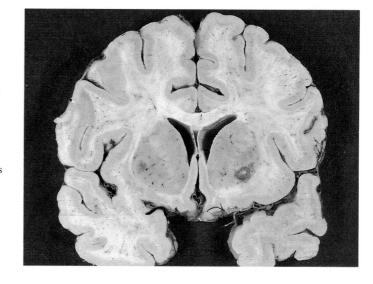

Fig. 210

Cerebral toxoplasmosis, chronic abscess (microscopic appearance) The periphery of the cystic lesion is characterized by the presence of lipid-laden macrophages and numerous reactive astrocytes. Note abundant mineral deposits which are positively stained both by Perls' method for iron and Von Kossa's method for calcium. H and E.

Toxoplasmose cérébrale, lésion cicatricielle (aspect microscopique) Paroi de lésion cicatricielle avec gliose astrocytaire réactive, présence de lipophages et de dépôts minéraux. Ceux-ci sont hétérogènes, colorés à la fois par la méthode de Perls caractéristique du fer et la méthode de Von Kossa qui colore le calcium. H et E.

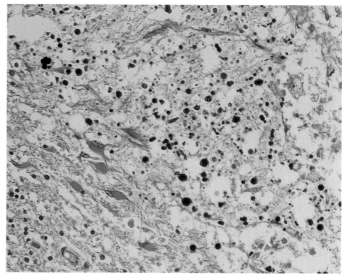

Fig. 211

Cerebral toxoplasmosis, chronic abscess (microscopic appearance) Higher magnification of the periphery of the cystic lesion showing lipid-laden macrophages and reactive astrocytosis. Note the presence of mineral deposits. H and E.

Toxoplasmose cérébrale, lésion cicatricielle (aspect microscopique) Paroi de lésion cicatricielle à plus fort grossissement montrant mieux la gliose astrocytaire réactive et la présence de lipophages. Notez la présence de dépôts minéralisés. H et E.

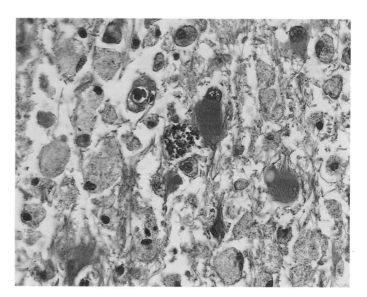

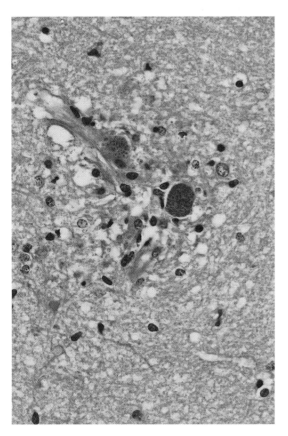

Fig. 212
Nodular encephalitic form of toxoplasmosis Perivascular microglial nodule with encysted bradyzoites and free tachyzoites. H and E.

Encéphalite nodulaire toxoplasmique Nodule microglial périvasculaire contenant des toxoplasmes sous forme libre et enkystée. H et E.

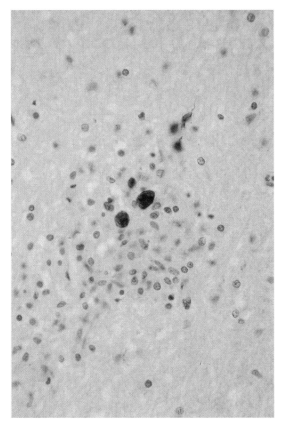

Fig. 213
Nodular encephalitic form of toxoplasmosis Immunostaining for *Toxoplasma* demonstrating encysted parasites (brown) within a microglial nodule. PAP.

Encéphalite nodulaire toxoplasmique Immunomarquage des toxoplasmes révélant la présence de kystes parasitaires (en brun) au sein d'un nodule microglial. PAP.

Fig. 214
Nodular encephalitic form of toxoplasmosis   Immunostaining for toxoplasma demonstrating free tachyzoites (red) within a microglial nodule. APAAP.

Encéphalite nodulaire toxoplasmique   Immunomarquage des toxoplasmes révélant la présence de formes libres de parasite (en rouge) au sein d'un nodule microglial. APAAP.

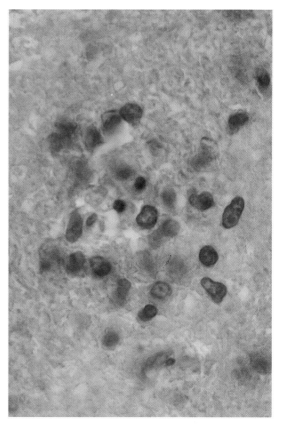

Fig. 215
Cerebral toxoplasmosis   A cyst of *Toxoplasma* is present in the subependymal tissue without any accompanying inflammatory reaction. Note the disruption of the ventricular lining and the presence of ependymal granulation. H and E.

Toxoplasmose cérébrale   Kyste parasitaire isolé, sans réaction inflammatoire dans le parenchyme périventriculaire au voisinage d'une ulcération du revêtement épendymaire avec granulation. H et E.

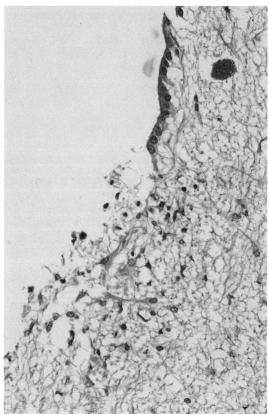

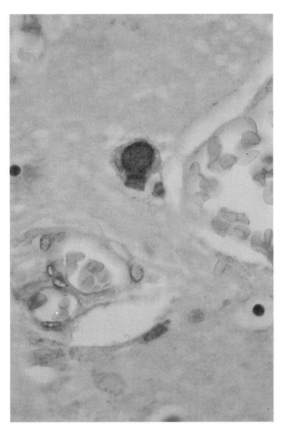

Fig. 216
Cerebral toxoplasmosis *Toxoplasma* cyst embolus in a small collateral vessel. Immunostaining for *Toxoplasma*. PAP.

Toxoplasmose cérébrale Immunomarquage des toxoplasmes montrant une embolie parasitaire par un kyste toxoplasmique, dans une artériole collatérale. PAP.

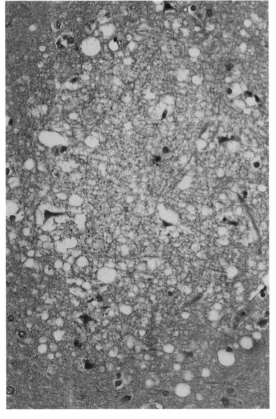

Fig. 217
Cerebral toxoplasmosis (same case as Fig. 216) Recent microinfarct due to a parasitic embolus. H and E.

Toxoplasmose cérébrale (même cas que Fig. 216) Microinfarctus récent secondaire à l'embolie parasitaire. H et E.

Fig. 218
Toxoplasmosis in the spinal cord Several *Toxoplasma* cysts are present without any inflammatory reaction or gliosis, in the anterior horn of the spinal cord. H and E.
(Courtesy of Pr. D. Hénin, Clichy)

Toxoplasmose médullaire Plusieurs kystes toxoplasmiques sont groupés dans la corne antérieure de la moelle épinière en l'absence de réaction parenchymateuse inflammatoire ou gliale. H et E.
(Cliché dû à l'amabilité du Pr. D. Hénin, Clichy)

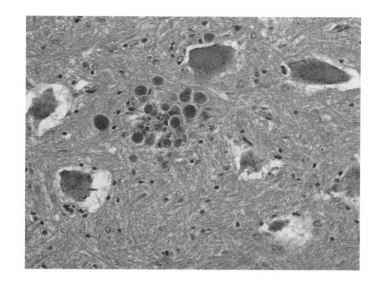

Fig. 219
Cerebral toxoplasmosis An intact cyst of *Toxoplasma* is present in the cerebral parenchyma in the absence of any inflammatory reaction or gliosis. This is a relatively frequent incidental finding in the brain of AIDS patients. H and E.

Toxoplasmose cérébrale Kyste toxoplasmique intact, isolé dans un parenchyme cérébral normal, sans réaction inflammatoire ou gliale. Cet aspect représente une découverte fortuite mais n'est par rare à l'examen des cerveaux de sidéens. H et E.

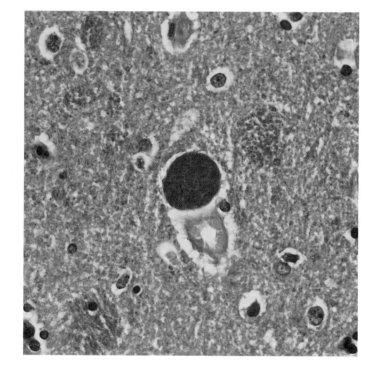

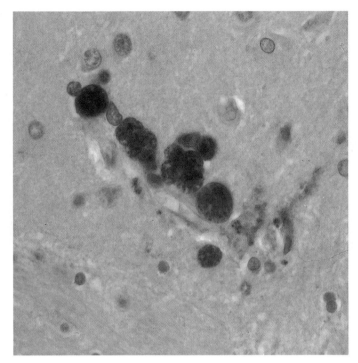

Fig. 220

Cerebral toxoplasmosis Immunostaining for *Toxoplasma* shows several encysted bradyzoites and free tachyzoites (red) surrounding a blood vessel, without an inflammatory reaction. APAAP.

Toxoplasmose cérébrale Immunomarquage des toxoplasmes montrant plusieurs kystes et des formes libres de parasite (en rouge) autour d'un petit vaisseau, en l'absence de réaction inflammatoire. APAAP.

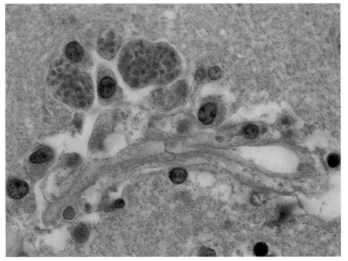

Fig. 221

Cerebral toxoplasmosis Several *Toxoplasma* cysts surround a blood vessel in the absence of any inflammatory reaction or gliosis. H and E.

Toxoplasmose cérébrale Présence de plusieurs kystes toxoplasmiques autour d'un petit vaisseau, en l'absence de réaction parenchymateuse inflammatoire ou gliale. H et E.

Amoebiasis

A small number of cases of CNS infection by *Acanthamoeba* sp. has been reported in patients with AIDS (Gonzalez *et al.*, *Arch. Pathol. Lab. Med.* 1986, **110**, 749–51; Wiley *et al.*, *J. Infect. Dis.* 1987, **155**, 1430–3; Gardner *et al.*, *Neurology* 1991, **41**, 1993–5). The infection produces acute necrotizing meningoencephalitis, and the parasite may be seen within the extensive areas of tissue necrosis.

Amibiase

Un petit nombre de cas d'amibiase du SNC a été rapporté chez des sidéens (Gonzalez *et al.*, *Arch. Pathol. Lab. Med.* 1986, **110**, 749–51; Wiley *et al.*, *J. Infect. Dis.* 1987, **155**, 1430–3; Gardner *et al.*, *Neurology* 1991, **41**, 1993–5). Cette infection détermine une méningoencéphalite aiguë nécrosante avec une destruction tissulaire étendue où le parasite peut être mis en évidence.

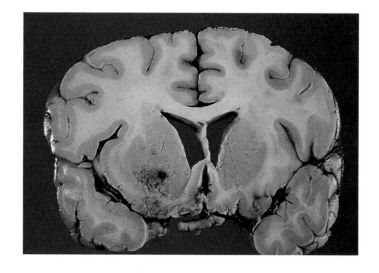

Fig. 222
Cerebral amoebiasis (macroscopic appearance) Coronal section of the cerebral hemispheres through the head of the caudate nuclei. Recent, partly haemorrhagic necrosis of the fronto-basal regions is more marked on the right side.
(Courtesy of Dr L. Chimelli, Niteroï)

Amibiase cérébrale (aspect macroscopique) Coupe vertico-frontale des hémisphères cérébraux passant par la tête des noyaux caudés. Lésions nécrotiques récentes, comportant des zones hémorragiques, dans les régions fronto-basales mais plus sévères du côté droit.
(Cliché dû à l'amabilité du Dr L. Chimelli, Niteroï)

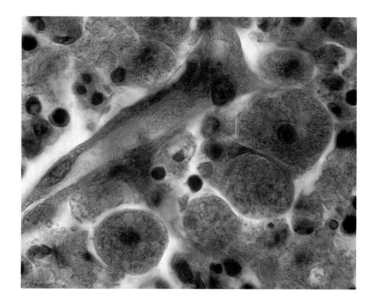

Fig. 223
Cerebral amoebiasis (microscopic appearance) Several parasites with a granular vacuolated cytoplasm and vesicular nuclei with a dense central nucleolus are present around a blood vessel within the necrosis.
H and E.
(Courtesy of Dr L. Chimelli, Niteroï)

Amibiase cérébrale (aspect microscopique) Dans le tissu nécrotique, plusieurs amibes ayant un noyau vésiculeux contenant un nucléole dense central et un cytoplasme granuleux vacuolisé, sont visibles autour d'un vaisseau. H et E.
(Cliché dû à l'amabilité du Dr L. Chimelli, Niteroï)

Trypanosomiasis

A case of acute Chagas' encephalitis in an AIDS patient has been reported recently (Rosemberg *et al.*, *Neurology* 1992, **42**, 640–2). The disease produces a nodular encephalitis, and parasites can be found either free within neuropil or within cells.

Trypanosomiase

Un cas d'encéphalite aiguë chagasique a été récemment rapporté chez un sidéen (Rosemberg *et al.*, *Neurology* 1992, **42**, 640–2). La maladie réalise une encéphalite nodulaire dans laquelle le parasite, libre dans le neuropile ou contenu dans des cellules, peut être mis en évidence.

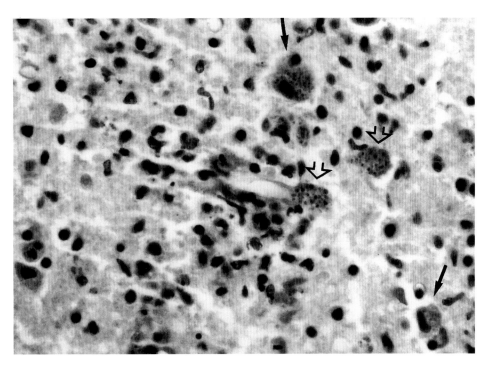

Fig. 224
Acute Chagas' encephalitis   Pseudocysts of amastigotes of *Trypanosoma cruzi* are present within tissue surrounding a blood vessel, either free (arrow heads) or within the cytoplasm of astrocytes (arrows). H and E.
(Courtesy of Pr. S. Rosemberg, São Paulo)

Encéphalite aiguë chagasique   Des pseudokystes d'amastigotes de *Trypanosoma cruzi* sont visibles autour d'un vaisseau et libres dans le cytoplasme (têtes de flèches). Deux astrocytes contiennent les amastigotes dans leur cytoplasme (flèches). H et E.
(Cliché dû à l'amabilité du Pr. S. Rosemberg, São Paulo)

OPPORTUNISTIC INFECTIONS

Protothecosis

A case of leptomeningitis in an AIDS patient caused by an achlorophyllous alga (*Prototheca wickerhamii*) was documented (Sharer *et al.*, 28th Annual Diagnosis Slide Session, Case 1, American Association of Neuropathologists, Seattle, June 1987). Although its occurrence in the skin is well recognized, this is the first reported instance of an alga causing meningitis in man.

Protothécose

Un cas de leptoméningite à *Prototheca wickerhamii*, chez un sidéen, a été présenté (Sharer *et al.*, 28th Annual Diagnosis Slide Session, Case 1, American Association of Neuropathologist, Seattle, June 1987). Bien que l'on connaisse la possibilité d'infection cutanée, c'est le seul exemple d'infection du SNC par une algue jamais rapporté chez l'homme.

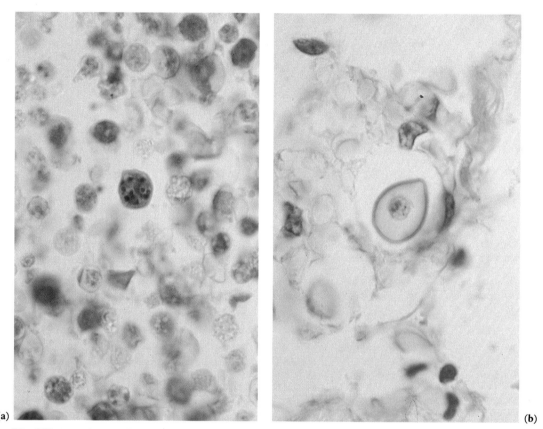

(a) (b)

Fig. 225
Prototheca wickerhamii *leptomeningitis* (a) Characteristic sporangia containing dense, symmetrically arranged endospores. May–Grünwald–Giemsa (MGG). (b) Thick-walled spore containing dense bodies. MGG.
(Courtesy of Dr L. Sharer, Newark)

Méningite à Prototheca wickerhamii (a) Aspect caractéristique de sporanges contenant des endospores denses disposés symétriquement. May–Grünwald–Giemsa (MGG). (b) Spore à paroi épaisse, contenant des corps denses. MGG.
(Cliché dû à l'amabilité du Dr L. Sharer, Newark)

4 Tumours of the central nervous system in AIDS
Les tumeurs du système nerveux central au cours du SIDA

Jacqueline Mikol, Frédéric Morinet, and Claude Vedrenne

The most frequent tumours occurring in AIDS patients are malignant non-Hodgkin's lymphomas. A few cases of Kaposi's sarcoma in the CNS have been reported. Other primary or secondary CNS neoplasms have been reported in HIV-infected patients, but their relationship to HIV is unknown.

Les tumeurs du SNC les plus fréquemment observées, et de loin, au cours du SIDA, sont les lymphomes malins non-Hodgkiniens. Des localisations au SNC de sarcome de Kaposi ont été décrites dans de rares cas. D'autres tumeurs du SNC, primitives ou secondaires, peuvent aussi survenir chez les patients infectés par le VIH; leur relations avec l'infection à VIH ne sont pas connues.

Malignant non-Hodgkin's lymphomas

Les lymphomes malins non-Hodgkiniens

Jacqueline Mikol and Frédéric Morinet

Since 1985, central nervous system (CNS) malignant lymphomas (ML) have been recognized by the Center for Disease Control (CDC) as one of the complications indicating the transformation from HIV seropositivity to full-blown AIDS. The frequency of primary and secondary lymphomas is increasing, but the percentage varies in different clinical, radiological, or pathological series.

Primary ML are observed in 45 per cent of cerebral biopsies and 7–8 per cent of necropsies in HIV-positive patients. These numbers are likely to increase quickly (Rosenblum *et al.*, *Ann. Neurol.* 1988, **23** (Suppl), S13–S16). They occur in young adults, more frequently in males, and may also affect children. Except for haemophiliacs, they are described in all other risk groups.

Clinical symptoms vary and may be absent. CT scan and magnetic resonance imaging (MRI) help to identify uni- or multifocal lesions, but the diagnosis may be difficult in the presence of multiple CNS pathology.

Malignant non-Hodgkin's lymphoma (MNHL) have a rather heterogeneous macroscopic appearance. Histologically, most are of B-cell lineage and of high grade malignancy. Primary CNS ML seem to be frequently associated with Epstein–Barr virus (EBV), as EBV lymphomas following renal transplantation (Mikol, *Encycl. Med. Chir.* (Paris) 1989, 17270 A10 3).

In AIDS adults and children, *secondary spread to the CNS from systemic lymphomas* is observed in 40 to 47 per cent of cases. This involves mainly the leptomeninges, extending along the Virchow–Robin spaces, the cranial and spinal nerve sheaths, and the CSF pathways.

Les lymphomes malins (LM) du système nerveux central (SNC) ont été reconnus, dès 1985, par le Center for Disease Control (CDC), comme une des complications témoignant du passage de la séropositivité au VIH au stade de SIDA confirmé. Leur incidence est croissante qu'il s'agisse de localisations primitives ou secondaires, mais elle est diversement appréciée dans les séries cliniques, radiologiques, ou pathologiques.

Des LM primitifs sont diagnostiqués dans 45 pour cent des biopsies cérébrales et 7 à 8 pour cent des autopsies de malades infectés par le VIH, chiffres qui devraient augmenter rapidement (Rosenblum *et al.*, *Ann. Neurol.* 1988, **23** (Suppl), S13–S16). Ils s'observent chez l'adulte jeune, en règle masculin et aussi chez l'enfant, quels que soient les facteurs de risque à l'exception de l'hémophilie.

Les signes cliniques sont variables et peuvent même manquer. Les examens neuroradiologiques et plus particulièrement l'imagerie en résonance magnétique (IRM) permettent de reconnaître le caractère unique ou multiple des lésions mais peuvent être d'interprétation difficile lors d'associations lésionnelles.

Macroscopiquement, les lymphomes malins non-Hodgkiniens (LMNH) sont assez polymorphes; histologiquement, la plupart sont de phénotype B et de grande malignité. Ils sont fréquemment associés au virus d'Epstein–Barr (EBV) et apparaissent ainsi très comparables aux lymphomes EBV observés après les transplantations d'organes (Mikol, *Encycl. Med. Chir.* (Paris) 1989, 17270 A10 3).

Des localisations secondaires au SNC de lymphomes systémiques sont notées dans 40 à 47 pour cent des cas, chez les patients atteints de SIDA, adultes ou enfants. Elles s'observent principalement dans les espaces leptoméningés s'étendant le long des espaces de Virchow–Robin, des nerfs craniens et rachidiens, et des voies d'écoulement du LCR.

Primary CNS malignant non-Hodgkin's lymphomas

Lymphomes malins non-Hodgkiniens primitifs du SNC

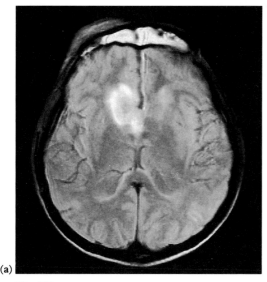
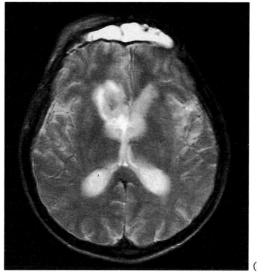

(a)　　　　　　　　　　　　　　　　　　　　　　　　　　　　　(b)

Fig. 226
Malignant non-Hodgkin's lymphoma (MNHL) MRI T2 (a) 1° echo; (b) 2° echo. A region of heterogeneous high signal protruding into the frontal horn of the right lateral ventricle. Note the very mild surrounding oedema. MNHL was diagnosed by stereotactic biopsy. The high signal in the frontal sinus is due to marked sinusitis.

Lymphome malin non-Hodgkinien (LMNH) IRM T2 (a) 1° écho; (b) 2° écho. Zone d'hypersignal hétérogène, faisant saillie dans la corne ventriculaire frontale droite, entourée d'une très faible réaction œdémateuse. La biopsie stéréotaxique a permis le diagnostic de LMNH. L'hypersignal des sinus frontaux est en rapport avec une importante sinusite.

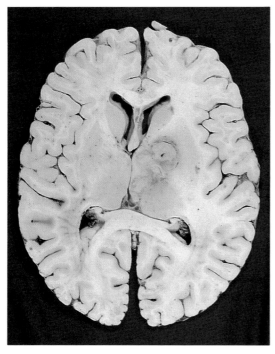

Fig. 227
MNHL (macroscopic appearance) Horizontal section of the brain showing a whitish polycyclic tumour of basal ganglia, internal capsule, and thalamus, surrounded by mild oedema. Note the moderate mass effect.

LMNH (aspect macroscopique) Coupe macroscopique en incidence orbito-méatale montrant une tumeur blanchâtre, polycyclique infiltrant les noyaux gris, la capsule interne, et le thalamus, entourée d'un œdème modéré. Notez l'existence d'un discret effet de masse.

Fig. 228

MNHL (macroscopic appearance) Coronal section of the cerebral hemispheres through the head of the caudate nuclei shows an infiltrating bilateral lesion with a haemorrhagic margin in the basal ganglia, protruding into the ventricles which are collapsed.

LMNH (aspect macroscopique) Coupe vertico-frontale des hémisphères cérébraux passant par le tête des noyaux caudés. Lésion bilatérale infiltrante bordée d'un liseré hémorragique dans les noyaux gris centraux, s'étendant à l'intérieur des ventricules qui sont collabés.

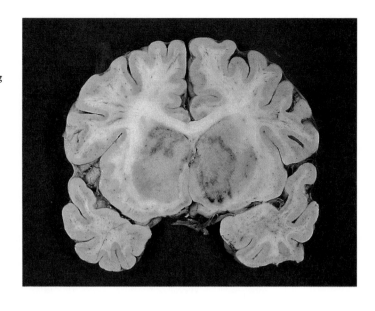

Fig. 229

MNHL (same case as Fig. 228) Coronal section of the left cerebral hemisphere through the mamillary body. Three different neoplastic foci involve the putamen, caudate nucleus, and frontal cortex. H and E.

LMNH (même cas que Fig. 228) Coupe vertico-frontale de l'hémisphère cérébral gauche passant par le tubercule mammillaire. Trois foyers tumoraux sont visibles dans le noyau caudé, le putamen, et le cortex frontal. H et E.

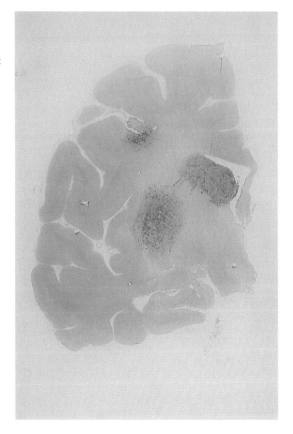

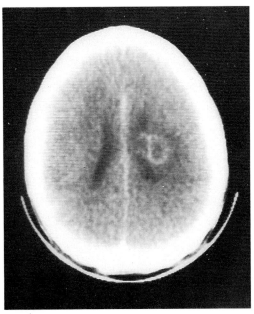

(a)

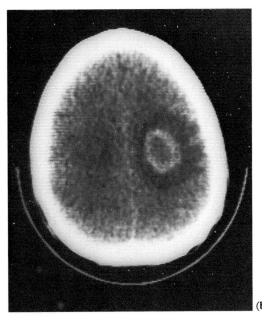

(b)

Fig. 230
MNHL misleading pseudo-toxoplasmic radiological appearance   CT scan after contrast enhancement; (a) 2/05/86; (b) 30/05/86. (a) The heterogeneous area with contrast-enhanced rim and surrounding hypodense area mimics a toxoplasma abscess (Fig. 202). (b) Four weeks later, in spite of appropriate anti-toxoplasma therapy, the lesion has not changed in appearance but has enlarged. LMNH was diagnosed by stereotactic biopsy.

LMNH aspect trompeur pseudo-toxoplasmique   Scanner après injection iodée (a) 2/05/86; (b) 30/05/86. (a) La zone hétérogène, comportant une prise de contraste annulaire, entourée d'un halo hypodense, en impose pour un abcès toxoplasmique (Fig. 202). (b) Quatre semaines plus tard, malgré un traitement antitoxoplasmique bien conduit, la lésion a grossi de façon régulière et homogène: la biopsie stéréotaxique confirme le diagnostique de LMNH.

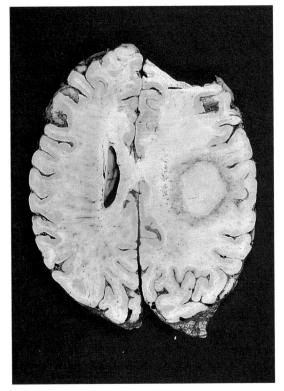

Fig. 231
MNHL (same case as Fig. 230, macroscopic appearance)
Horizontal section showing the homogeneous tumour surrounded by a dense purplish rim mimicking an abscess margin.

LMNH (même cas que Fig. 230, aspect macroscopique)
Coupe selon un plan orbito-méatal montrant l'aspect homogène de la tumeur entourée d'une condensation liliacée qui simule la paroi d'un abcès.

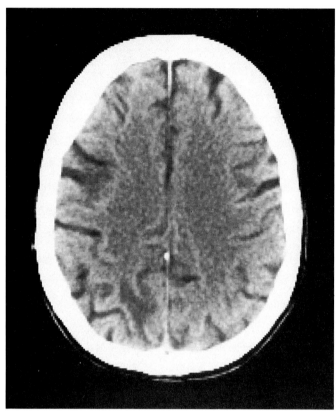

Fig. 232

MNHL misleading pseudo-PML radiological appearance CT scan after contrast enhancement. Hypodense area in the occipital white matter, at the cortico-subcortical junction without mass effect. This non-enhancing lesion may suggest an incipiens PML. LMNH has to be diagnosed by biopsy.

LMNH, aspect trompeur simulant une LEMP Scanner après injection. Présence d'une zone d'hypodensité à la jonction cortico-sous-corticale, dans la substance blanche occipitale sans effet de masse notable. Cette lésion qui ne prend pas le contraste, en impose pour une LEMP au début. La biopsie redresse le diagnostic de LMNH.

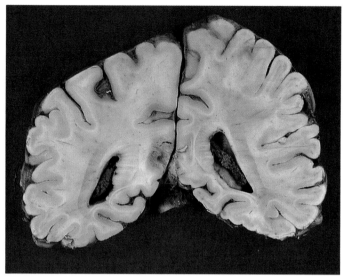

Fig. 233

MNHL (same case as Fig. 232, macroscopic appearance) Coronal section of the cerebral hemispheres through the occipital horn of the lateral ventricles shows greyish tumoral infiltration of the internal part of the left occipital lobe. Note the disappearance of the cortico-subcortical junction and collapse of the sulci.

LMNH (même cas que Fig. 232, aspect macroscopique) Coupe vertico-frontale des hémisphères cérébraux passant par la corne occipitale des ventricules latéraux montrant l'infiltration tumorale grisâtre de la région occipitale interne. Notez la disparition de la jonction cortico-sous-corticale et le comblement des sillons.

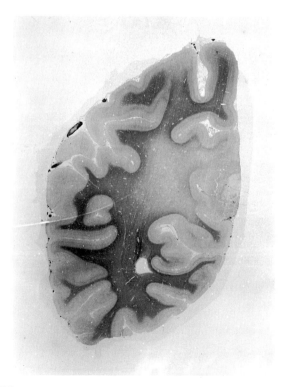

Fig. 234

MNHL (same case as Fig. 232) Coronal section of the left cerebral hemisphere through the occipital horn of the lateral ventricle shows infiltration of the internal occipital gyri by the tumour. Note the disappearance of the cortico-subcortical junction, infiltration of sulci, and surrounding myelin pallor. Loyez stain for myelin.

LMNH (même cas que Fig. 232) Coupe vertico-frontale de l'hémisphère cérébral gauche passant par la corne occipitale montrant l'infiltration des circonvolutions occipitales internes, la disparition de la jonction cortico-sous-corticale, l'infiltration des sillons, et la pâleur myélinique en périphérie de la tumeur. Laque hématoxylique de Loyez.

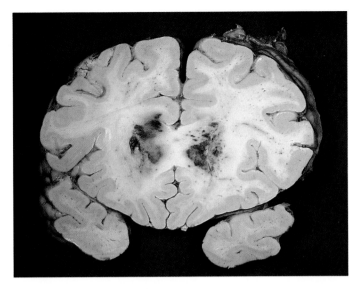

Fig. 235
MNHL Coronal section of the cerebral hemispheres through the genu of the corpus callosum shows a haemorrhagic lymphomatous infiltration surrounding the frontal horns of the lateral ventricle.

LMNH Coupe vertico-frontale des hémisphères cérébraux passant par le bec du corps calleux montrant le caractère hémorragique de lésions lymphomateuses autour des cornes frontales.

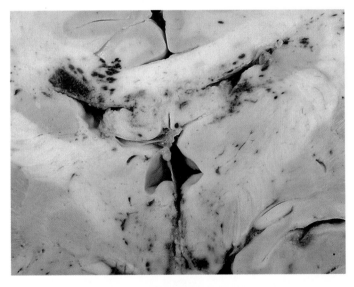

Fig. 236
MNHL (same case as Fig. 235) Coronal section of the cerebral hemispheres through the anterior part of the thalamus. Small multiple foci of a haemorrhagic lymphoma are disseminated around the lateral ventricles, particularly in the corpus callosum and the trigone.

LMNH (même cas que Fig. 235) Coupe vertico-frontale des hémisphères cérébraux passant le pole antérieur du thalamus. Multiples foyers hémorragiques lymphomateux infiltrant les parois des ventricules latéraux, prédominant dans le corps calleux et le trigone.

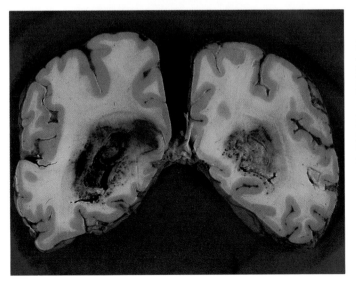

Fig. 237
MNHL Coronal section of the cerebral hemispheres at the level of the occipital horn of the lateral ventricles. Bilateral posterior periventricular localization of MNLH with occlusion of the ventricles and infiltration of the optic radiations.

LMNH Coupe vertico-frontale des hémisphères cérébraux passant par la corne occipitale des ventricules latéraux. Localisation périventriculaire postérieure bilatérale d'un LMNH avec oblitération des ventricules et envahissement de la substance blanche, notamment des radiations optiques.

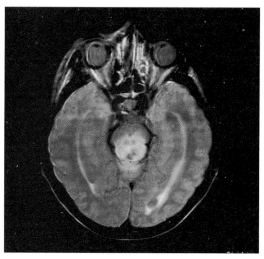

Fig. 238
MNHL of the brain stem (radiological appearance) MRI T2, axial section of the brain stem shows an area of high signal intensity involving both cerebral peduncles.

LMNH du tronc cérébral (aspect radiologique) IRM T2, coupe axiale du tronc cérébral montrant une zone de haut signal étendue, bilatérale, dans la calotte pédonuclaire.

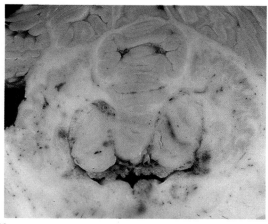

Fig. 239
MNHL of the brain stem and cerebellum (macroscopic appearance) Horizontal section of the brain stem and cerebellum at the level of the dentate nuclei showing a whitish and slightly haemorrhagic tumour infiltrating the walls of the 4th ventricle, predominantly in the pontine tegmentum.

LMNH du tronc cérébral et du cervelet (aspect macroscopique) Coupe horizontale du cervelet et du tronc cérébral passant par les noyaux dentelés. Infiltration tumorale blanchâtre, parfois hémorragique, des parois du IVème ventricule, prédominant dans la calotte protubérantielle.

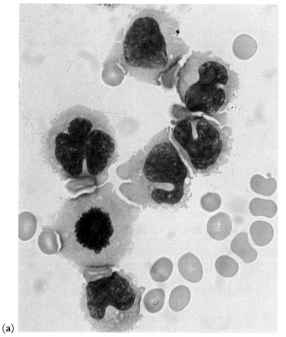
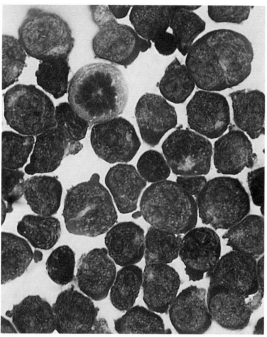

(a) (b)

Fig. 240
MNHL, CSF cytology (a) Lymphomatous cells with lobulated nuclei in a primary CNS centroblastic MNHL, polymorphous subtype. Note the presence of a mitosis. MGG. (b) Secondary spread of a Burkitt's lymphoma. Note the abundance of cells with large nuclei, large central nucleoli, and a small rim of basophilic cytoplasm. There is also a mitosis. MGG.
(Courtesy of Dr M.Th. Daniel, Paris)

LMNH, cytologie du LCR (a) Cellules à noyau multilobé dans un LMNH primitif du SNC, centroblastique, sous-type polymorphe. Notez la présence d'une mitose. MGG. b) Localisation secondaire d'un lymphome de Burkitt caractérisée par la présence de très nombreuses cellules tumorales à gros noyau contenant un ou plusieurs nucléoles centraux et une fine couronne de cytoplasme basophile. On note la présence d'une mitose. MGG.
(Cliché dû à l'amabilité du Dr M.Th. Daniel, Paris)

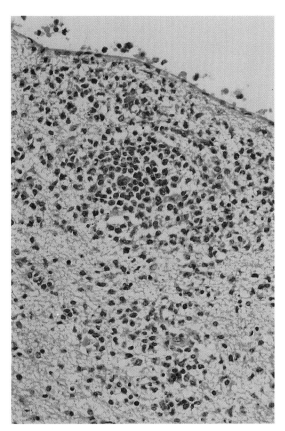

Fig. 241
MNHL (microscopic appearance) Tumour infiltration of the subependymal region with cells desquamating into the ventricular lumen. H and E.

LMNH (aspect microscopique) Infiltration tumorale sous-épendymaire avec desquamation de cellules lymphomateuses dans la cavité ventriculaire. H et E.

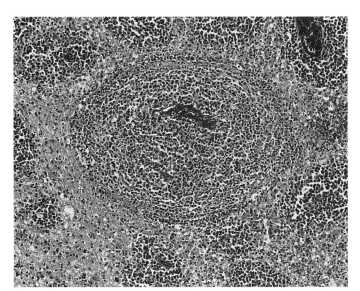

Fig. 242
MNHL (microscopic appearance) Perithelial distribution of the tumour cells characteristic of MNHL of the CNS. H and E.

LMNH (aspect microscopique) Disposition périvasculaire des cellules tumorales très particulière aux LMNH du SNC. H et E.

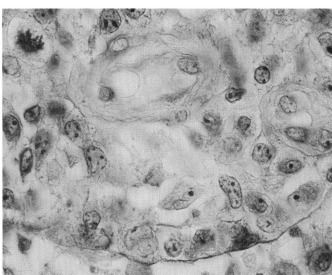

Fig. 243
MNHL (microscopic appearance) The perivascular infiltration is seen more clearly at this higher magnification. MGG.

LMNH (aspect microscopique) A plus fort grandissement on voit mieux les détails de l'infiltration périvasculaire. MGG.

Fig. 244
MNHL (microscopic appearance) Diffuse tumour infiltration. H and E.

LMNH (aspect microscopique) Infiltration tumorale diffuse. H et E.

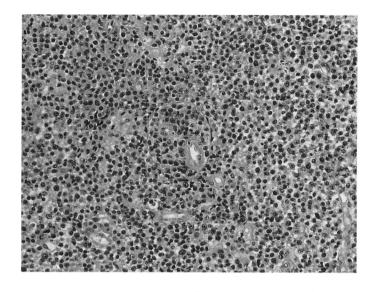

Fig. 245
MNHL (microscopic appearance) Perivascular reticulin sheathing of lymphomatous cells. Gordon–Sweets.

LMNH (aspect microscopique) Encorbellement des cellules tumorales par un fin réseau réticulinique périvasculaire. Gordon–Sweets.

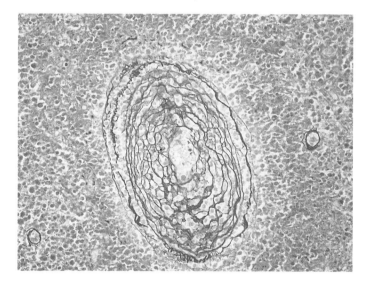

Fig. 246
MNHL (microscopic appearance) Lymphoid stroma and enlarged astrocytes associated with tumour cells. H and E.

LMNH (aspect microscopique) Stroma lymphoïde et astrocytes protoplasmiques mélés aux cellules tumorales. H et E.

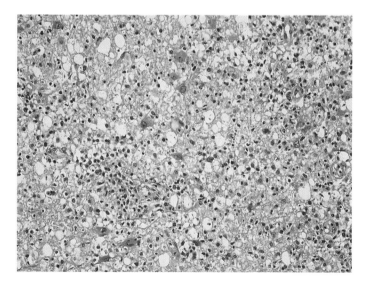

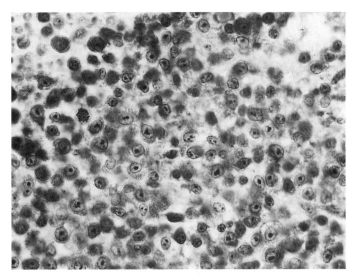

Fig. 247
Immunoblastic MNHL   Diffuse lymphomatous infiltration composed of immunoblastic cells. Note the uniform appearance of the cells which are arranged randomly, and the high percentage of immunoblasts. MGG.

LMNH immunoblastique   Infiltration tumorale diffuse constituée d'immunoblastes. Notez l'aspect assez uniforme des cellules disposées sans architecture particulière, et le pourcentage élevé d'immunoblastes. MGG.

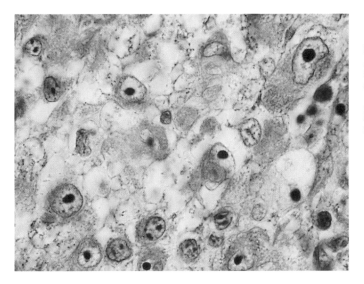

Fig. 248
Immunoblastic MNHL   Higher magnification of immunoblasts showing the characteristic basophilic cytoplasm and the large nucleus with a large central nucleolus. MGG.

LMNH immunoblastique   Plus fort grandissement montrant les immunoblastes caractérisés par un cytoplasme très basophile et un gros noyau avec un volumineux nucléole central. MGG.

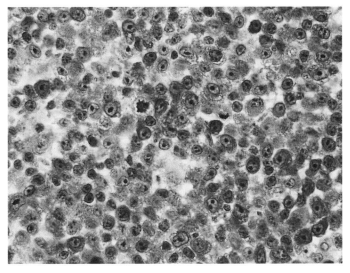

Fig. 249
Immunoblastic MNHL   Numerous mitoses in an immunoblastic MNHL. They indicate a poor prognosis. MGG.

LMNH immunoblastique   Nombreuses mitoses dans un LMNH immunoblastique; elles représentent un élément de mauvais pronostic. MGG.

Fig. 250
Centroblastic MNHL   (a) Note the presence of one or multiple large nucleoli next to the nuclear membrane, in the nuclei of tumour cells. MGG. (b) Polymorphic subtype. This type is characterized by many large cells with multilobed nuclei, mixed with smaller cells. MGG.

LMNH centroblastique   (a) Ce type de lymphome est caractérisé par la présence, dans les noyaux des cellules tumorales, de gros nucléoles uniques ou multiples, apposés contre la membrane nucléaire. MGG. (b) LMNH centroblastique de sous-type polymorphe. Cette variété est caractérisée par l'association de grandes cellules à noyau polylobé mélées à des cellules de plus petite taille. MGG.

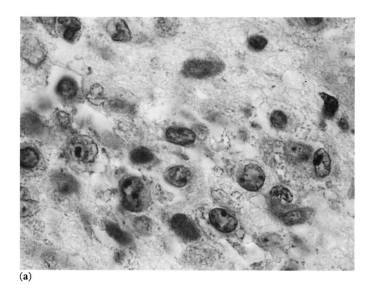

(a)

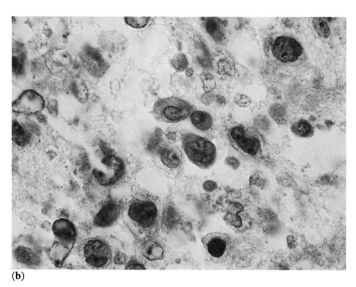

(b)

Fig. 251
Burkitt's lymphoma   Burkitt lymphoma in choroid plexus. Note the large size of the nuclei which contain several central nucleoli and a thin rim of cytoplasm. H and E.

Lymphome de Burkitt   Lymphome de Burkitt developpé dans les plexus choroïdes. Notez la grande taille des noyaux contenant plusieurs nucléoles centralisés et la faible abandance du cytoplasme. H et E.

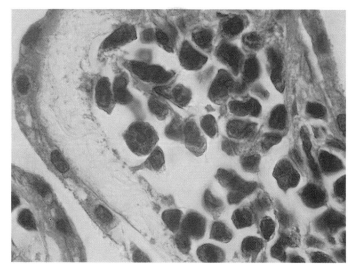

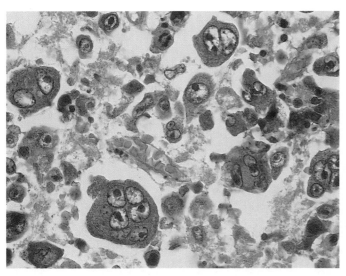

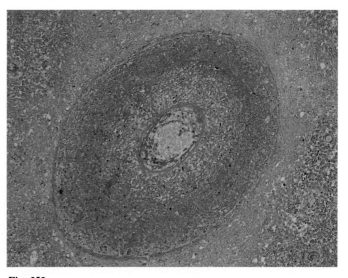

Fig. 252

Giant cell-MNHL Tumour with random structure, made up of multinucleated giant cells with large nucleoli. H and E.
(Courtesy of Dr C. Lacroix-Jousselin, Le Kremlin Bicêtre)

LMNH à cellules géantes Ce type de lymphome est constitué de cellules multinucléées, à gros nucléoles, dépourvues du tout agencement architectural H et E.
(Cliché dû à l'amabilité du Dr C. Lacroix-Jousselin, Le Kremlin Bicêtre)

Fig. 253

MNHL Necrosis in a presumed MNHL in which only the outline of the angiocentric proliferation can be seen. The necrosis may represent the natural evolution of the tumour, or be induced by prednisone therapy. In such cases, the biopsy histology cannot be conclusive. H and E.

LMNH Foyer de nécrose dans un probable LMNH où seul le 'fantôme' de la prolifération angiocentrique est reconnaissable. La nécrose peut être liée à l'évolution spontanée de la tumeur ou être induite par une corticothérapie. Dans de tels cas, aucune étude histologique concluante d'une biopsie ne peut être réalisée. H et E.

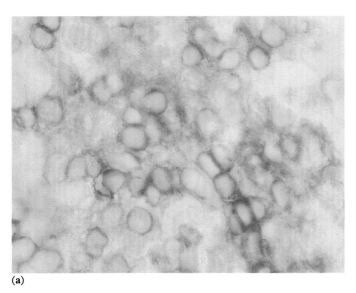

(a)

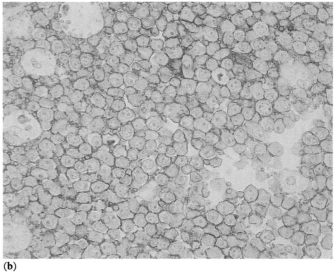

(b)

Fig. 254

MNHL Immunostaining with a Mab against the common leucocyte antigen (LCA/CD45) showing strong membrane positivity of lymphomatous cells. (a) Frozen section; (b) paraffin-embedded section. Avidin-biotin complex; horseradish peroxidase; diaminobenzidine (ABC–HRP–DAB).

LMNH Immunomarquage avec l'anticorps monoclonal contre l'antigène leucocytaire commun (LCA/CD45) montrant une positivité membranaire des cellules lymphomateuses. (a) Coupe à congélation; (b) coupe incluse en paraffine. Complexe avidine-biotine; peroxydase du raifort; diaminobenzidine (ABC–PER–DAB).

Fig. 255
MNHL Membrane immunostaining of lymphomatous cells with L26/CD20 Mab which stains B cells and B lymphomas. Formalin fixation; paraffin embedding (ABC–HRP–DAB).

LMNH Marquage membranaire avec l'anticorps monoclonal anti-L26/CD20, positif pour les cellules lymphoïdes B et les lymphomes B. Fixation formolée; inclusion en paraffine (ABC–PER–DAB).

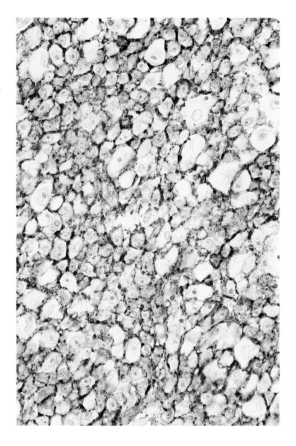

Fig. 256
MNHL Immunostaining of the cell membranes with the LN1/CDw75 Mab. There is also paranuclear cytoplasmic staining. This antibody stains B cells and B lymphomas. Bouin's fluid fixation; paraffin embedding (ABC–HRP–DAB).

LMNH Marquage membranaire avec l'anticorps monoclonal LN1/CDw75 des cellules tumorales; présence d'un grain positif paranucléaire cytoplasmique. Cet anticorps marque les cellules lymphoïdes B et les lymphomes B. Fixation au liquide de Bouin; inclusion en paraffine (ABC–PER–DAB).

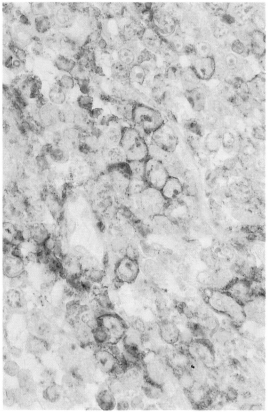

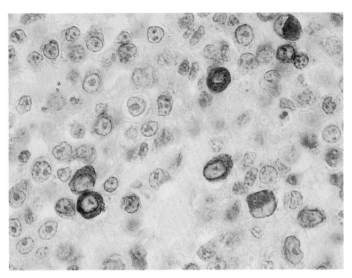

Fig. 257
MNHL Immunostaining of tumour cells with the LN2/CD74 Mab which stains B cells and B lymphomas. The staining is in the nuclear membrane and in the cytoplasm in which it is diffuse or globular paranuclear. Fixation in Bouin's fluid; paraffin embedding (ABC–HRP–DAB).

LMNH Marquage des cellules tumorales avec l'anticorps monoclonal LN2/CD74, positif pour les cellules B normales et tumorales. La positivité s'observe en regard de la membrane nucléaire et dans le cytoplasme sur un mode diffus ou globulaire paranucléaire. Fixation au liquide de Bouin; inclusion en paraffine (ABC–PER–DAB).

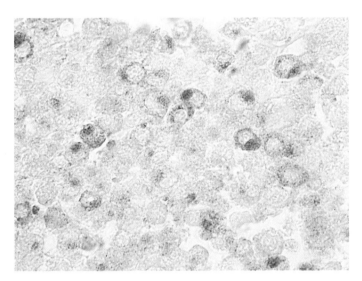

Fig. 258
MNHL Cytoplasmic staining of tumour cells with the MB2 Mab which stains B cells and B lymphomas. Fixation in Bouin's fluid; paraffin embedding (ABC–HRP–DAB).

LMNH Marquage cytoplasmique des cellules tumorales avec l'anticorps monoclonal MB2 qui marque les cellules lymphoïdes B et les lymphomes B. Fixation au liquide de Bouin; inclusion en paraffine (ABC–PER–DAB).

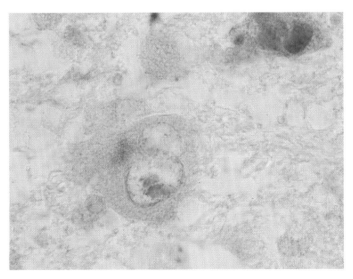

Fig. 259
MNHL (same case as Fig. 252) Ber H2/CD 30 positive MNHL. The staining is cytoplasmic, sometimes close to the nuclei. It is observed in anaplastic lymphomas. Formalin fixation; paraffin embedding (ABC–HRP–DAB).

LMNH (même cas que Fig. 252) LMNH Ber H2/CD 30 positif. Le marquage cytoplasmique, souvent proche des noyaux, s'observe dans les lymphomes anaplasiques. Fixation formolée; inclusion en paraffine (ABC–PER–DAB).

Fig. 260
MNHL   Macrophages are usually abundant in lymphomas and are intermingled with perivascular tumour cells. Immunostaining with the HAM 56 Mab (ABC–HRP–DAB).

LMNH   Les macrophages sont souvent nombreux au sein des LMNH. Ils viennent s'interpénétrer avec les infiltrats cellulaires tumoraux perivasculaires. Immunomarquage avec l'anticorps monoclonal HAM 56 (ABC–PER–DAB).

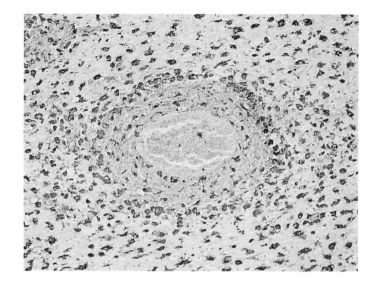

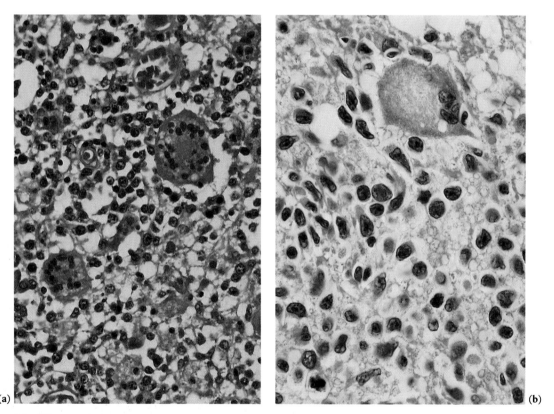

(a)
(b)

Fig. 261
MNHL   (a and b) Multinucleated giant cells characteristic of HIV infection may be found among lymphoma cells (see Chapter 6). H and E.

LMNH   (a et b) La présence de cellules géantes multinucléées, caractéristiques de l'infection VIH, mélées aux cellules lymphomateuses n'est pas exceptionnelle (voir Chapitre 6). H et E.

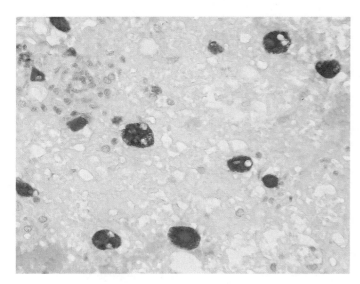

Fig. 262
MNHL Double immunostaining of MGCs admixed with lymphomatous cells, with the antimacrophage KP1/CD 68 Mab (revealed in red by the APAAP method) and the anti-gp41 protein of HIV Mab (revealed in brown by the PAP method) demonstrating that MGCs are of monocyte/macrophage lineage and are infected with HIV.

LMNH Double marquage des cellules géantes multinucléees mélées aux cellules lymphomateuses, avec l'anticorps monoclonal anti-macrophage KP1/CD68 (révélé en rouge par la méthode APAAP) et l'anticorps monoclonal dirigé contre la protéine gp 41 du VIH (révélé en brun par la PAP) montrant que ces cellules expriment les deux antigènes et sont donc d'origine macrophagique et infectées par le VIH.

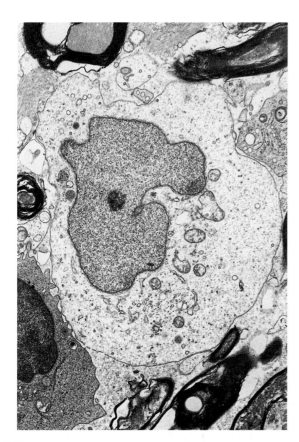

Fig. 263
MNHL Electron micrograph showing a lymphomatous cell characterized by a large nucleus with a large nucleolus. The abundant cytoplasm contains few organelles.

LMNH Examen ultrastructural d'une cellule lymphomateuse caractérisée par un cytoplasme abondant pauvre en organites, un gros noyau, et un gros nucléole.

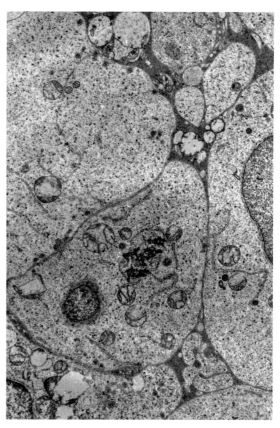

Fig. 264
MNHL Electron micrograph showing tubuloreticular inclusions in the endoplasmic reticulum of a lymphomatous cell (Fig. 147).

LMNH Examen en microscopie électronique montrant la présence d'inclusions tubuloréticulaires dans le réticulum endoplasmique d'une cellule lymphomateuse (Fig. 147).

Fig. 265
MNHL   Patchy immunostaining of tumour cells with a
Mab developed against the latent membrane proteins
(LMP1) of Epstein–Barr virus (EBV). Frozen section
(APAAP).

LMNH   Marquage en plages des cellules tumorales avec
un anticorps monoclonal dévéloppé contre les proteines
latentes de membrane (LMP1) du virus EBV. Coupe à
congélation (APAAP).

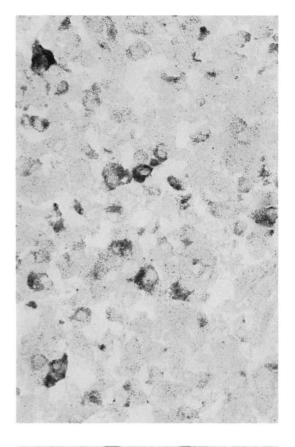

Fig. 266
MNHL   Nuclear immunostaining of tumour cells with a
Mab antibody raised against EBV EBNA 2 antigen
(antibody kindly supplied by Dr M. Raphaël, Paris).
Frozen section (ABC–HRP–DAB).

LMNH   Marquage nucléaire des cellules tumorales avec
un anticorps developpé contre l'antigène EBNA2 du virus
EBV (anticorps aimablement fourni par le Dr M. Raphaël,
Paris). Coupe à congélation (ABC–PER–DAB).

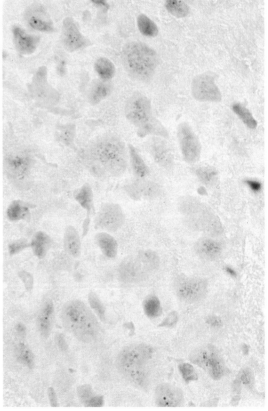

Secondary spread to the CNS of systemic MNHL

Extension secondaire au SNC de LMNH périphériques

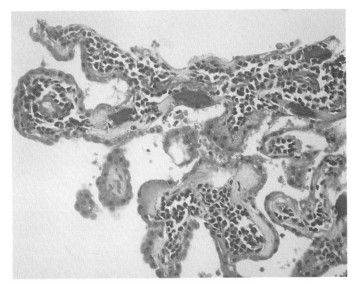

Fig. 267
Secondary spread to the CNS of systemic MNHL   Lymphomatous infiltration of choroid plexus by a systemic Burkitt's lymphoma. H and E.

Extension secondaire au SNC de LMNH périphériques   Infiltration lymphomateuse des plexus choroïdes par un lymphome de Burkitt généralisé. H et E.

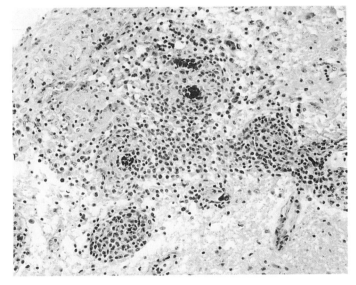

Fig. 268
Secondary spread to the CNS of systemic MNHL   Lymphomatous infiltration of the area postrema. Masson's Trichrome.

Extension secondaire au SNC de LMNH périphériques   Infiltration lymphomateuse de l'area postrema. Trichrome de Masson.

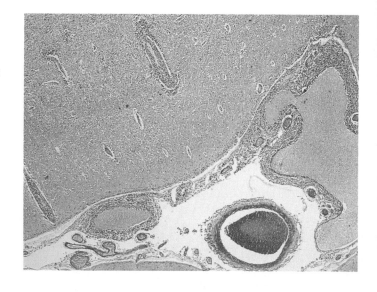

Fig. 269
Secondary spread to the CNS of systemic MNHL   Leptomeningeal lymphomatous infiltration. Note the extension along the Virchow–Robin spaces. H and E.

Extension secondaire au SNC de LMNH périphériques   Infiltration meningée lymphomateuse s'étendant au cortex sous-jacent le long des espaces de Virchow–Robin. H et E.

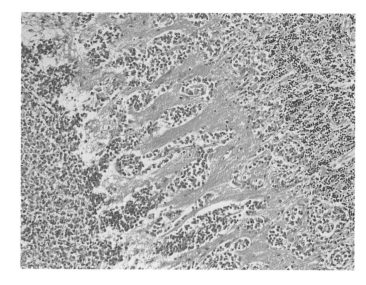

Fig. 270
Secondary spread to the CNS of systemic MNHL   Spread of the tumour from the meninges into the cerebellar lamellae. H and E.

Extension secondaire au SNC de LMNH périphériques   Diffusion à partir des leptoméninges des cellules lymphomateuses dans les lamelles cerébelleuses. H et E.

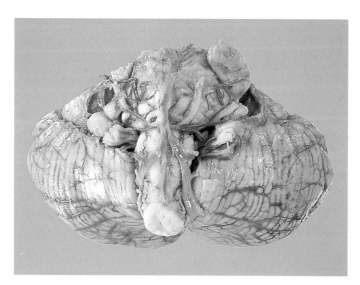

Fig. 271
Secondary spread to the CNS of systemic MNHL   Lymphomatous infiltration of the left Vth cranial nerve producing macroscopic enlargement of the nerve in an AIDS patient with a high grade MNHL in the small bowel and widespread dissemination in the subarachnoid space.
(Courtesy of Dr J. Bell, Edinburgh)

Extension secondaire au SNC de LMNH périphériques   Infiltration lymphomateuse du nerf trijumeau gauche qui apparait macroscopiquement augmenté de volume chez un sidéen ayant un LMNH intestinal de haute malignité avec dissémination secondaire massive aux espaces sous-arachnoïdiens.
(Cliché dû à l'amabilité du Dr J. Bell, Edinbourg)

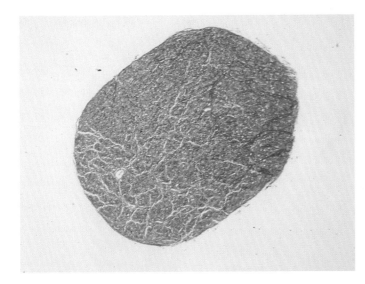

Fig. 272
Secondary spread to the CNS of systemic MNHL   Transverse section of the IIIrd cranial nerve shows the extension of tumour cells between the nerve fibres. H and E.

Extension secondaire au SNC de LMNH périphériques   Section transversale du nerf moteur oculaire commun montrant la propagation des cellules tumorales entre les fibres nerveuses. H et E.

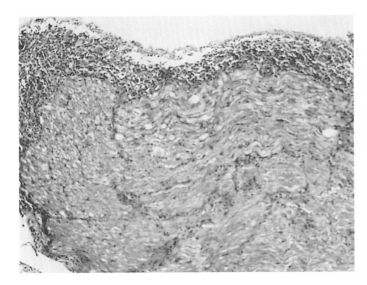

Fig. 273
Secondary spread to the CNS of systemic MNHL   Massive infiltration of a cervical spinal root by tumour cells, predominantly beneath the perineurial sheath and extending between the nerve fibres. H and E.

Extension secondaire au SNC de LMNH périphériques   Infiltration massive d'une racine médullaire cervicale par la prolifération tumorale. Notez l'extension prédominant sous le perinèvre et la propagation de l'infiltration tumorale entre les fibres nerveuses. H et E.

Liebow lymphomatoid granulomatosis (LG)

While the lung is the organ primarily affected, many cases of LG also involve the CNS, usually as part of a multisystemic propagation of the disease. LG is usually regarded as special variant of T-cell lymphoma, but it has also been described as a special entity which may evolve into a MNHL (Anders *et al.*, *Hum. Pathol.* 1989, **20**, 326–34). In AIDS, LG of the CNS has only been reported in a few cases.

Granulomatose lymphomatoïde de Liebow (GL)

Bien qu'elle intéresse au premier chef le poumon, la GL peut aussi affecter le SNC, habituellement dans le cadre d'une diffusion multisystémique de la maladie. La GL est en règle considérée comme un lymphome T, mais pour certains, il représenterait une entité particulière pouvant évoluer vers un LMNH (Anders *et al.*, *Hum. Pathol.* 1989, **20**, 326–34). Au cours du SIDA, une GL touchant le SNC a été rapportée dans quelques cas.

Fig. 274
Liebow lymphomatoid granulomatosis (macroscopic appearance)   Coronal
section of the cerebral hemispheres at the level of the temporal amygdala
shows a softened, poorly circumscribed necrotic focus in the region of
the right lenticular nucleus and anterior arm of internal capsule.
(Courtesy of Dr H. V. Vinters, Los Angeles)

Granulomatose lymphomatoïde de Liebow (aspect macroscopique)   Coupe
vertico-frontale des hémisphères cérébraux passant par le noyau
amygdalien. Un foyer nécrotique, ramolli, mal limité est visible dans la
région du noyau lenticulaire droit et la partie voisine du bras antérieur
de la capsule interne.
(Cliché dû à l'amabilité du Dr H. V. Vinters, Los Angeles)

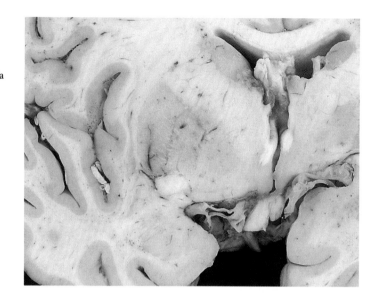

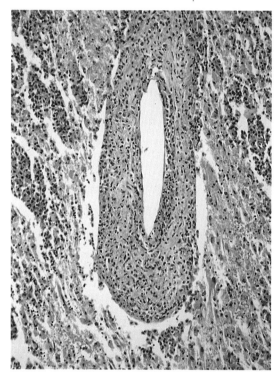

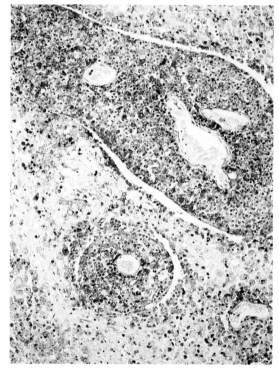

Fig. 275
Liebow lymphomatoid granulomatosis (microscopic appearance)
Photomicrograph showing infiltration of the vessel wall by pleomorphic,
moderately atypical lymphohistiocytic cells, with thickening of the vessel
wall. H and E.
(Courtesy of Dr H. V. Vinters, Los Angeles)

Granulomatose lymphomatoïde de Liebow (aspect microscopique)   Lésion
vasculaire évocatrice au sein d'un foyer de nécrose: infiltration de la
paroi vasculaire par des cellules lymphohistiocytaires polymorphes
parfois anormales et épaississement de la paroi vasculaire. H et E.
(Cliché dû à l'amabilité du Dr H. Vinters, Los Angeles)

Fig. 276
Liebow lymphomatoid granulomatosis (microscopic appearance)
Immunostaining with the UCHL-1 (CD45RO) Mab characteristic of T
lymphocytes shows that many cells, including some cells in the
parenchyma and the majority of cells in the distended blood vessel, are
T lymphocytes.
(Courtesy of Dr H. V. Vinters, Los Angeles)

Granulomatose lymphomatoïde de Liebow (aspect microscopique)
Immunomarquage avec l'anticorps monoclonal UCHL-1 (CD45RO)
caractéristique des lymphocytes T, montrant que de nombreuses cellules
composant l'infiltrat granulomateux sont des lymphocytes T. Ces cellules
sont présentes dans le parenchyme cérébral et représentent la majorité
des cellules infiltrant la paroi vasculaire.
(Cliché dû à l'amabilité du Dr H. V. Vinters, Los Angeles)

Kaposi's sarcomas

Sarcomes de Kaposi

Claude Vedrenne

Cerebral or leptomeningeal deposits of Kaposi's sarcoma are rare when compared with the high incidence of this tumour outside the CNS. They usually occur in multisystemic disseminated disease with tumours in the lungs and/or heart (Labrousse *et al.* (1987). In *Brain oncology* (ed. M. Chatel, F. Darcel, and J. Pecker), pp. 271–3. Martinius Nijhoff, Dordrecht).

Clinical and radiological features are non-specific, present as an intracranial mass lesion which can only be diagnosed by histology. In some cases, histological diagnosis requires immunocytochemistry. Lesions are usually partially anaplastic but they always show vascular proliferation. They may be associated with mild haemosiderin deposits and limited inflammatory reaction.

Les localisations cérébro-méningées de sarcome de Kaposi sont rares au cours du SIDA ce qui contraste avec la fréquence des autres localisations viscérales. Elles s'observent en règle dans le cadre d'une atteinte multiviscérale avec des localisations pulmonaire et/ou cardiaque (Labrousse *et al.* (1987). Dans *Brain oncology* (ed. M. Chatel, F. Darcel, et J. Pecker), pp. 271–3, Martinius Nijhoff, Dordrecht).

Cliniquement et radiologiquement, elles se présentent comme un processus expansif intracrânien dont le diagnostic ne peut être qu'histologique. Celui-ci peut parfois être difficile nécessitant le recours à des marquages immunocytochimiques. La prolifération tumorale est souvent partiellement anaplasique mais a toujours une composante vasculaire. Elle peut comporter des dépôts d'hémosidérine d'abondance moyenne et une réaction inflammatoire discrète.

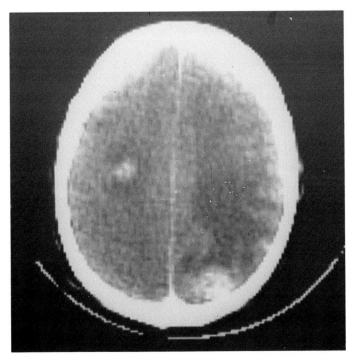

Fig. 277
Kaposi's sarcoma CT scan of an AIDS patient with cutaneous Kaposi's sarcoma and multisystemic localizations in the stomach, liver, heart, and lungs. Two hyperdense areas surrounded by a hypodense halo may be seen in the right occipital pole and in the left fronto-parietal region.

Sarcome de Kaposi Scanner d'un sidéen porteur d'un sarcome de Kaposi cutané avec de multiples localisations viscérales, gastriques, hépatiques, cardiaques, et pulmonaires. On peut voir deux lésions hyperdenses entourées d'un halo clair en regard du pôle occipital droit et dans la région pariéto-rolandique gauche.

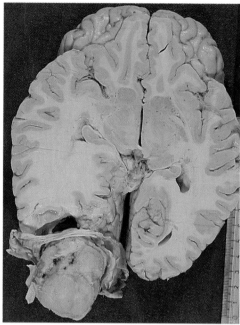

Fig. 278

Kaposi's sarcoma (same case as Fig. 277, macroscopic appearance)
Leptomeningeal deposit in the right occipital pole. Note the oedema of
the cerebral parenchyma adjacent to the tumour, and mass effect on the
lateral ventricle.

Sarcome de Kaposi (même cas que Fig. 277, aspect macroscopique)
Localisation tumorale méningée en regard du pôle occipital droit. Notez
l'existence d'œdème cérébral en regard de la tumeur et le refoulement
du ventricule latéral.

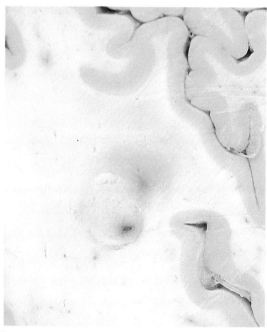

Fig. 279

Kaposi's sarcoma (same case as Fig. 277, macroscopic appearance)
Intraparenchymatous, well circumscribed, partly haemorrhagic deposit
in the subcortical white matter of the left fronto-parietal region.

Sarcome de Kaposi (même cas que Fig. 277, aspect macroscopique)
Localisation intraparenchymateuse, bien limitée, un peu hémorragique,
pariéto-rolandique gauche, dans la substance blanche sous-corticale.

Fig. 280

Kaposi's sarcoma (microscopic appearance) Microphotographs show
typical proliferation of fusiform cells with numerous vascular lumina and
intense reticulin network. (a) H and E; (b) Gordon–Sweets.

Sarcome de Kaposi (aspect microscopique) Prolifération de cellules
fusiformes comportant de nombreuses fentes vasculaires et un riche
réseau réticulinique. (a) H et E; (b) Gordon–Sweets.

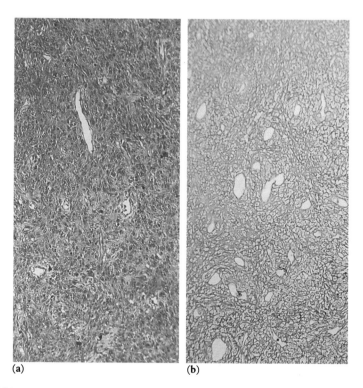

(a)   (b)

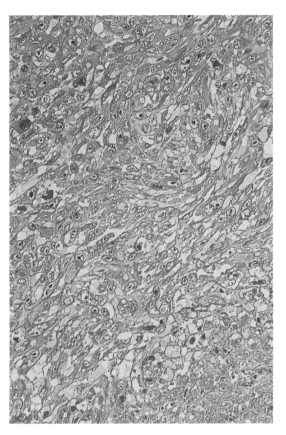

Fig. 281
Kaposi's sarcoma (microscopic appearance) At higher magnification, cellular anaplasia, nuclear abnormalities, and vascular lumina are more clearly seen. Semi-thin section, thionin.

Sarcome de Kaposi (aspect microscopique) A plus fort grandissement on apprécie mieux les caractères de la prolifération cellulaire de type anaplasique, comportant des anomalies nucléaires et des fentes vasculaires. Coupe semi-fine colorée à la thionine.

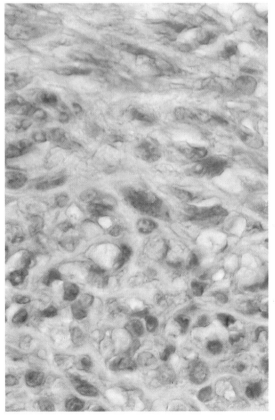

Fig. 282
Kaposi's sarcoma (microscopic appearance) Immunostaining for factor VIII stains the cytoplasm of a fusiform tumour cell. APAAP.

Sarcome de Kaposi (aspect microscopique) Immunomarquage du facteur VIII positif dans le cytoplasme d'une cellule fusiforme tumorale. APAAP.

Other types of tumours

Autre tumeurs

Jacqueline Mikol

Other CNS neoplasms, either primary or secondary, have occasionally been reported in HIV-infected patients. While the immune system has an overall 'surveillance' role in carcinogenesis, and may be particularly important in certain neoplasms, too few malignancies other than Kaposi's sarcoma or lymphoma have been reported in AIDS to determine whether or not their occurrence is coincidental.

D'autres tumeurs du SNC, primitives ou secondaires, ont été décrites dans quelques cas d'infection VIH. On sait que le système immunitaire joue un rôle de surveillance dans la carcinogénèse, rôle qui peut ête particulièrement important dans certains cancers. Cependant, les cas de proliférations malignes autres que les lymphomes et sarcomes de Kaposi chez les patients infectés par le VIH, sont trop peu nombreux pour que l'on puisse déterminer s'il s'agit ou non d'une coincidence.

Fig. 283
Cerebral metastasis of lung carcinoma   (a) Coronal section of the cerebral hemispheres at the level of the pineal gland shows multiple bilateral metastases from a bronchogenic carcinoma in a HIV-2 infected patient. (b) Photomicrograph of the biopsy of a frontal metastasis from a well differentiated lung adenocarcinoma in a HIV-1 infected patient. H and E.

Métastases cérébrales d'origine bronchique   (a) Coupe vertico-frontale des hémisphères cérébraux passant par l'épiphyse montrant la présence de multiples métastases bilatérales d'un épithélioma bronchique chez un malade infecté par le VIH-2. (b) Aspect microscopique de la biopsie d'une métastase frontale d'un adénocarcinome bronchique bien differencié chez un malade infecté par le VIH-1. H et E.

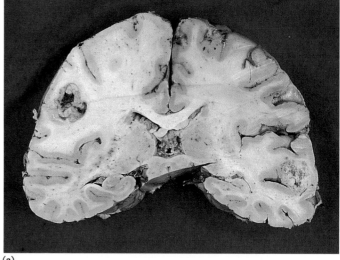

(a)

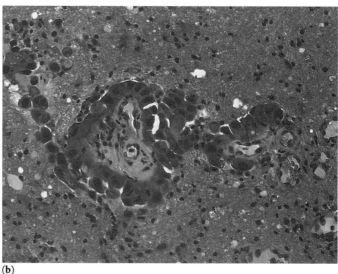

(b)

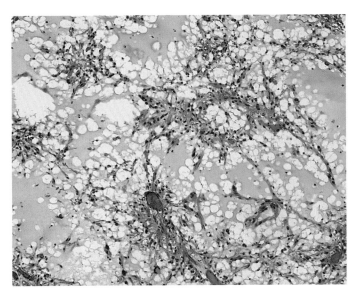

Fig. 284
Frontal cystic fibrillary astrocytoma   Biopsy specimen from a HIV-infected patient. H and E.

Astrocytome fibrillaire kystique frontal   Prélévement biopsique chez un malade infecté par le VIH. H et E.

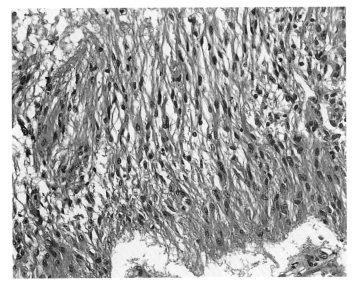

Fig. 285
Thalamic astrocytoma   Stereotactic biopsy specimen from a HIV infected patient. H and E.

Astrocytome thalamique   Prélévement biopsique stéréotaxique chez un malade infecté par le VIH. H et E.

5 Non-infectious non-neoplastic changes Autres lésions non infectieuses et non tumorales

Françoise Gray and Harry V. Vinters

Apart from lesions related to HIV infection of the CNS and opportunistic infections and lymphoma secondary to the cell-mediated immunodeficiency syndrome characteristic of the disease, a variety of changes may be found in the CNS of AIDS patients. Their pathogenetic mechanisms are not well understood but most of them are secondary to general or visceral complications of HIV infection, or to diseases associated to specific risk factors.

One can identify:

1. Vascular changes. These include hypercoagulable states (nonbacterial thrombotic endocarditis, disseminated intravascular coagulation, and venous thromboses) probably related to the poor general condition of the patients, and haemorrhages frequently related to spontaneous or drug-induced thrombocytopenia, or to haemophilia (see Chapter 9).

2. Metabolic disorders.

   (a) *Wernicke's encephalopathy* probably results from vitamin deficiency in patients in poor terminal condition. In some cases, it has been temporally associated with zidovudine treatment (Davtyan *et al.*, *Lancet* 1987, **1**, 919–20; see Figs 372–373).

   (b) *Mineral deposits* may be particularly severe in some cases with disturbances in phosphate and/or calcium metabolism due to HIV nephropathy (Fénelon *et al.*, *J. Neurol. Neurosurg. Psychiat.* in press).

   (c) *Hepatic encephalopathy* is relatively common in AIDS patients with terminal hepatic failure.

   (d) *Central pontine myelinolysis* has been identified in a small number of AIDS patients, usually in the absence of definite clinical history of rapid correction of severe hyponatremia. It may be related to profound metabolic disturbances which AIDS patients frequently suffer in their preterminal state.

3. Focal pontine leucoencephalopathy. This has been described in several AIDS cases. Though its aetiology is unclear, preterminal metabolic derangement or immunosuppression have been postulated as important pathogenetic factors (Vinters *et al.*, *Arch. Pathol. Lab. Med.* 1987, **111**, 192–6).

4. Olivary hypertrophy secondary to lesions of the dentato-rubro-olivary pathway. This is not uncommon in AIDS patients with focal lesions in the dentate nuclei.

Outre les lésions liées à une infection directe du SNC par le VIH et les infections opportunistes et lymphomes en rapport avec l'immunodéficience propre à la maladie, diverses altérations ont été décrites dans le SNC des sidéens. Leur mécanisme étiopathogénique n'est pas toujours connu mais beaucoup sont secondaires à d'autres complications générales ou viscérales du SIDA ou sont en rapport avec des affections inhérentes aux facteurs de risque.

On peut distinguer:

1. Les lésions vasculaires. Des altérations ischémiques et/ou hémorragiques peuvent compliquer les états d'hypercoagulation (endocardite thrombosante non bactérienne, coagulation intravasculaire disséminée, et thromboses veineuses) en rapport avec le mauvais état général des patients. Des hémorragies peuvent aussi être liées aux thrombopénies très fréquentes, spontanées ou induites par les traitements, ou à l'hémophile (voir Chapitre 9).

2. Les troubles métaboliques.

   (a) *L'encéphalopathie de Wernicke* est très vraissemblablement liée à des carences vitaminiques chez des patients au stade terminal, à l'état général catastrophique. Dans quelques cas il existait une relation chronologique avec l'institution d'un traitement par l'AZT (Davtyan *et al., Lancet* 1987, **1**, 919–20; voir Figs 372–373).

   (b) *Les dépôts minéraux* peuvent être particulièrement abondants chez les patients présentant des troubles du métabolisme phospho-calcique en rapport avec une néphropathie du VIH (Fénelon *et al., J. Neurol. Neurosurg. Psychiat.,* sous presse).

   (c) *L'encéphalopathie hépatique* est relativement fréquente chez les sidéens présentant une insuffisance hépatique terminale.

   (d) *Une myélinolyse centrale du pont* a été observée chez quelques sidéens. La plupart de ces patients n'avaient pas fait l'objet d'une correction trop rapide d'une hyponatrémie sévère. Il est vraisemblable que cette lésion est la conséquence des désordres métaboliques sévères fréquemment observés au stade préterminal du SIDA.

3. La leucoencéphalopathie multifocale pontique a été observée dans plusieurs cas de SIDA. Son étiologie n'est pas claire; des désordres métaboliques préterminaux et l'immunosuppression représentent probablement d'importants facteurs étiopathogéniques (Vinters *et al., Arch. Pathol.* 1987, **111**, 192–6).

4. L'hypertrophie olivaire secondaire à une atteinte de la voie dento-rubro-olivaire n'est pas exceptionnelle chez ces patients dont les lésions focales affectent volontiers les noyaux dentelés.

Vascular changes

Lésions vasculaires

Cerebrovascular disease is not uncommon in AIDS (Berger *et al., AIDS* 1990, **4**, 239–44). Apart from vascular changes related to HIV infection (Figs 70–72) or to opportunistic infections such as CMV (Fig. 107), VZV (Fig. 155), tuberculosis (Fig. 164), or toxoplasmosis (Figs 199, 216, 217), and haemorrhages complicating haemophilia (Chapter 9), hypercoagulable states including nonbacterial thrombotic endocarditis (NBTE), disseminated intravascular coagulation (DIC), and venous thromboses have been observed in the late stages of the disease, probably related to the poor general condition of the patients.

NBTE or 'marantic' endocarditis is characterized by the presence of verrucous fibrin/platelet vegetations on any valve but most commonly the mitral and aortic valves. These vegetations tend to disseminate distally causing embolic cerebral infarcts which are often multiple and usually associated with visceral infarcts.

DIC is a complex disturbance of blood coagulation causing thrombosis and haemorrhages, which complicates various pathological conditions including malignancies and infections. It has been reported in AIDS (Anders *et al., Am. J. Pathol.* 1986, **124**, 537–58). It usually causes multiple small infarcts or haemorrhages, large vessel occlusion, and meningeal haemorrhages. In some AIDS cases it has an atypical presentation causing cerebral haemorrhages or spinal infarcts (Fénelon *et al., J. Neurol.* 1991, **238**, 51–4).

Les troubles vasculaires cérébraux sont relativement fréquents chez les sidéens (Berger *et al. AIDS* 1990, **4**, 239–44). Outre les altérations vasculaires liées à l'infection à VIH (Figs 70–72) ou aux infections opportunistes comme les infections à CMV (Fig. 107), à VZV (Fig. 155), la tuberculose (Fig. 164), ou la toxoplasmose (Figs 199, 216, 217), et les hémorragies des hémophiles (Chapitre 9), des états d'hypercoagulation, endocardite thrombosante non-bactérienne, coagulation intravasculaire disséminée (CIVD), et thromboses veineuses, ont été observés au stade terminal du SIDA et sont probablement en rapport avec le mauvais état général des patients.

NON-INFECTIOUS NON-NEOPLASTIC CHANGES

L'endocardite thrombosante non-bactérienne ou 'endocardite marastique' se caractérise par la présence sur les valves cardiaques, le plus souvent les valves aortique et mitrale, de végétations verruqueuses fibrino-plaquettaires. Ces végétations, très fragiles, ont tendance à emboliser dans la grande circulation provoquant des infarctus cérébraux généralement multiples et des infarctus viscéraux.

La CIVD est un trouble de la coagulation complexe, à l'origine de thromboses et d'hémorragies, compliquant de nombreuses affections néoplasiques ou infectieuses. Elle peut survenir au cours du SIDA (Anders *et al.*, *Am. J. Pathol.* 1986, **124**, 537–58). Elle détermine habituellement des infarctus et hémorragies limités, des hémorragies méningées, ou une thrombose des gros vaisseaux. Dans quelques cas de SIDA, on a observé des complications plus atypiques, hémorragies cérébrales massives ou infarctus médullaires (Fénelon *et al.*, *J. Neurol.* 1991, **238**, 51–4).

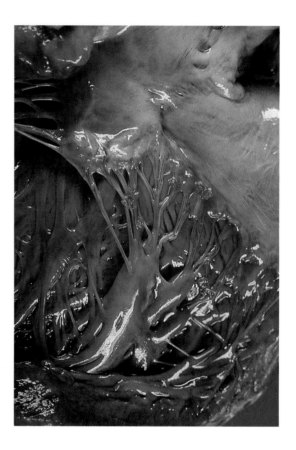

Fig. 286
Nonbacterial thrombotic endocarditis Macroscopic appearance of unfixed heart shows typical vegetations of a nonbacterial thrombotic endocarditis on the mitral valve. This was associated with multiple recent cerebral and visceral infarcts.

Endocardite thrombotique non-bactérienne Aspect macroscopique du coeur au cours d'une endocardite marastique. Notez la présence des végétations caractéristiques sur la valve mitrale. Ce cas présentait en outre, de multiples infarctus récents, cérébraux et viscéraux.

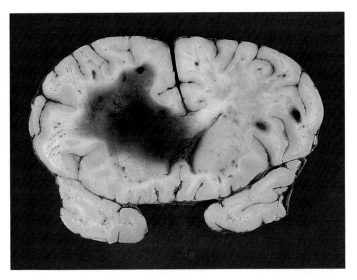

Fig. 287

Disseminated intravascular coagulation (DIC) Coronal section of the cerebral hemispheres at the level of the head of the caudate nucleus shows scattered petechial haemorrhages. On the left side, a larger haemorrhage has ruptured into the lateral ventricle.

CIVD Coupe vertico-frontale des hémisphères cérébraux passant par la tête du noyau caudé. Présence de multiples hémorragies limitées disséminées dans le parenchyme cérébral. A gauche une hémorragie plus volumineuse est rompue dans le ventricule latéral.

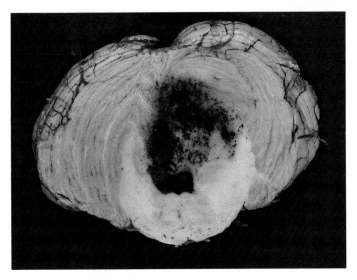

Fig. 288

DIC Horizontal section of the brain stem/cerebellum at the level of the midpons. A recent haemorrhage in the white matter of the left cerebellar hemisphere has ruptured into the fourth ventricle.

CIVD Coupe horizontale du cervelet et du tronc cérébral passant par la partie moyenne de la protubérance. Une hémorragie récente massive de l'album cérébelleux est rompue dans le quatrième ventricule.

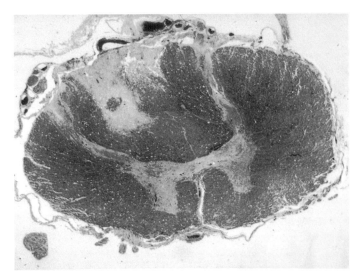

Fig. 289

DIC Horizontal section of the spinal cord at the level of T6 shows a limited, partly haemorrhagic, ischaemic lesion in the right posterior column. It was associated with multiple, disseminated, often haemorrhagic infarcts of various ages in the brain and spinal cord (Fénelon *et al.*, *J. Neurol.* 1991, **238**, 51–4). Loyez stain for myelin.

CIVD Coupe horizontale de la moelle dorsale au niveau de D6 montrant un foyer ischémique limité, partiellement hémorragique, dans la partie droite des cordons postérieurs. Dans ce cas on notait de multiples infarctus d'âge différent, volontiers hémorragiques, disséminés dans le cerveau et la moelle (Fénelon *et al.*, *J. Neurol.* 1991, **238**, 51–4). Laque hématoxylique de Loyez.

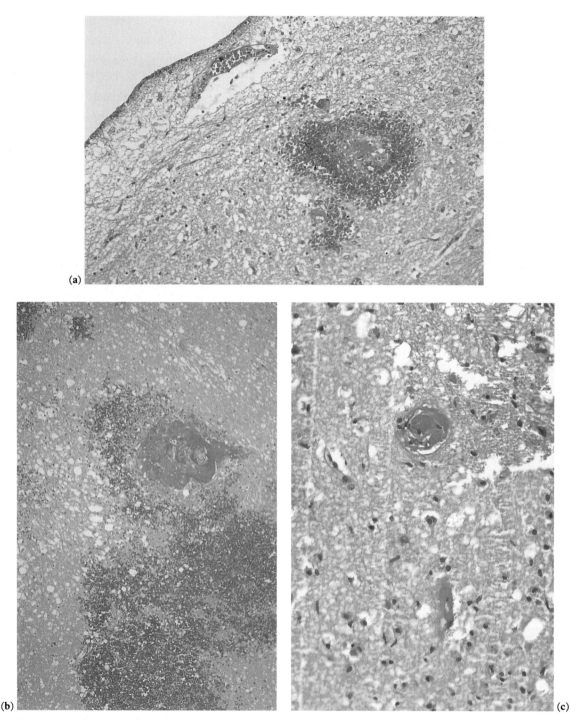

Fig. 290

DIC Numerous fibrin microthrombi involving medium and small penetrating vessels and capillaries in both grey and white matter, disseminated in the cerebral hemispheres, brain stem, and cerebellum, are characteristic of the condition. They may be associated with (a) petechial haemorrhages, (b) larger haemorrhages, or (c) may be found within or remote from microinfarcts. H and E.

CIVD La présence de nombreux thrombi fibrineux, disséminés dans les hémisphères cérébraux et, à un moindre degré, le tronc cérébral et le cervelet, est caractéristique de l'affection. Ils intéressent les vaisseaux perforants de petite taille et les capillaires. Ils peuvent s'accompagner (a) de pétéchies, (b) d'hémorragies plus étendues, ou (c) siéger au sein ou à distance d'infarctus limités. H et E.

Metabolic disorders

Troubles métaboliques

Wernicke's encephalopathy

Encéphalopathie de Wernicke

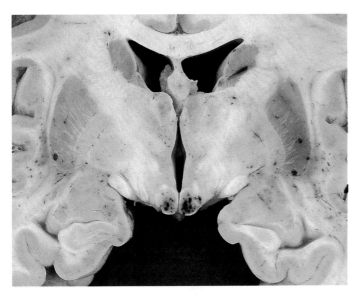

Fig. 291
Wernicke's encephalopathy   Coronal section of the cerebral hemispheres through the mammillary bodies shows acute haemorrhages in the mammillary bodies, characteristic of Wernicke's encephalopathy. This was observed in a patient who died soon after administration of AZT.

Encéphalopathie de Wernicke   Coupe vertico-frontale des hémisphères cérébraux passant par les tubercules mammillaires montrant les lésions hémorragiques récentes des tubercules mammillaires caractéristiques de l'encéphalopathie de Wernicke. Dans ce cas, le patient est mort peu après l'administration d'AZT.

Calcific deposits

Microscopic mineralization of vessel walls in basal ganglia, dentate nuclei, and cerebral white matter is common in AIDS patients (Figs 86–87). However, unlike in children (Chapter 8), this is rarely sufficient to result in radiologically apparent calcification.

In a few adult AIDS cases with hypercalcaemia secondary to HIV nephropathy, we have observed marked, radiologically apparent, mineral deposits not only in arterial walls and capillaries but also in the cerebral parenchyma (Bélec *et al.*, *Sem. Hôp. Paris* 1991, **67**, 2019–27).

Calcifications intracérébrales

La découverte, à l'examen microscopique, d'une minéralisation des parois vasculaires dans les noyaux lenticulaires, les noyaux dentelés, et la substance blanche est fréquente chez les sidéens (Figs 86–87). En revanche, contrairement à ce que l'on observe chez l'enfant (Chapitre 8), celles-ci sont exceptionnellement massives, visibles radiologiquement.

Dans quelques cas de SIDA adultes, présentant une hypercalcémie liée à une glomérulopathie à VIH, nous avons observé des dépôts sidérocalciques massifs intéressant non seulement les parois artériolaires et capillaires mais aussi le parenchyme cérébral (Bélec *et al.*, *Sem. Hôp. Paris* 1991, **67**, 2019–27).

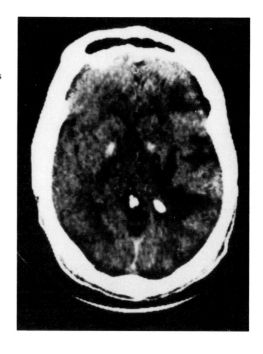

Fig. 292
Calcific deposits CT scan of a patient with HIV nephropathy, hypercalcaemia, and HIV encephalitis shows bilateral hyperdense areas in each globus pallidus. (Courtesy of Dr G. Fénelon, Paris)

Calcifications intracérébrales Scanner d'un patient présentant une encéphalite à VIH, une glomérulopathie à VIH, et une hypercalcémie. Notez la présence de foyers hyperdenses dans les deux globes pâles. (Cliché dû à l'amabilité du Dr G. Fénelon, Paris)

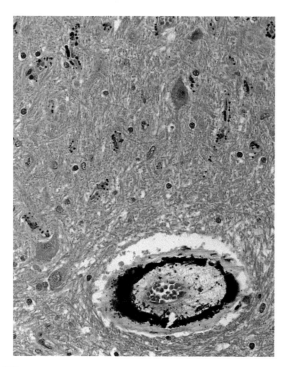

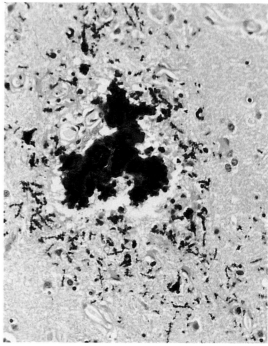

Fig. 293
Mineral deposits Basophilic mineral deposits within a thickened arterial wall and globular deposits around capillaries in the dentate nucleus of a patient with marked disturbance of phosphate and calcium metabolism due to HIV nephropathy. The patient also had HIV encephalitis and CMV encephalitis. H and E.

Minéralisation des parois vasculaires Présence de dépôts minéraux basophiles dans les parois épaissies d'une artériole et de dépôts globulaires dans le parenchyme péricapillaire, dans le noyau dentelé d'un patient présentant des troubles sévères du métabolisme phospho-calcique liés à une néphropathie à VIH. Ce malade présentait en outre, une encéphalite à VIH et une encephalite à CMV. H et E.

Fig. 294
Mineral deposits (same case as Fig. 293) Massive intraparenchymal basophilic deposits in the globus pallidus. H and E.

Dépôts minéraux (même cas que Fig. 293) Dépôts minéraux intraparenchymateux, basophiles, très abondants, dans le globe pâle. H et E.

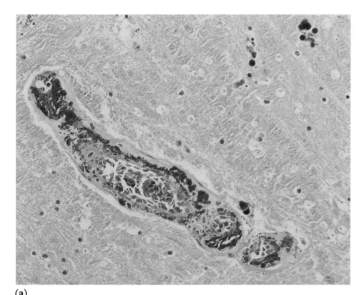

(a)

Fig. 295
Mineral deposits (same case as Fig. 292) Arteriolar and pericapillary mineralization in the globus pallidus, staining with (a) Perls' method for iron, and (b) Von Kossa's method for calcium.

Minéralisation des parois vasculaires (même cas que Fig. 292) Présence de dépôts minéraux colorés par (a) la méthode de Perls pour le fer et (b) la méthode de Von Kossa pour le calcium dans les parois artériolaires et le parenchyme péricapillaire du globe pâle.

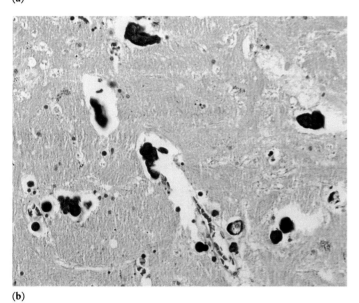

(b)

Hepatic encephalopathy

Hepatic encephalopathy is frequent in the terminal stages of the disease in patients with liver failure, particularly haemophiliacs, drug addicts and, less frequently, patients infected by blood transfusion who develop post-hepatitic cirrhosis. It is characterized by the presence of Alzheimer type II astrocytes in the cerebral grey matter, mainly in the globus pallidus, but also in the dentate nuclei and cerebral cortex. In AIDS patients, Alzheimer type II astrocytes are often found in the absence of overt hepatic disease.

Encéphalopathie hépatique

La constatation d'une encéphalopathie hépatique n'est pas rare au stade terminal de la maladie chez les patients ayant une insuffisance hépatique, souvent des toxicomanes ou des hémophiles, plus rarement des patients infectés par transfusion de sang contaminé, porteurs d'une cirrhose post-hépatitique. Elle est caractérisée morphologiquement par la présence de glie d'Alzheimer type II dans la substance grise cérébrale, en particulier dans le globe pâle, mais aussi dans les noyaux dentelés et le cortex. Il faut souligner que la présence de glie d'Alzheimer type II chez des sidéens n'est pas rare, même en l'absence de lésion hépatique évidente.

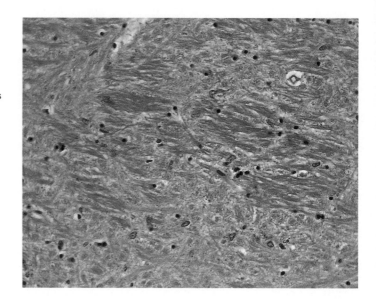

Fig. 296
Hepatic encephalopathy Presence of Alzheimer type II astrocytes with enlarged, often lobulated, pale nuclei in the globus pallidus. H and E.

Encéphalopathie hépatique Présence de glie d'Alzheimer type II avec des noyaux volumineux, clairs, allongés, parfois lobulés, dans le globe pâle. H et E.

Central pontine myelinolysis

Myélinolyse centrale du pont

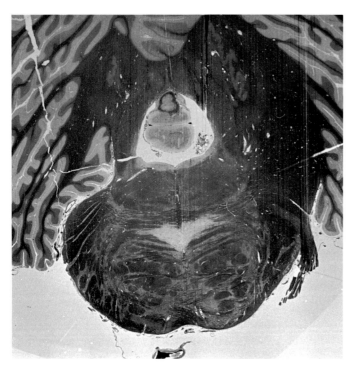

Fig. 297
Central pontine myelinolysis Horizontal section of the superior part of the pons shows a small, symmetrical, triangular demyelinated lesion in the central basis pontis in which axons and nerve cells were spared. The lesion was apparently asymptomatic in this patient. Loyez stain for myelin

Myélinolyse centrale du pont Coupe horizontale du tronc cérébral passant par la partie haute de la protubérance annulaire montrant une lésion limitée démyélinisée, triangulaire symétrique où les axons et les corps neuronaux étaient respectés, siégeant à la partie centrale du pied. Dans ce cas, cette lésion était asymptomatique. Laque hématoxylique de Loyez.

Focal pontine leucoencephalopathy

Leucoencéphalopathie multifocale pontique

This condition is characterized by multiple microscopic, asymmetric foci of necrosis within the basis pontis, and has been described in AIDS patients by Vinters et al. (Arch. Pathol. 1987, **111**, 192–6). The changes closely resemble multifocal pontine lesions described in patients who received systemic and/or intrathecal chemotherapy and CNS radiotherapy for brain neoplasms. Similar lesions have been observed in non-AIDS immunosuppressed patients; their aetiology is unknown. Preterminal metabolic disturbances, immunosuppression, or HIV itself have all been postulated as contributing factors.

Cette affection, caractérisée par la présence de foyers nécrotiques microscopiques, multiples, asymétriques, disséminés dans le pied de la protubérance annulaire, a été décrite chez les sidéens par Vinters et al. (Arch. Pathol. 1987, **111**, 192–6). Ces lésions ressemblent beaucoup aux atteintes multifocales pontiques qui ont été observées chez les patients ayant une néoplasie cérébrale, soumis à une chimiothérapie par voie générale ou intrathécale, associée à une radiothérapie du SNC. Des lésions identiques ont aussi été trouvées chez des malades immunodéprimés non-sidéens; leur étiologie est inconnue. Le rôle de troubles métaboliques terminaux, de l'immunodépression, ou du VIH lui-même a été suspecté.

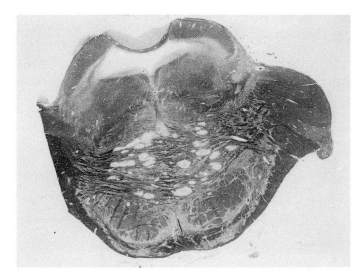

Fig. 298
Focal pontine leucoencephalopathy Horizontal section of the superior part of the pons shows multiple small, necrotic lesions scattered in the basis pontis, predominantly in the crossing pontocerebellar fibres. Loyez stain for myelin.

Leucoencéphalopathie multifocal pontique Coupe horizontale du tronc cérébral passant par la partie haute de la protubérance annulaire montrant de multiples lésions démyélinisées de petite taille, disséminées dans le pied de la protubérance, plus particulièrement dans les fibres pontocérébélleuses. Laque hématoxylique de Loyez.

Fig. 299
Focal pontine leucoencephalopathy (microscopic appearance)
Photomicrograph showing several small necrotic lesions with vacuolation and central calcifications, scattered throughout the basis pontis. H and E.

Leucoencéphalopathie multifocale pontique (aspect microscopique) Présence de plusieurs foyers nécrotiques comportant des vacuoles et des calcifications centrales disséminés dans le pied de la protubérance. H et E.

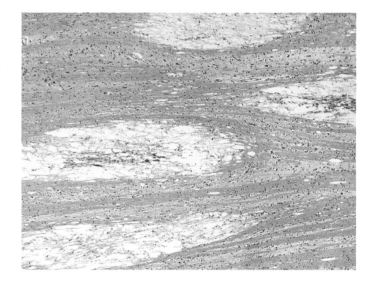

Fig. 300
Focal pontine leucoencephalopathy (microscopic appearance) At higher magnification the vacuolation and central calcification are seen more clearly. A few mineralized axons are also present. H and E.

Leucoencéphalopathie multifocale pontique (aspect microscopique) A plus fort grandissement on voit mieux les vacuoles plus ou moins confluentes et les calcifications centrales. Notez la présence de quelques axones minéralisés. H et E.

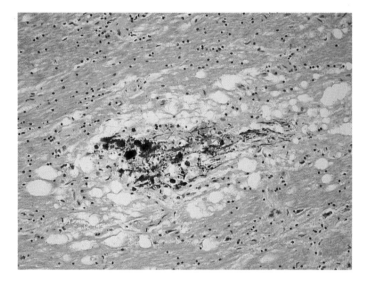

Fig. 301
Focal pontine leucoencephalopathy (microscopic appearance) Silver impregnation shows neuroaxonal dilatations. Bodian silver impregnation combined with LFB.

Leucoencéphalopathie multifocale pontique (aspect microscopique) Sur cette imprégnation argentique, on voit mieux les dilatations axonales au centre du foyer nécrotique. Bodian Luxol.

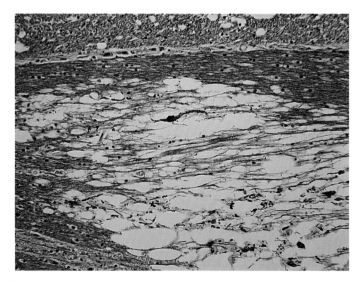

Olivary hypertrophy

Hypertrophie olivaire

Olivary hypertrophy is a secondary change resulting from a retrograde trans-synaptic degeneration in inferior olivary neurons following a lesion of the dentato-rubro-olivary pathway, usually in the ipsilateral central tegmental tract, or of the contralateral dentate nucleus (Lapresle *et al.*, *Rev. Neurol.* 1965, **113**, 439–48). It is not uncommon in AIDS patients in whom focal opportunistic infections in the dentate nuclei or surrounding cerebellar white matter are fairly common. Histological study reveals myelin loss, vacuolation of neuronal cytoplasm, and gliosis. These changes are concomitant with an increase in mobile water protons producing MRI signal abnormalities, such as hypersignal on long TR sequences, T2 weighted images (T2WI) and proton density sequences (PD) (Revel *et al.*, *AJNR* 1991, **12**, 71–2).

L'hypertrophie olivaire correspond à une dégénérescence transsynaptique rétrograde des neurones de l'olive bulbaire, secondaire à une atteinte de la voie dento-rubro-olivaire, en fait le plus souvent une lésion homolatérale du faisceau central de la calotte ou une lésion controlatérale du noyau dentelé (Lapresle *et al.*, *Rev. Neurol.* 1965, **113**, 439–48). Elle n'est pas exceptionnelle chez les sidéens qui présentent parfois des infections opportunistes focales des noyaux dentelés ou de la substance blanche avoisinante. Histologiquement, elle associe une perte myélinique, une vacuolisation du cytoplasme des neurones, et une gliose. Ces altérations s'accompagnent d'une augmentation de la densité de protons mobiles, responsable d'anomalies en résonance magnétique: hypersignaux dans les séquences à TR long, images pondérées en T2, et séquence en densité de protons (Revel *et al.*, *AJNR* 1991, **12**, 71–2).

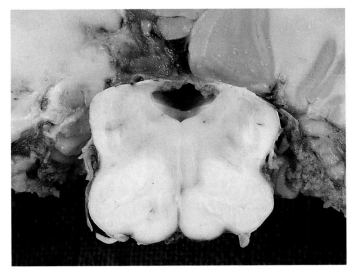

Fig. 302
Bilateral olivary hypertrophy (macroscopic appearance) Horizontal section of the medulla shows bilateral olivary hypertrophy in an AIDS patient with bilateral toxoplasma abscesses in the dentate nuclei.

Hypertrophie olivaire bilatérale (aspect macroscopique) Coupe horizontale du bulbe montrant l'hypertrophie olivaire bilatérale chez un sidéen ayant de multiples abcès toxoplasmiques dont deux détruisant le noyau dentelé de chaque côté.

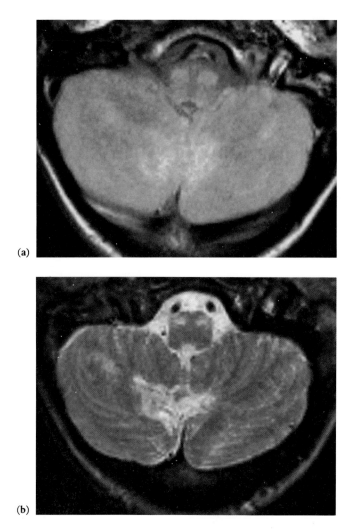

(a)

(b)

Fig. 303
Bilateral olivary hypertrophy (radiological appearance) MRI features: (a)
PD (TR = 2000ms, TE = 15ms); (b) T2WI. Symmetrical high density
areas may be seen at the level of the inferior olives. Note that the lesion
is better seen on the PD sequence. Bilateral high signal density of both
cerebellar hemispheres corresponds to bilateral toxoplasma abscesses.
(Courtesy of Pr. A. Gaston, Créteil)

Hypertrophie olivaire bilatérale (aspect radiologique) IRM: (a) densité de
protons; (b) T2. Présence de deux hypersignaux bilatéraux et
symétriques au niveau des olives bulbaires. Ceux-ci sont mieux visibles
sur la séquence en densité de protons. Les hypersignaux dans les
hémisphères cérébelleux correspondent à des abcès toxoplasmiques
bilatéraux des noyaux dentelés.
(Cliché dû à l'amabilité du Pr. A Gaston, Créteil)

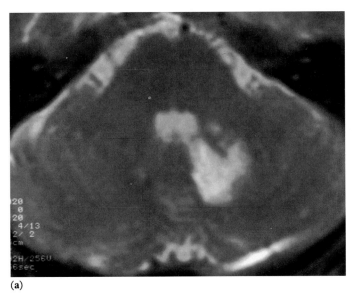

(a)

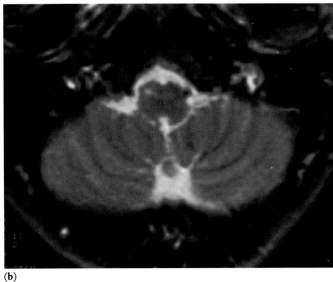

(b)

Fig. 304
Unilateral olivary hypertrophy (radiological appearance) MRI features in a patient with unilateral cerebellar PML. (a) T2 WI at the level of midpons. High signal intensity of PML lesion involving the left cerebellar white matter. (b) PD sequence at lower level. High signal intensity of the right inferior olive.
(Courtesy of Dr M.P. Revel, Créteil)

Hypertrophie olivaire unilatérale (aspect radiologique) IRM d'un patient présentant une LEMP avec atteinte cérébelleuse unilatérale. (a) Axial T2 passant par la protubérance moyenne. Hypersignal de l'hémisphère cérébelleux gauche correspondant à la LEMP intéressant l'album. (b) Séquence en densité de protons, passant par le bulbe olivaire. Hypersignal au niveau de l'olive bulbaire droite.
(Cliché dû à l'amabilité du Dr M.P. Revel, Créteil)

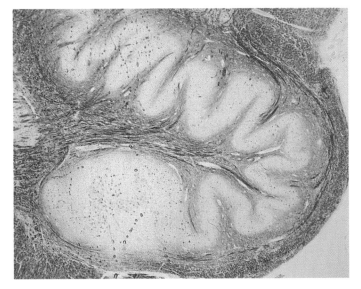

Fig. 305
Unilateral olivary hypertrophy Focal medial ventral hypertrophy of the left inferior olive in a patient with PML involving the cerebellar white matter and the right dentate nucleus. Nissl/Luxol.
(Courtesy of Pr F. Scaravilli, London)

Hypertrophie olivaire unilatérale Hypertrophie localisée à la partie ventrale interne de l'olive bulbaire gauche chez un patient présentant une LEMP avec des lésions unilatérales cérébelleuses intéressant l'album cérébelleux et une partie du noyau dentelé droit. Nissl/Luxol.
(Cliché dû à l'amabilité du Pr F. Scaravilli, Londres)

6 Combined pathologies
Associations lésionnelles

Françoise Gray and Leroy R. Sharer

In AIDS patients, there are often multiple pathological lesions due to different agents. They may occur simultaneously or at different stages of the disease, within the same site, same organ, or in more than one organ (Gray *et al.*, *Acta Neuropathol.* 1987, **73**, 99–104). This multiplicity of lesions appears highly characteristic of AIDS since it has only rarely been reported in other immunodeficiencies. In the diagnosis of neurological complications of AIDS, especially in the interpretation of brain biopsies, it must always be borne in mind that more than one pathological process may be present (Levy and Breseden (1988). In: *AIDS and the nervous system* (ed. M.L. Rosenblum, R.M. Levy, and D.E. Breseden, pp. 53–6. Raven Press, New York). For example, the occurrence of cerebral lymphomas in patients treated for cerebral toxoplasmosis is observed with increasing frequency.

HIV-expressing MGCs or macrophages may be associated with other infectious or neoplastic changes in the CNS of a single patient, often within the same area, within the same lesion, or even, for infections, within the same cell. This association is particularly remarkable and appears to be unique to AIDS. These observations tend to support the hypothesis that opportunistic infections are cofactors that convert a latent HIV infection to a productive one. This might happen in a non-specific way: opportunistic infections attract monocytes that are latently infected by HIV to the site of infection, and induce transformation of monocytes to macrophages leading to activation of HIV. Alternatively, a specific bidirectional interaction of a DNA virus with HIV may enhance the replication of both viruses (Bélec *et al.*, *Acta Neuropathol.* 1990, **81**, 99–104).

L'association, chez le même malade, de lésions provoquées par des agents pathogènes différents, successivement ou simultanément, dans un ou plusieurs organes, est extrêmement fréquente au cours du SIDA (Gray *et al.*, *Acta Neuropathol.* 1987, **73**, 99–104). Elle semble assez particulière à cette affection et n'a été que très rarement signalée dans les immunodépressions d'autre origine (Levy et Breseden (1988). Dans *AIDS and the nervous system* (ed. M.L. Rosenblum, R.M. Levy, and D.E. Breseden, pp. 53–6. Raven Press, New York). Ainsi, la survenue d'un lymphome cérébral chez un patient traité pour une toxoplasmose cérébrale est une éventualité de plus en plus fréquente qui pose souvent de difficiles problèmes diagnostiques. Dans certains cas, deux types de lésion infectieuse ou tumorale peuvent être étroitement intriqués rendant l'interprétation d'une biopsie cérébrale délicate.

L'association de CGMs ou de macrophages exprimant les protéines du VIH avec d'autres lésions infectieuses ou tumorales dans le SNC d'un même malade, dans la même région, la même lésion, voire pour les infections, dans la même cellule est particulièrement remarquable. Ces constatations vont dans le sens de l'hypothèse considérant certaines infections opportunistes comme des co-facteurs susceptibles de transformer une infection latente à VIH en infection productive, soit de manière non spécifique, la transformation induite par la nécrose, de monocytes infectés en macrophages, entrainant une activation du VIH, soit en raison d'une interaction bidirectionnelle spécifique (Bélec *et al.*, *Acta Neuropathol.* 1990, **81**, 99–104).

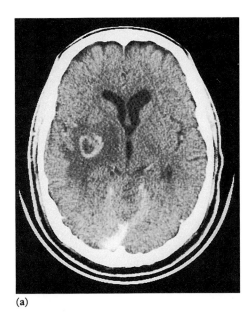

(a)

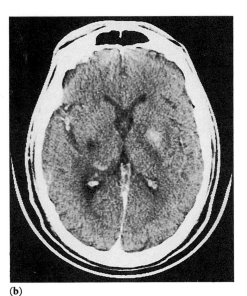

(b)

Fig. 306
Non-Hodgkin's lymphoma following cerebral toxoplasmosis Contrast-enhanced CT scans; (a) 20/11/88, (b) 6/09/89. (a) The first exam shows a typical image of toxoplasmosis: ring-enhancing lesion with surrounding hypodensity involving both the deep grey nuclei and the hemispheric white matter on the right side, with compression of the lateral ventricle. (b) On the second exam, a cystic cavity on the right corresponds to an old treated toxoplasmic abscess. On the other side, a hyperdense area with homogeneous contrast enhancement, and without noticeable surrounding hypodensity or mass effect, corresponds to a non-Hodgkin's lymphoma diagnosed by brain biopsy.

Lymphome non-Hodgkinien survenant au décours d'une toxoplasmose cérébrale Scanners après injection; (a) 20/11/88. (b) 6/09/89.
(a) Sur le premier examen, il existe un aspect typique de toxoplasmose: prise de contraste annulaire à cheval sur les noyaux gris et la substance blanche hémisphérique du côté droit, entourée d'une hypodensité étendue et s'accompagnant d'un effet de masse sur la corne ventriculaire. (b) Sur le deuxième examen, il existe une cavité porencéphalique résiduelle de l'abcès toxoplasmique droit traité. Du côté opposé, on note l'apparition d'une zone d'hypodensité prenant le contraste de façon homogène, sans halo notable ni effet de masse très marqué correspondant à un lymphome non-Hodgkinien authentifié par la biopsie cérébrale.

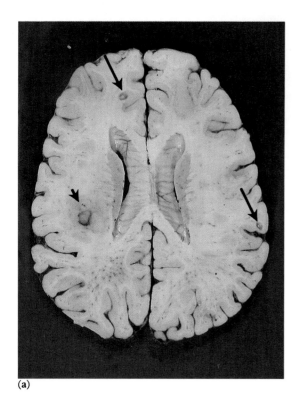

(a)

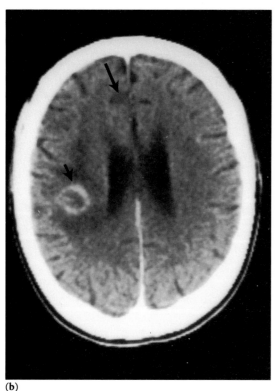

(b)

Fig. 307

Non-Hodgkin's lymphoma following cerebral toxoplasmosis CT/ neuropathological correlation (Gaston *et al.*, *Neuroradiology* 1985, **27**, 83–6) in a patient who exhibited an expanding intracerebral mass while being treated for multifocal toxoplasmosis. CT scan on the right, macroscopic view of the brain on the left. Two types of lesion can be seen: the small orange-yellow cavities corresponding to old healed toxoplasmic abscesses (arrows) and a ring-enhanced lesion with surrounding hypodensity (arrowheads) corresponds to a lymphoma. The radiological picture of the latter is consistent with either a recurrence of toxoplasmosis, or a necrotic lymphoma (see Figs 202 and 230). In such cases, the diagnosis can only be made by cerebral biopsy. It may be very difficult to differentiate between lymphoma and toxoplasmosis on small biopsies (for example, stereotactic). Both are frequently necrotic; toxoplasmosis often causes adventitial proliferation and perivascular lymphocytic infiltration mimicking angiocentric lymphoma (Figs 199 and 253) (Sharer *et al.*, *Acta Neuropathol.* 1985, **66**, 188–98); and lymphomatous proliferations may be transiently polyclonal in AIDS patients.

Lymphome non-Hodgkinien survenant au décours d'une toxoplasmose cérébrale Corrélations entre l'aspect radiologique au scanner (à droite) et l'examen neuropathologique (à gauche) (Gaston *et al.*, *Neuroradiology* 1985, **27**, 83–6) chez un patient présentant une lésion focale intracérébrale augmentant de volume sous traitement antitoxoplasmique. Il existe deux types de lésion: de petites cavités détergées, à paroi ocre, correspondant à des lésions cicatricielles de toxoplasmose (flèches) et une lésion récente comportant une prise de contraste annulaire et entourée d'une hypodensité (têtes de flèches) évoquant soit une récidive de toxoplasmose soit un lymphome nécrotique (voir Figs 202 et 230). Dans de tels cas, le diagnostic ne peut être fait que par la biopsie cérébrale. Cependant ce diagnostic peut être extrêmement difficile sur les petits fragments d'une biopsie stéréotaxique, quand on sait que ces deux types de lésion sont souvent très nécrotiques, que la périvascularite de la toxoplasmose peut ressembler beaucoup à la prolifération angiocentrique d'un lymphome (Figs 199 et 253) (Sharer *et al.*, *Acta Neuropathol.* 1985, **66**, 188–98), et qu'une prolifération lymphomateuse peut être transitoirement polyclonale chez les sidéens.

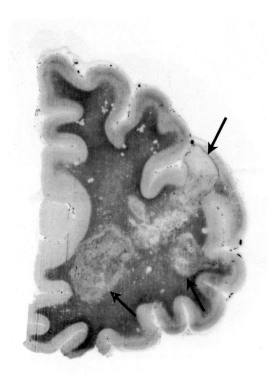

Fig. 308
Coronal section of the right cerebral hemisphere at the level of the frontal pole shows the close association of *Toxoplasma abscesses* (arrows) with small confluent demyelinating foci of *PML* in the subcortical white matter. Loyez stain for myelin.

Coupe vertico-frontale de l'hémisphère cérébral droit passant par le pôle frontal montrant l'association étroite d'*abcès toxoplasmiques* (flèches) et de petit foyers démyélinisés confluents de *LEMP* dans la substance blanche sous-corticale. Laque hématoxylique de Loyez.

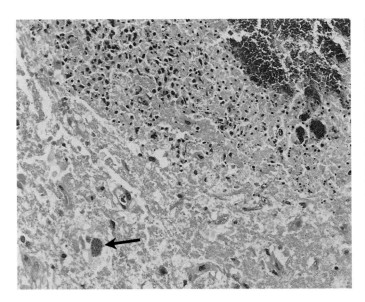

Fig. 309
Photomicrograph showing a *Toxoplasma cyst* (arrow) close to a *bacterial microabscess* in a patient with pyogenic endocarditis. H and E.

Présence d'un *kyste toxoplasmique* (flèche) au voisinage d'un *microabcès à pyogène* chez un patient porteur d'une endocardite bactérienne. H et E.

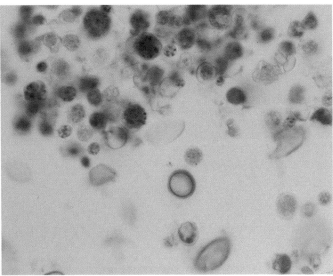

Fig. 310
Same case as Fig. 225. Leptomeningitis due to *Cryptococcus neoformans* and *Prototheca wickerhamii*. The fungus and several algal organisms may be seen in the leptomeningeal space. MGG.

Même cas que Fig. 225. Méningite liée à une infection à la fois par le *Cryptococcus neoformans* et une algue *Prototheca wickerhamii*. Le champignon et plusieurs sporanges sont présents dans l'espace leptoméningé. MGG.

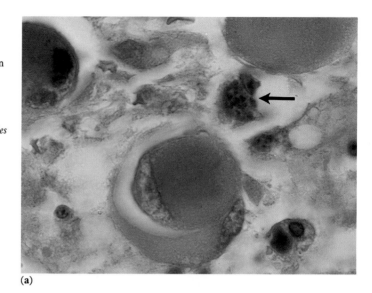

(a)

Fig. 311
A *toxoplasma cyst* (arrow) is seen among *cytomegalic cells* in a subependymal necrotic lesion, in a patient with both CMV encephalitis and cerebral toxoplasmosis. (a) H and E; (b) immunostain for *Toxoplasma gondii* (APAAP). (Courtesy of Dr M. Baudrimont, Paris)

Présence d'un *kyste toxoplasmique* (flèche) au sein de *cellules cytomégaliques* dans une lésion nécrotique sous-épendymaire, chez un patient ayant une encéphalite à CMV et une toxoplasmose cérébrale. (a) H et E; (b) marquage immunocytochimique de *Toxoplasma gondii* (APAAP).
(Cliché dû à l'amabilité du Dr M. Baudrimont, Paris)

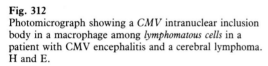

(b)

Fig. 312
Photomicrograph showing a *CMV* intranuclear inclusion body in a macrophage among *lymphomatous cells* in a patient with CMV encephalitis and a cerebral lymphoma. H and E.

Présence d'un macrophage contenant une inclusion intranucléaire caractéristique du cytomégalovirus au sein de *cellules lymphomateuses*, chez un patient ayant une encéphalite à CMV et un lymphome cérébral. H et E.

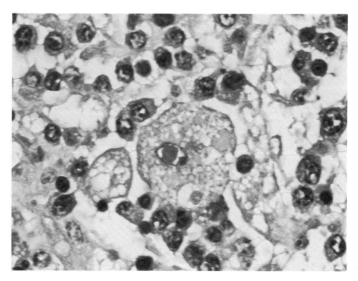

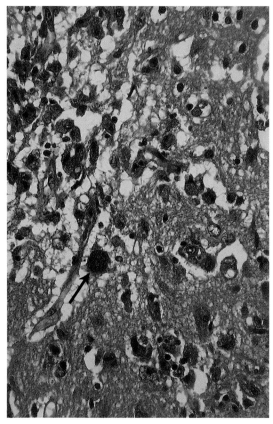

Fig. 313

A *toxoplasma cyst* (arrow) among perivascular mono- and *multinucleated macrophages* in a patient with both HIV encephalitis and cerebral toxoplasmosis. H and E.

Présence d'un *kyste toxoplasmique* (flèche) au sein de *macrophages périvasculaires mono- et multinucléés*, chez un patient ayant une encéphalite à VIH et une toxoplasmose cérébrale. H et E.

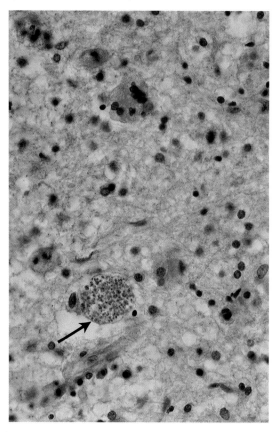

Fig. 314

A *toxoplasma cyst* (arrow) close to a *multinucleated giant cell* (arrowhead) in a patient with both HIV encephalitis and cerebral toxoplasmosis. H and E.

Présence dans le même champs microscopique d'un *kyste toxoplasmique* (flèche) et de *cellules géantes multinucléées* (tête de flèche), chez un patient ayant une encéphalite à VIH et une toxoplasmose cérébrale. H et E.

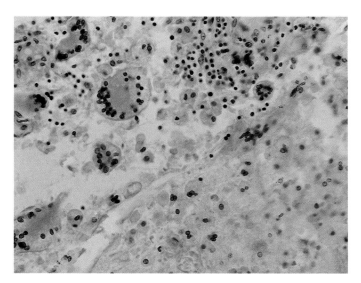

Fig. 315

Numerous *multinucleated giant cells* may be seen in the granulomatous inflammatory reaction surrounding a focus of *necrosis due to toxoplasmosis*. H and E.

De nombreuses *cellules géantes multinucléées* sont présentes dans la réaction granulomateuse entourant un foyer de *nécrose toxoplasmique*. H et E.

Fig. 316
Cytomegalic cells (arrows) and *multinucleated giant cells* (arrowheads) are present near a blood vessel in a patient with both HIV and CMV encephalitis. H and E.

Des cellules cytomégaliques (flèches) et des *cellules géantes multinucléées* (têtes de flèche) sont présentes près d'un vaisseau, chez un patient ayant une encéphalite à VIH et à CMV. H et E.

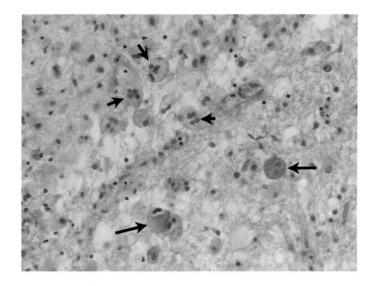

Fig. 317
A typical *multinucleated giant cell* (arrow) is seen in a demyelinated focus containing *abnormal astrocytes* and *inclusion-bearing oligodendrocytes* in a patient with both PML and HIV encephalitis. H and E.

Une *cellule géante multinucléée* caractéristique (flèche) est présente au sein d'un foyer de démyélinisation contenant des *astrocytes monstrueux* et des *oligodendrocytes transformés* avec inclusions intranucléaires virales chez un patient ayant une LEMP et une encéphalite à VIH. H et E.

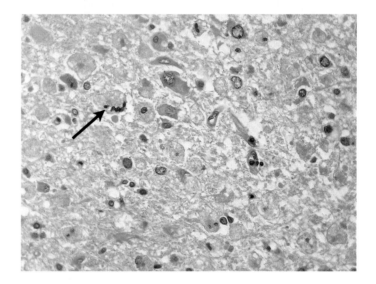

Fig. 318
In situ hybridization for papovavirus combined with immunocytochemistry for HIV p24 protein in an AIDS patient with PML, shows *macrophages expressing HIV protein* (red) in their cytoplasm, scattered among *oligodendrocytes containing papovavirus genome* (brown) in their nuclei.
(Courtesy of Pr F. Scaravilli, London)

Hybridation *in situ* pour le virus Papova combinée à un immunomarquage du VIH avec un anticorps monoclonal anti-p24 chez un sidéen ayant une LEMP. Des *macrophages exprimant les protéines du VIH* dans leur cytoplasme (en rouge), et des *oligodendrocytes contenant le génome du Papova* dans leur noyaux (en brun), sont présents au sein de la même lésion.
(Cliché dû à l'amabilité du Pr F. Scaravilli, Londres)

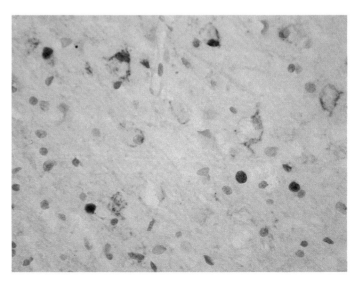

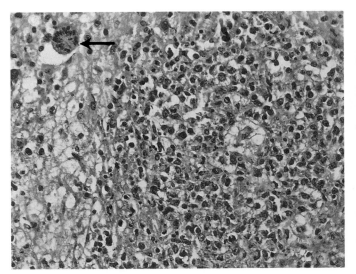

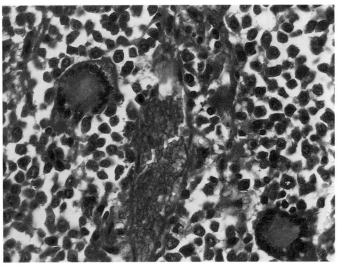

Fig. 319
A typical *multinucleated giant cell* (arrow) is seen close to the angiocentric proliferation of a *primary cerebral lymphoma* (Mizusawa *et al.*, *Acta Neuropathol.* 1987, **75**, 23–6). H and E.

Une *cellule géante multinucléée* caractéristique (flèche) est visible près de la prolifération angiocentrique d'un *lymphome cérébral primitif* (Mizusawa *et al.*, *Acta Neuropathol.* 1987, **75**, 23–6). H et E.

Fig. 320
Characteristic *multinucleated giant cells* are present among perivascular *lymphomatous cells* in an AIDS patient with a primary cerebral lymphoma. H and E.

Des *cellules géantes multinucléées* caractéristiques sont visibles au sein des *cellules lymphomateuses* périvasculaires chez un sidéen ayant un lymphome cérébral primitif. H et E.

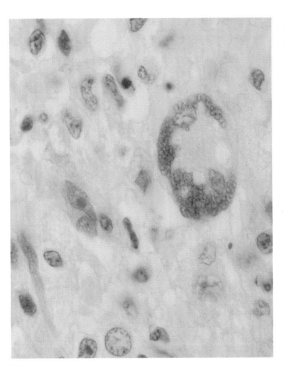

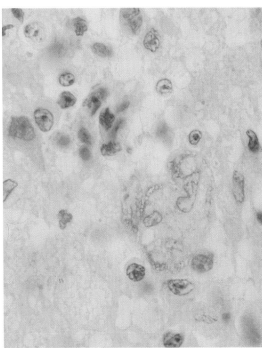

Fig. 321
Immunostain with a Mab to HIV protein gp41 in an AIDS patient with a primary cerebral lymphoma shows *multinucleated macrophages expressing HIV protein gp41* in their cytoplasm, among lymphomatous cells. PAP.
(Courtesy of Pr. J. Mikol, Paris)

Immunomarquage du VIH avec un anticorps monoclonal anti-gp41, chez un sidéen ayant un lymphome cérébral primitif, montrant la présence de *macrophages multinucléés exprimant les protéines du VIH* dans leur cytoplasme, au sein de *cellules lymphomateuses*. PAP.
(Cliché dû à l'amabilité du Pr. J. Mikol, Paris)

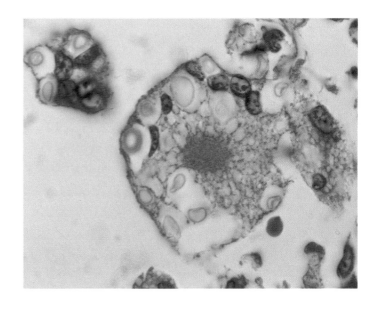

Fig. 322
A typical *multinucleated giant cell* contains multiple *yeast forms* in its cytoplasm, in the leptomeninges of an AIDS patient with cryptococcal meningitis. H and E.

Cellule géante multinucléée contenant de nombreux *cryptocoques* dans son cytoplasme, dans l'espace sous-arachnoïdien d'un sidéen ayant une méningite à cryptocoques. H et E.

Fig. 323
Same case as Fig. 322. Electron micrograph shows *HIV-like particles* (arrows) in close proximity to a *Cryptococcus organism* (C) in the cytoplasm of a multinucleated giant cell (Gray *et al.*, *Neuropathol. App. Neurobiol.* 1988, **14**, 365–80).

Même cas que Fig. 322. L'examen ultrastructural montre des *particules virales ayant les caractères du VIH* (flèches) au voisinage immédiat *d'un cryptocoque* (C), dans le cytoplasme d'une cellule géante multinucléée (Gray *et al.*, *Neuropathol. Appl. Neurobiol.* 1988, **14**, 365–80).

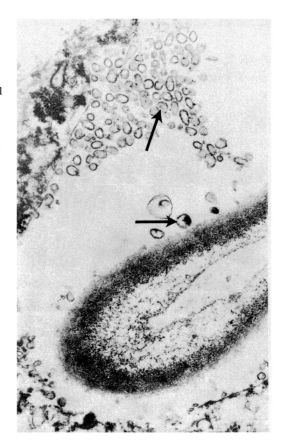

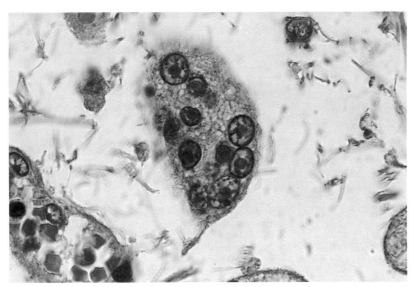

Fig. 324
Multinucleated giant cell, containing numerous intranuclear eosinophilic *Cowdry type A inclusion bodies*, in a case with both HIV and VZV encephalitis (Gray *et al.*, *Neuropathol. Appl. Neurobiol.* 1992, **18**, 502–14). H and E.

Cellule géante multinucléée contenant de nombreuses *inclusions intranucléaires éosinophiles de Cowdry type A*, dans un cas d'encéphalite à VIH et à VZV (Gray *et al.*, *Neuropathol. Appl. Neurobiol.* 1992, **18**, 502–14). H et E.

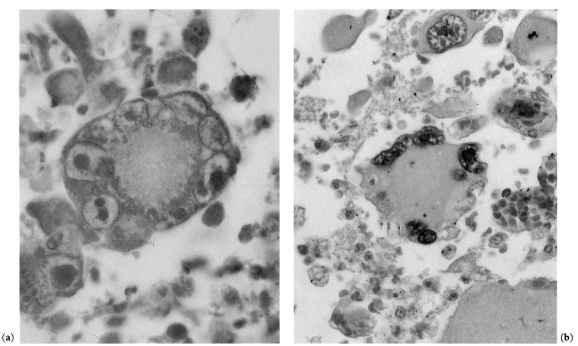

(a)   (b)

Fig. 325
(a) *Multinucleated giant cells* expressing HIV protein gp41 in their cytoplasm with (b) *'owl's eye' intranuclear inclusion bodies* expressing CMV early antigen E13. Immunostains using (a) Mabs to HIV protein gp41, PAP, and (b) CMV early antigen E13, APAAP in patients with both HIV and CMV encephalitis (Bélec *et al.*, *Acta Neuropathol.* 1990, **81**, 99–104; Bélec *et al.*, *Sem. Hôp. Paris* 1991, **67**, 2019–27).

(a) *Cellules géantes multinucléées* exprimant les protéines du VIH dans leur cytoplasme et (b) contenant des *inclusions intranucléaires 'en oeil d'oiseau'* exprimant l'antigène précoce E13 chez des patients ayant une encéphalite à VIH et à CMV (Bélec *et al.*, *Acta Neuropathol.* 1990, **81**, 99–104; Bélec *et al.*, *Sem. Hôp. Paris* 1991, **67**, 2019–27). Immunomarquages du VIH avec (a) un anticorps monoclonal anti-gp41, PAP et (b) du CMV avec un anticorps monoclonal anti-E13, APAAP.

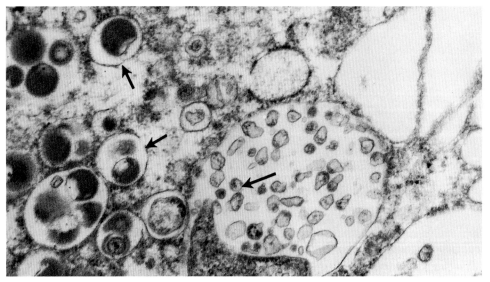

Fig. 326
Same case as Fig. 325 (a). Electron micrograph shows *HIV-like particles* (arrow) in the vicinity of *CMV dense bodies* (arrowheads) in the cytoplasm of a multinucleated giant cell.

Même cas que Fig. 325 (a). Examen ultrastructural montrant la présence de *particules virales ayant les caractères du VIH* (flèche) et de *particules ayant les caractères du CMV* (têtes de flèche) dans le cytoplasme d'une cellule géante multinucléée.

7 Foetal neuropathology in HIV infection
Neuropathologie de l'infection à VIH chez le foetus

Férechté Encha-Razavi and Jeanne Claudie Larroche

Transmission of the human immunodeficiency virus (HIV) during pregnancy is well established and the neurotropism of HIV has been clearly shown (Maddon *et al.*, *Cell* 1986, **47**, 333–48). In children infected via the placenta, developmental abnormalities consisting of delayed acquisition of milestones and varying degrees of cognitive dysfunction have been reported. Some of the affected children may go on to develop a progressive encephalopathy (HIV-1-associated progressive encephalopathy of childhood). The neuropathological features of this syndrome appear similar to HIV encephalitis in adults, but vascular involvement with basal ganglia calcification is more prominent in children (Price *et al.*, *Science* 1988, **239**, 586–92). The timing and determinants of the brain response to HIV infection, and the effects of coexisting adverse factors on the neuropathological features are not yet clear.

Few neuropathological studies of foetuses born to HIV-infected women are available presently. Some authors describe a spectrum of changes, ranging from a marked decrease in nerve cell number and oedema, to a microglia-like cell proliferation in the intermediate zone of the cerebral hemispheres (Lyman *et al.* (1990). In: *Brain in pediatric AIDS* (ed. P. B. Kozlowski, D. A. Snider, P. M. Vietze, and H. M. Wisniewski), pp. 183–96. Karger, Basel) and relate these lesions to HIV infection.

In our study of 65 brains of foetuses from 16 to 35 weeks of gestation, pathological changes have been found in only one case (Razavi and Larroche, *J. AIDS*, 1991, **4**, 540). All the pregnancies were terminated because of maternal seropositivity and the terminations were performed using prostaglandin stimulation. In the case with pathological changes, the foetus of an addicted mother was delivered following two separate prostaglandin stimulations and a prolonged labour, which we considered to be responsible for hypoxic-ischaemic brain damage. The lesions consisted of severe and diffuse necrosis of both grey and white matter with neuronal loss, astrocytic gliosis, macrophage proliferation, and some calcifications. Multinucleated giant cells were not present. In the other 64 cases, oedema and recent haemorrhages in various sites were found in half the cases, and we regarded these changes as secondary to prostaglandin medication. Nests of migrating cells in the intermediate zone of the cerebral hemispheres and cerebellar heterotopias were found in the majority of cases. We do not consider these to be related to HIV but regard them as common findings in the foetal brain (Larroche and Razavi, *Foetal Perinatal Pathol.* 1991, **2**, 784–807).

In our study, immunostains for HIV proteins p18 and p25, performed on fresh frozen brain tissue, were negative. However, positive PCR and nucleic acid hybridization are reported in 30 to 50 per cent of foetal brains tested for HIV-DNA (Lyman *et al.*, *AIDS*, 1990, **4**, 917–20). These findings indicate that HIV may be neurotropic in the foetus. However, there is still no conclusive evidence of any specific relationship between the neuropathological changes reported in foetuses and HIV infection. It is well known that during pregnancy, a great variety of factors such as alcohol, drug abuse, other viruses, and poor maternal health may damage the developing brain.

La transmission transplacentaire du virus de l'immunodéficience humaine (VIH) et son neurotropisme sont maintenant bien établis (Maddon *et al.*, *Cell* 1986, **47**, 333–48). Chez les enfants infectés par voie transplacentaire, des anomalies du développement caractérisées par un retard des acquisitions et des troubles des fonctions cognitives sont fréquemment rapportées. Un certains nombre des ces enfants peuvent développer une encéphalopathie progressive. Les données neuropathologiques dans ces cas concordent avec celles de l'encéphalite à VIH de l'adulte. Néanmoins les lésions vasculaires et les

173

calcifications des noyaux gris sont beaucoup plus marquées chez les enfants (Price *et al.*, *Science*, 1988, **239**, 586–92). La chronologie et le déterminisme des lésions cérébrales au cours de l'infection par le VIH ne sont pas parfaitement élucidés.

Il n'existe que très peu d'études neuropathologiques portant sur les foetus de mère séropositive. Certaines décrivent un spectre de modifications allant d'une diminution de la densité neuronale avec de l'oedème à une prolifération de cellules microgliales dans la zone intermédiaire (Lyman *et al.* (1990). Dans: *Brain in pediatric AIDS* (ed. P. B. Kozlowski, D. A. Snider, P. M. Vietze, and H. M. Wisniewski), pp. 183–96. Karger, Basel), qui sont considérées comme liées à l'infection par le VIH.

Dans notre expérience portant sur 65 cerveaux de foetus de 16 à 35 semaines, provenant d'une interruption médicale de grossesse par la prostaglandine, pour séropositivité maternelle, nous n'avons trouvé des anomalies neuropathologiques que dans un seul cas (Razavi and Larroche, *J. AIDS* 1991, **4**, 540). Dans ce cas, nous avons considéré que le long travail ayant nécéssité deux injections de prostaglandine chez une mère droguée, était responsable des lésions cérébrales d'hypoxie-ischémie. Les lésions étaient caractérisées par une nécrose sévère et diffuse touchant à la fois la substance grise et la substance blanche avec perte neuronale, gliose astrocytaire, prolifération macrophagique, et quelques calcifications. Il n'existait pas de cellules géantes multinucléées. Par ailleurs, dans 50 pour cent des cas, on trouvait des hémorragies récentes de localisation diverse, associées avec de l'oedème. Nous avons considéré ces lésions comme la conséquence directe de la médication par la prostaglandine. Dans la plupart des cas, des foyers de cellules en migrations au niveau de la zone intermédiaire, ainsi que des hétérotopies cérébelleuses ont été observés. Nous les considérons comme des images banales dans le cerveau foetal (Larroche and Razavi, *Foetal Perinatal Pathol.* 1991, **2**, 784–807).

Dans notre étude, les tentatives d'immunomarquages des protéines virales p18 et p25, effectuées sur du tissu congelé ont été négatives. En revanche, certains auteurs ont démontré la présence d'ADN viral par les techniques de PCR et d'hybridation *in situ*, dans 30 à 50 pour cent des cerveaux de foetus examinés (Lyman *et al.*, *AIDS* 1990, **4**, 917–20). Ces résultats laissent penser que le VIH est neurotrope chez le foetus. Néanmoins, il n'existe pas encore de relation évidente entre les anomalies neuropathologiques décrites et l'infection par le VIH. En effet, au cours de la grossesse, un grand nombre de facteurs exogènes, comme l'alcoolisme, les drogues, d'autres infections virales, et le mauvais état général de la mère peuvent aussi avoir une action nocive sur le développement cérébral.

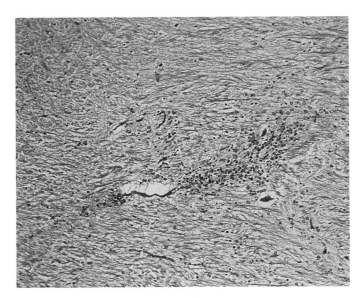

Fig. 327(a)

Migrating cells in the intermediate zone of the frontal lobe in a foetus of 25 weeks gestation. Similar changes have been related to HIV infection; however, they are commonly found in foetal brain in the absence of HIV infection. H and E.

Foyers de cellules en migration dans la zone intermédiaire du lobe frontal chez un foetus de 25 semaines d'âge gestationnel. De telles anomalies ont été décrites chez des foetus infectés par le VIH mais elles sont fréquemment observées dans le cerveau foetal en l'absence d'infection à VIH. H et E.

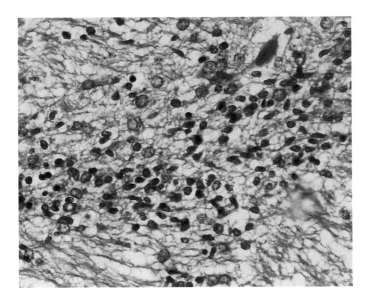

Fig. 327(b)

Migrating cells in the intermediate zone of the frontal lobe. Higher magnification showing the pleomorphism of the migrating cells. H and E.

Foyers de cellules en migration dans le lobe frontal. A plus fort grossissement, on voit mieux le polymorphisme des cellules. H et E.

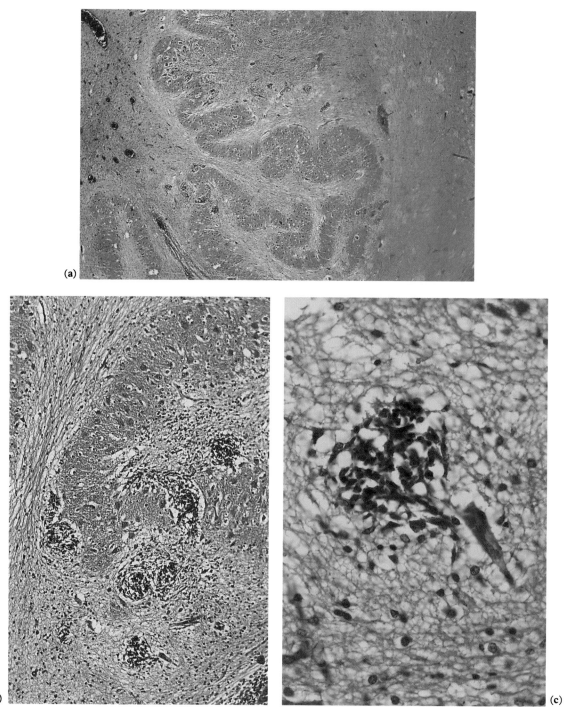

Fig. 328 (a, b, c)
Cerebellar heterotopia Cerebellar heterotopias in the dentate nucleus in a foetus of 30 weeks of gestation. These are also common findings in foetal brain and we do not consider them as related to HIV infection. H and E.

Hétérotopies cérébelleuses Hétérotopies dans le noyau dentelé du cervelet chez un foetus de 30 semaines d'âge gestationnel. De tels aspects sont fréquents dans le cerveau foetal et ne nous semblent pas être liés à l'infection à VIH. H et E.

Central nervous system pathology in paediatric AIDS

Lésions du système nerveux central chez l'enfant

Catherine Keohane, Catherine Lacroix Jousselin, and Dennis W. Dickson

Acquired Immune Deficiency Syndrome is much less frequent in children than in adults; paediatric cases account for only 1–5 per cent of most large studies. About 80 per cent of children with AIDS in the USA are 'vertically' infected from their mothers. The main risk factor is intravenous drug abuse by one of the parents. Postnatal transmission from blood, blood products, or from contaminated instruments used for immunizations, etc. is the other major mode of infection. Postnatal transmission from mother to child via breast milk is also possible. Children of non-drug abusers in endemic areas such as Haiti and Central Africa are also at risk (for reviews see Nicholas *et al.*, *Pediatrics* 1989, **83**, 293–308; Van de Perre *et al.*, *New Engl. J. Med.* 1991, **325**, 593–8).

Neurological complications are very frequent in children with AIDS (Belman *et al.*, *Ann. Neurol.* 1985, **18**, 560–6; Epstein *et al.*, *Pediatrics* 1986, **78**, 678–87; Keohane and Gray, *Ir. J. Med. Sci.* 1991, **160**, 277–81), regardless of whether the infection is acquired *in utero* (i.e. congenital HIV) or postnatally. In contrast to adult AIDS, in which neurological symptoms are predominantly due to opportunistic infections, CNS disease in children is most often associated with the direct presence of HIV in the brain or spinal cord (Sharer *et al.*, *Human Pathol.* 1986, **17**, 271–84). Opportunistic infections and CNS neoplasms which may be related to immunosuppression are uncommon in children (Dickson *et al.*, *APMIS* 1989 (Suppl. 8), 40–57).

Of special interest are the possible effects of intrauterine HIV infection on brain development, both antenatal and postnatal, especially on myelination. At present, it appears that there are no specific pathological effects on intrauterine CNS development, but postnatal myelination may be delayed in the brain (Sharer *et al.*, *Human Pathol.* 1986, **17**, 271–84), and in the spinal cord (Dickson *et al.*, *Neurology* 1989, **39**, 227–35). There is considerable doubt as to the existence of a specific AIDS embryopathy, although a dysmorphic syndrome with cranio-facial characteristics, growth retardation, and microcephaly has been attributed to HIV (Marion *et al.*, *AJDC* 1986, **140**, 638–40).

Many different types of pathological lesions may be encountered in the brain and spinal cord of children infected by HIV-1. More than one pathological process may be present at any given time accounting for complex symptoms or multiphasic illness, which will influence the neuropathological findings. It is important to note that children of intravenous-drug abusers may suffer neurological damage unrelated to HIV, due to the effects of drug exposure, or to sub-optimal health care in the perinatal period.

The main pathological lesions described in this chapter are: HIV encephalitis/myelitis, HIV leucoencephalopathy, basal ganglia mineralization, cortico-spinal tract degeneration, vacuolar myelopathy, opportunistic infections, lymphomas, vascular lesions (including haemorrhages, arteriopathy, infarcts), and miscellaneous lesions. In terms of pathogenesis these lesions may be classified, similarly to adults, into four categories.

(1) directly related to HIV (HIV-specific). For example, HIV encephalitis/myelitis, HIV leucoencephalopathy;
(2) likely to be related to HIV (HIV-associated). For example, vacuolar myelopathy, basal ganglia calcification, arteriopathy, and some vascular lesions;
(3) related to immunosuppression. For example, opportunistic infections, lymphomas;
(4) miscellaneous. For example, infarcts, Wernicke's encephalopathy.

Le SIDA est bien moins fréquent chez l'enfant que chez l'adulte; dans les plus grandes séries, les cas pédiatriques ne représentent que 1–5 pour cent. Aux USA, environ 80 pour cent des enfants atteints du SIDA ont été infectés 'verticalement' par leur mère. Le principal facteur de risque est la toxicomanie intraveineuse chez l'un des parents. Les infections postnatales par injection de sang ou de dérivés sanguins, ou utilisation d'instruments contaminés, pour les vaccinations par exemple, constituent l'autre mode important de contamination. Une transmission postnatale par le lait maternel est aussi possible. Enfin, les enfants vivant dans certains pays d'endémie comme Haïti ou l'Afrique Centrale représentent un groupe à risque même en l'absence de toxicomanie intraveineuse chez l'un des parents (pour revues voir Nicholas *et al.*, *Pediatrics* 1989, **83**, 293–308; Van de Perre *et al.*, *New Engl. J. Med.* 1991, **325**, 593–8).

Les complications neurologiques sont très fréquentes chez les enfants atteints du SIDA (Belman *et al.*, *Ann. Neurol.* 1985, **18**, 560–6; Epstein *et al.*, *Pediatrics* 1986, **78**, 678–87; Keohane et Gray, *Ir. J. Med. Sci.* 1991, **160**, 277–81), qu'ils aient été infectés *in utero* (infection à VIH congénitale) ou après la naissance. Alors que chez l'adulte, les lésions du SNC sont principalement dues à des infections opportunistes, chez l'enfant, elles sont le plus souvent directement liées à la présence du VIH dans le cerveau ou la moelle épinière (Sharer *et al.*, *Human Pathol.* 1986, **17**, 271–84). Les infections opportunistes et les lymphomes du SNC en rapport avec l'immunodépression, sont rares chez les enfants (Dickson *et al.*, *APMIS* 1989 (Suppl. 8), 40–57).

Un problème important, chez l'enfant infecté par le VIH, est le retentissement de l'infection intra-utérine sur le développement cérébral, en particulier sur la myélinisation, aussi bien dans la période ante-natale que post-natale. Actuellement, il ne semble pas que le développement cérébral *in utero* soit perturbé; en revanche, on peut observer un retard de la myélinisation post-natale dans le cerveau (Sharer *et al.*, *Human Pathol.* 1986, **17**, 271–84), et dans la moelle (Dickson *et al.*, *Neurology* 1989, **39**, 277–35). L'existence d'une embryopathie spécifique du SIDA est très discutée bien que le VIH ait été incriminé à l'origine d'un syndrome dysmorphique comportant des malformations craniofaciales caractéristiques, un retard de croissance, et une microcéphalie (Marion *et al.*, *AJDC* 1986, **140**, 638–40).

De multiples lésions, de nature différente, peuvent être observées dans le cerveau et la moelle d'enfants infectés par le VIH–1, et l'association de plusieurs processus pathologiques, successivement ou simultanément, n'est pas rare, rendant compte de la complexité des symptômes, de l'évolution souvent multiphasique, et des fréquentes difficultés d'interprétation des aspects neuropathologiques. Il est important de souligner que les enfants de toxicomanes peuvent présenter, en outre, des troubles neurologiques non liés à l'infection à VIH mais aux effets de la drogue elle-même, ou à de mauvaises conditions sanitaires en période périnatale.

Dans ce chapître, nous décrirons successivement les principales lésions du SNC observées chez les enfants atteints du SIDA: encéphalite et ou myélite à VIH, leucoencéphalopathie du VIH, minéralisation des noyaux gris centraux, dégénérescence du faisceau pyramidal, myélopathie vacuolaire, infections opportunistes, lymphomes, lésions vasculaires (hémorragies, artériopathies, infarctus) et lésions diverses. D'un point de vue étiopathogénique, comme chez l'adulte, on peut distinguer quatre catégories de lésions.

(1) des lésions directement liées à l'infection à VIH ou lésions spécifiques du VIH (encéphalite et myélite à VIH, leuco-encéphalopathie du VIH),
(2) des lésions probablement liées à l'infection à VIH ou lésions associées au VIH (myélopathie vacuolaire, minéralisation des noyaux gris centraux, certaines artériopathies, et lésions vasculaires),
(3) des lésions secondaires à l'immunodépression (infections opportunistes et lymphomes),
(4) des lésions diverses répondant à d'autres causes qui ne sont pas toujours parfaitement connues (infarctus, encéphalopathie de Wernicke).

HIV encephalitis

Encéphalite à VIH

The most common clinical manifestation of CNS involvement in HIV-1-infected children is a progressive encephalopathy, termed 'HIV-1-associated progressive encephalopathy of childhood', which may occur at any stage of the disease but is commonest in the later stages when children are severely immunosuppressed. There is usually delayed acquisition of milestones, apathy, spastic quadriparesis, and convulsions. While signs may remain static for many months, the disease usually has a progressive downhill course. Radiological examination reveals brain atrophy and prominent calcification, especially of the basal ganglia.

The brains of these children usually are of reduced weight. Histological examination often shows HIV encephalitis with multiple disseminated foci of microglia, macrophages, and multinucleated giant cells (MGCs) in the white matter and deep grey matter. HIV antigens or nucleic acids may be demonstrated in macrophages or MGCs by immunocytochemistry and *in-situ* hybridization, and viral genome can be identified by polymerase chain reaction (PCR). However, fewer cells are positive by immunocytochemistry for HIV antigens in children than in adults (Kure *et al., Acta Neuropathol.* 1990, **80**, 393–400). MGCs are often scanty and difficult to find, and close clinicopathological correlation is not always evident (Vazeux *et al., Am. J. Pathol.* 1992, **140**, 137–44). Perivascular inflammatory cell infiltrates are a feature in some children with HIV-1 infection and are more common than in adults (Sharer and Cho (1989). In *Progress in AIDS pathology*, Vol. 1 (eds. H. Rotterdam, P.R. Meyer, S.C. Sommers, and P. Racz, pp. 131–42. Field and Woods, Philadelphia). Occasionally, necrosis occurs in HIV encephalitis. In these cases, numerous macrophages and MGCs producing HIV are found in the necrotic lesions (Giangaspero *et al., Acta Neuropathol.* 1989, **78**, 662–5). While HIV-induced necrosis is possible, it is also possible that the necrosis occurs as the primary event, for example from ischaemia, with subsequent migration of HIV-containing macrophages into the necrotic regions.

Chez les enfants, la plus fréquente des manifestations neurologiques en rapport avec l'infection à VIH-1 est une encéphalopathie progressive appellée 'Encéphalopathie progressive infantile associée au VIH-1'. Elle peut survenir à n'importe quel stade de la maladie, mais est plus fréquente aux stades tardifs, chez les enfants ayant une immunodépression sévère. Elle associe en règle un retard psychomoteur, une apathie, une quadriparésie spastique, et des convulsions. Bien que les troubles puissent rester stables pendant plusieurs mois, l'évolution est habituellement progressivement défavorable. L'examen radiologique montre une atrophie cérébrale et des calcifications intracérébrales particulièrement marquées dans les noyaux gris centraux.

A l'examen neuropathologique, on constate habituellement une atrophie cérébrale et l'examen microscopique montre le plus souvent une encéphalite à VIH caractérisée par de multiples foyers de cellules microgliales, macrophages, et CGMs, disséminés dans la substance blanche et les noyaux gris profonds. Les antigènes ou acides nucléiques du VIH peuvent être mis en évidence dans les macrophages et CGMs par immunocytochimie ou hybridation *in situ*, et la présence du génome viral peut être démontrée par la méthode de la polymerase chain reaction (PCR). Cependant, chez l'enfant, les cellules exprimant les antigènes du VIH sont beaucoup moins abondantes que chez l'adulte (Kure *et al., Acta Neuropathol.* 1990, **80**, 393–400), les CGMs sont souvent peu nombreuses et difficiles à trouver, et les corrélations clinicopathologiques peuvent être difficiles (Vazeux *et al., Am. J. Pathol.* 1992, **140**, 137–44). Des infiltrats inflammatoires périvasculaires peuvent parfois s'observer et semblent plus fréquents chez l'enfant que chez l'adulte (Sharer et Cho (1989). Dans *Progress in AIDS pathology*, Vol. 1 (ed. H. Rotterdam, P.R. Meyer, S.C. Sommers, et P. Racz, pp. 131–42. Field et Woods, Philadelphia). Des foyers de nécrose contenant de nombreux macrophages et CGMs exprimant les antigènes du VIH ont été décrits dans quelques cas (Giangaspero *et al., Acta Neuropathol.* 1989, **78**, 662–5). Il est possible que cette nécrose soit directement liée à l'infection par le VIH; cependant, elle pourrait aussi être due à une autre cause, par exemple vasculaire, la migration de macrophages contenant le VIH vers le foyer nécrotique étant secondaire.

Fig. 329
HIV encephalitis Macroscopic appearance of brain in a
one-year-old child with clinical HIV-1-associated
progressive encephalopathy, showing atrophy and marked
ventricular dilatation.

Encéphalite à VIH Aspect macroscopique du cerveau
chez un enfant de un an présentant une encéphalopathie
progressive associée au VIH-1. Notez l'atrophie cérébrale
et la dilatation ventriculaire.

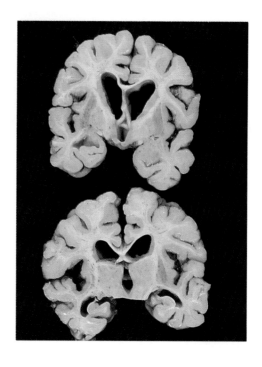

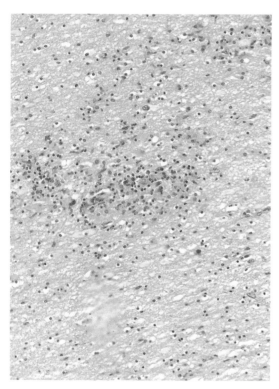

Fig. 330
HIV encephalitis (microscopic appearance) Microglial nodules composed
of macrophages and microglial cells in the white matter. Child aged four
years with transfusion-acquired AIDS and progressive encephalopathy.
H and E.

Encéphalite à VIH (aspect microscopique) Nodule microglial composé de
cellules microgliales et de macrophages dans la substance blanche d'un
enfant de quatre ans ayant un SIDA post-transfusionnel et présentant
une encéphalopathie progressive. H et E.

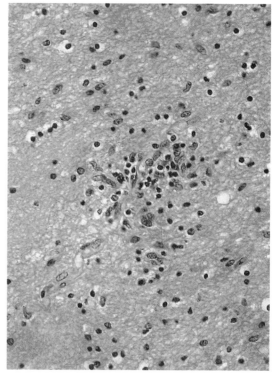

Fig. 331
HIV encephalitis Microglial nodule vessel in a child with maternally
transmitted infection. H and E.

Encéphalite à VIH Nodule microglial chez un enfant ayant une
infection à VIH-1 transmise par sa mère. H et E.

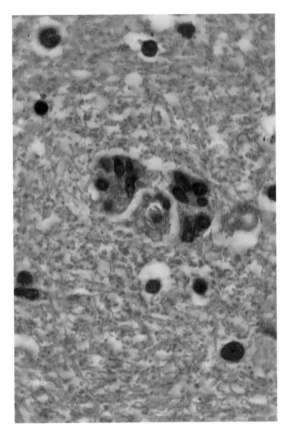

Fig. 332
HIV encephalitis   Multinucleated giant cells around a
blood vessel. H and E.

Encéphalite à VIH   Cellules géantes multinucléées
périvasculaires. H et E.

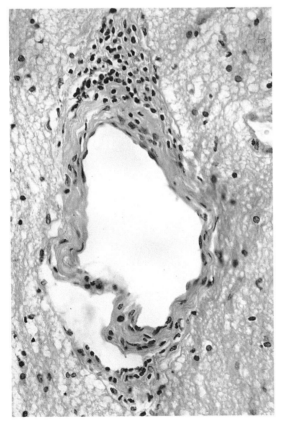

Fig. 333
HIV encephalitis   Perivascular inflammatory infiltration,
predominantly composed of mononuclear cells, around a
subependymal vessel. Child aged four years with HIV-1-
associated progressive encephalopathy. H and E.

Encéphalite à VIH   Infiltrat inflammatoire périvasculaire
composé essentiellement de cellules mononucléées dans la
région sous-épendymaire. Enfant de quatre ans présentant
une encéphalopathie progressive associée au VIH-1.
H et E.

HIV myelitis

Myélite à VIH

Although more commonly found in the brain, microglial and inflammatory cell infiltration, with or without MGCs and containing HIV antigens, may also be found in the spinal cord (Dickson *et al.*, *Neurology* 1989, **39**, 227–35; Sharer *et al.*, *Neuropathol. Appl. Neurobiol.* 1990, **16**, 317–33). HIV myelitis rarely causes clinical symptoms.

Des nodules microgliaux et infiltrats inflammatoires, avec ou sans CGMs, et contenant des cellules exprimant les antigènes du VIH peuvent aussi être observés dans la moelle, moins fréquemment cependant que dans l'encéphale (Dickson *et al.*, *Neurology* 1989, **39**, 227–35; Sharer *et al.*, *Neuropathol. Appl. Neurobiol.* 1990, **16**, 317–33). La myélite à VIH est le plus souvent asymptomatique.

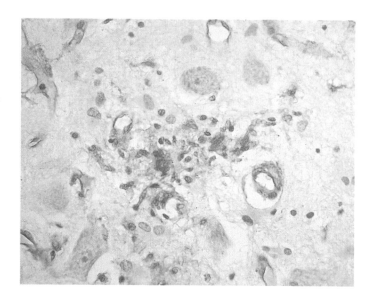

Fig. 334
HIV myelitis   Microglial nodule in the spinal cord anterior horn. RCA lectin stain.

Myélite à VIH   Nodule microglial dans la corne antérieure de la moelle. RCA lectine.

HIV leucoencephalopathy

Leucoencéphalopathie du VIH

Diffuse white matter damage is not uncommon in childhood AIDS, and is usually present with HIV encephalitis, in cases with clinical HIV-1-associated progressive encephalopathy of childhood. Magnetic resonance imaging (MRI) shows an abnormal signal in T2 weighted images. On gross examination the white matter may appear relatively normal, but myelin stains show severe myelin pallor. Histological examination shows diffuse reactive astrocytosis, and HIV-containing macrophages or MGCs may be present in the white matter. Cytokines such as Interleukin 1, Interleukin 6, and tumour necrosis factor, released from chronically infected microglia/macrophages, may be partly responsible for damage to myelin (Dickson *et al.*, *Lab. Invest.* 1991, **64**, 135–56). Delayed normal myelination in these chronically ill, often malnourished children is also likely.

Des lésions diffuses de la substance blanche ne sont pas rares chez les enfants atteints du SIDA, en particulier lorsqu'il existe une infection productive par le VIH, et dans des cas ayant présenté une encéphalopathie progressive infantile. L'imagerie en résonance magnétique (IRM) montre habituellement un hyposignal de la substance blanche sur les séquences pondérées en T2. A l'examen macroscopique la substance blanche peut sembler grossièrement normale mais les colorations spécifiques révèlent la pâleur myélinique. A l'examen microscopique, on note, en outre, une gliose astrocytaire réactive et, parfois, des macrophages mono- ou multinucléés dans la substance blanche. Ces lésions pourraient, au moins en partie, être la conséquence de la libération de cytokines, Interleukine 1, Interleukine 6, et TNF, par les cellules microgliales ou macrophages infectés de façon chronique (Dickson *et al.*, *Lab. Invest.* 1991, **64**, 135–56). Il est probable aussi que chez ces enfants dont l'état général est souvent précaire, il existe un retard de myélinisation.

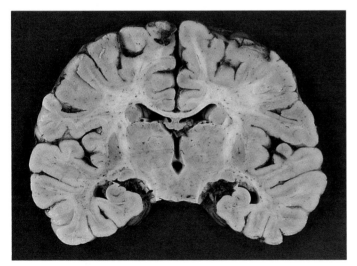

Fig. 335
HIV leucoencephalopathy   Macroscopic appearance of the brain of a 13-month-old child with HIV-1-associated progressive encephalopathy. Coronal slice at the level of the mid-thalamus showing reduction and pallor of the white matter. There is mild atrophy.

Leucoencéphalopathie du VIH   Aspect macroscopique de l'encéphale chez un enfant de 13 mois présentant une encéphalopathie progressive associée au VIH-1. Coupe vertico-frontale des hémisphères cérébraux passant par la partie moyenne du thalamus montrant l'aspect grisâtre de la substance blanche. Il existe de plus une atrophie sous-corticale modérée.

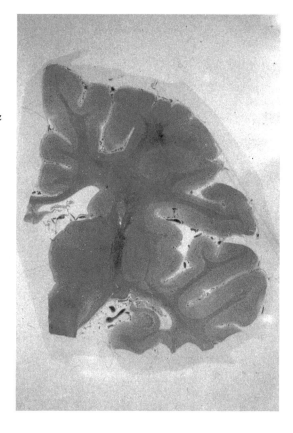

Fig. 336
HIV leucoencephalopathy (same case as Fig. 335) Loyez-stained celloidin preparation shows more clearly severe pallor of myelin.

Leucoencéphalopathie du VIH (même cas que Fig. 335) La coloration myélinique par la laque hématoxylique de Loyez montre mieux la perte myélinique sévère.

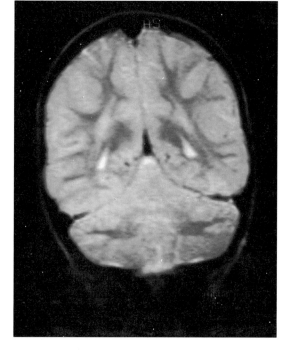

Fig. 337
HIV leucoencephalopathy MRI T2 showing large, symmetric, abnormal high intensity signals in the periventricular white matter of a five-year-old boy with moderate immunodeficiency and HIV-1-associated progressive encephalopathy.
(Courtesy of Pr. M. Tardieu, Le Kremlin Bicêtre)

Leucoencéphalopathie du VIH IRM T2 montrant de large zones mal limitées d'hypersignal dans la substance blanche périventriculaire chez un garçon de cinq ans ayant un déficit immunitaire modéré et une encéphalopathie progressive associée au VIH-1.
(Cliché dû à l'amabilité du Pr. M. Tardieu, Le Kremlin Bicêtre)

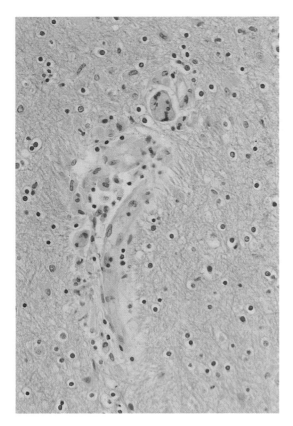

Fig. 338
HIV leucoencephalopathy (microscopic appearance) Section showing MGCs around white matter blood vessels. H and E.

Leucoencéphalopathie du VIH (aspect microscopique) Présence de CGMs autour d'un vaisseau de la substance blanche. H et E.

Fig. 339
HIV leucoencephalopathy (microscopic appearance) Immunostaining of GFAP shows diffuse astrocytic proliferation at the grey–white matter junction in a 23-month-old child with severe immunosuppression and encephalopathy. PAP.

Leucoencéphalopathie du VIH (aspect microscopique) Immunomarquage de la GFAP montrant la prolifération astrocytaire diffuse à la jonction cortico-sous-corticale chez un enfant de 23 mois ayant un déficit immunitaire sévère et une encéphalopathie. PAP.

Fig. 340
HIV leucoencephalopathy (microscopic appearance)
Immunostaining of GFAP shows subpial gliosis in an 11-month-old child with severe encephalopathy. PAP.

Leucoencéphalopathie du VIH (aspect microscopique)
Immunomarquage de la GFAP montrant la gliose sous-piale chez un enfant de 11 mois présentant une encéphalopathie sévère. PAP.

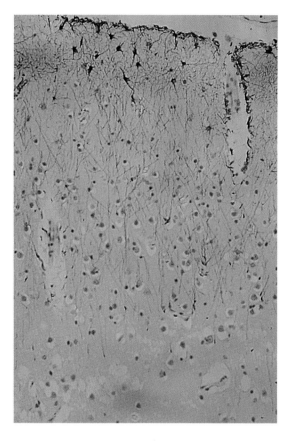

Fig. 341
HIV leucoencephalopathy (microscopic appearance)
Immunostaining of GFAP, at higher magnification, shows enlarged astrocytes with fibrillary processes in the white matter. PAP

Leucoencéphalopathie du VIH (aspect microscopique)
Immunomarquage de la GFAP à plus fort grandissement montrant la présence, dans la substance blanche, d'astrocytes volumineux avec des prolongements fibrillaires. PAP.

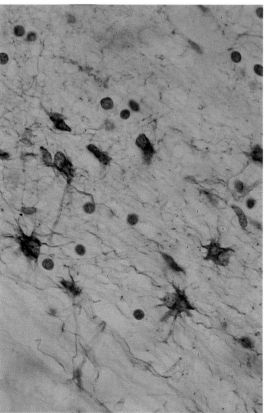

Basal ganglia mineralization

Dépôts minéraux dans les noyaux gris

Cerebral deposition of calcium and iron, in particular in the basal ganglia, is a prominent feature of the majority of children with AIDS (Belman *et al.*, *Neurology* 1986, **36**, 1192–9). It was found in over 90 per cent of children in one autopsy study (Sharer, *J. Neuropathol. Exp. Neurol.* 1992, **51**, 3–11). It is easily seen on neuroimaging. Mineralization is not confined to the basal ganglia and is often also present in the frontal white matter. Histological examination reveals that the mineralized deposits are present both in the blood vessel walls and in the parenchyma. There is usually no inflammatory response, tissue destruction, or evidence of an active vasculitis. HIV encephalitis may be present elsewhere in the same brain.

Mineralization is slightly commoner in older children and sequential CT examination demonstrates an increase in the amount of mineralization over time. It therefore may be a feature of chronic infection. Basal ganglia calcification may occur in non-AIDS (for example, in congenital rubella), so it is not pathognomonic of HIV infection. It could reflect dystrophic calcification at the site of prior blood–brain barrier disruption and vascular damage. A marked astrocytic proliferation may sometimes be seen, centred around basal ganglia blood vessels, in AIDS children.

La présence de dépôts calciques et ferriques intracérébraux, en particulier dans les noyaux gris, est un des aspects les plus fréquemment rencontrés dans le SIDA pédiatrique (Belman *et al.*, *Neurology* 1986, **36**, 1192–9). Ces lésions étaient présentes dans plus de 90 pour cent des cas dans une série autopsique (Sharer, *J. Neuropathol. Exp. Neurol.* 1992, **51**, 3–11). Elles sont facilement mises en évidence sur les examens radiologiques. Les dépôts minéraux n'intéressent pas uniquement les noyaux gris mais sont parfois présents aussi dans la substance blanche frontale. Histologiquement, ces dépôts siègent à la fois dans les parois vasculaires et le parenchyme cérébral. Ils sont habituellement isolés sans réaction inflammatoire, nécrose tissulaire, ou vascularite évolutive. Cependant, des lésions d'encéphalite à VIH peuvent être observées à distance.

Les dépôts minéraux sont un peu plus fréquents chez les enfants plus agés et les scanners itératifs ont montré que l'abondance des dépôts augmentait progressivement ce qui laisse penser qu'ils pourraient être liés à l'infection chronique. Des calcifications des noyaux gris centraux peuvent survenir en dehors du SIDA (par exemple dans la rubéole congénitale); elles ne sont donc pas pathognomoniques de l'infection à VIH. Elles pourraient correspondre à une minéralisation cicatricielle, secondaire à une lésion vasculaire avec rupture de la barrière hémato-encéphalique. Il faut noter qu'une prolifération astrocytaire marquée, angiocentrique est parfois observée dans les noyaux gris centraux chez les enfants atteints du SIDA.

Fig. 342
Basal ganglia mineralization CT scan without contrast of an eight-month-old infant with severe immunodeficiency showing bilateral calcification in the basal ganglia. Enlargement of the sulcal spaces, reflecting atrophy, is also apparent.
(Courtesy of Pr. M. Tardieu, Le Kremlin Bicêtre)

Dépôts minéraux dans les noyaux gris Scanner sans injection chez un enfant de 8 mois ayant un déficit immunitaire sévère, montrant des calcifications bilatérales et symétriques dans les noyaux gris centraux. Notez l'existence d'une atrophie cérébrale avec élargissement des sillons.
(Cliché dû à l'amabilité du Pr. M. Tardieu, Le Kremlin Bicêtre)

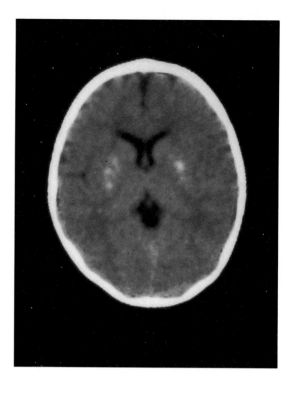

Fig. 343
Basal ganglia mineralization Calcified nodules in the parenchyma. Child aged four months with maternally transmitted HIV-1 infection. H and E.

Dépôts minéraux dans les noyaux gris Nodule calcifié intraparenchymateux chez un enfant de quatre mois ayant une infection à VIH-1 congénitale. H et E.

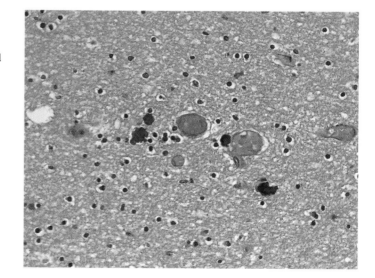

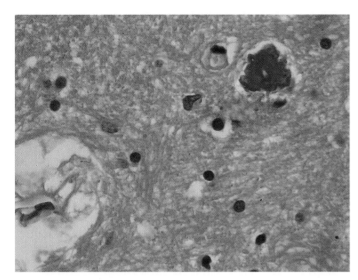

Fig. 344

Basal ganglia mineralization   Calcification in the frontal white matter. Note the absence of tissue destruction and lack of inflammation. The blood vessel (left) is surrounded by a dilated perivascular space due to atrophy. H and E.

Dépôt minéraux dans les noyaux gris   Calcifications dans la substance blanche frontale. Notez l'absence de destruction tissulaire et de réaction inflammatoire. Notez la dilatation de l'espace périvasculaire (à gauche) traduisant l'atrophie cérébrale. H et E.

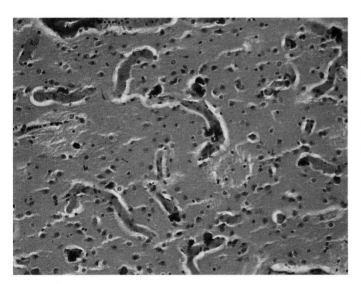

Fig. 345

Basal ganglia mineralization   Nodular calcified deposits in and around blood vessel walls in the basal ganglia. Child aged four years with HIV-1-associated progressive encephalopathy. H and E.

Dépôts minéraux dans les noyaux gris   Dépôts calciques nodulaires dans la paroi vasculaire et le parenchyme périvasculaire des noyaux gris centraux, chez un enfant de quatre ans présentant une encéphalopathie progressive associée au VIH-1. H et E.

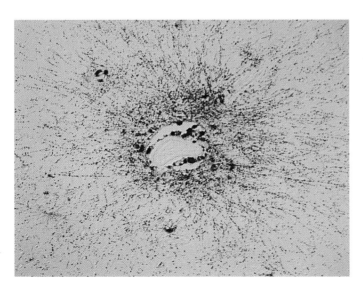

Fig. 346

Basal ganglia gliosis   Immunostaining of GFAP shows marked gliosis around basal ganglia blood vessel. PAP.

Gliose des noyaux gris   Immunomarquage de la GFAP montrant une gliose marquée angiocentrique autour d'un vaisseau des noyaux gris centraux. PAP.

189

Cortico-spinal tract degeneration

Dégénérescence du faisceau pyramidal

Bilateral pyramidal tract signs are frequent in paediatric AIDS. They are often progressive and may lead to spastic quadriparesis (Dickson *et al.*, *Neurology* 1989, **39**, 227–35). Degeneration of the cortico-spinal tracts (CST) in the absence of inflammatory infiltrates or evidence of local presence of HIV is the commonest pathological finding. CST degeneration may be due to delayed myelination, to injury to newly formed myelin, or to secondary Wallerian degeneration consequent to severe HIV-induced white matter damage in the cerebral hemispheres or brain stem.

Un syndrome pyramidal bilatéral est fréquemment observé chez les enfants atteints du SIDA. Il est habituellement d'évolution progressive aboutissant à une quadriparésie spastique (Dickson *et al.*, *Neurology* 1989, **39**, 227–35). L'examen neuropathologique montre le plus souvent une dégénérescence du faisceau pyramidal sans signe inflammatoire, où le VIH ne peut être mis en évidence. Cette dégénérescence pyramidale peut résulter d'un trouble de la myélinogénèse, retard de myélinisation, ou lésion de la myéline nouvellement formée; elle peut aussi témoigner d'une dégénérescence Wallérienne consécutive à des lésions sévères de la substance blanche des hémisphères cérébraux ou du tronc cérébral, liées à l'infection à VIH.

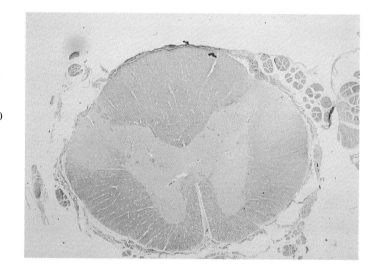

Fig. 347
Cortico-spinal tract degeneration Transverse section of the spinal cord showing severe pallor of the lateral columns, in a child aged 20 months. Luxol fast blue.

Dégénérescence du faisceau pyramidal Coupe horizontale de la moelle montrant une pâleur marquée des cordons latéraux chez un enfant de 20 mois. Bleu de Luxol.

Vacuolar myelopathy

Myélopathie vacuolaire

In contrast with adult AIDS, vacuolar myelopathy (VM) is distinctly uncommon in children (Dickson *et al.*, *Neurology* 1989, **39**, 227–35; Sharer *et al.*, *Neuropathol. Appl. Neurobiol.* 1990, **16**, 317–31). It was found in a six and a half year-old child in the former study, and in a nine-year-old in the latter, and may possibly be limited to older children. The nine-year-old also had severe HIV-1 myelitis. In two other cases, VM was associated with adjacent opportunistic infections of the spinal cord: CMV infection in one child (Dr L. Sharer, personal communication) and measles myelitis in another (Sharer *et al.*, *Neuropathol. Appl. Neurobiol.* 1990, **16**, 317–31).

Contrairement à ce que l'on observe chez l'adulte, la myélopathie vacuolaire est extrêmement rare chez l'enfant au cours du SIDA (Dickson *et al.*, *Neurology* 1989, **39**, 227–35; Sharer *et al.*, *Neuropathol. Appl. Neurobiol.* 1990, **116**, 317–31). Dans les rares cas rapportés il s'agissait d'enfants relativement agés (six ans et demi dans la série de Dickson *et al.* et neuf ans dans la série de Sharer *et al.*). Le cas de Dickson *et al.* avait aussi une myélite à VIH-1 sévère. Dans deux autres cas, la myélopathie vacuolaire co-existait avec une infection opportuniste de la moelle, myélite à CMV dans l'un (Dr L. Sharer, communication personnelle) et myélite morbilleuse dans l'autre (Sharer *et al.*, *Neuropathol. Appl. Neurobiol.* 1990, **16**, 317–31).

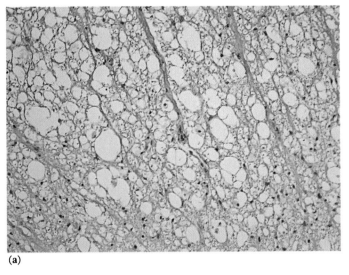 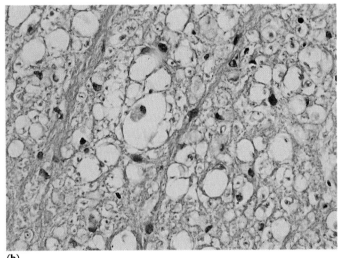

(a) (b)

Fig. 348
Vacuolar myelopathy (a) Transverse section of the thoracic cord showing marked vacuolation, particularly of the lateral columns in a six-year-old girl with severe lower limb weakness and spasticity. H and E. (b) Higher magnification shows numerous vacuoles in the lateral columns and the presence of a macrophage (centre) within a vacuole. H and E. (Courtesy of Dr L.R. Sharer, Newark)

Myélopathie vacuolaire (a) Coupe horizontale de la moelle dorsale montrant des lésions vacuolaires sévères, particulièrement abondantes dans les cordons latéraux, chez une fillette de six ans présentant une faiblesse et une spasticité des membres inférieurs. H et E. (b) A plus fort grandissement on voit mieux les nombreuses vacuoles dans les cordons latéraux. Notez la présence d'un macrophage à l'intérieur d'une vacuole (au centre). H et E. (Cliché dû à l'amabilité du Dr L.R. Sharer, Newark)

Opportunistic infections

Infections opportunistes

Opportunistic infections of the CNS are rare in paediatric AIDS, but viral, bacterial (including mycobacterial), fungal, and parasitic infections may all occur. The relative lack of opportunistic infections in children when compared with adults may reflect the limited exposure of children to the range of infectious agents which are encountered in adults with AIDS. Opportunistic infections may be associated with HIV encephalitis, other opportunistic infections, or another CNS complications such as lymphomas.

Les infections opportunistes du SNC sont rares au cours du SIDA pédiatrique, cependant des infections virales, bactériennes (y compris mycobactériennes), mycotiques, ou parasitaires ont été observées. La relative rareté de ces infections chez l'enfant contrastant avec leur grande fréquence chez l'adulte, tient peut-être à la moindre exposition des enfants aux différents agents infectieux observés chez les sidéens adultes. Les infections opportunistes peuvent être associées à une encéphalite à VIH, à d'autres infections opportunistes, ou d'autres affections du SNC comme les lymphomes.

Viral infections

Infections virales

Cytomegalovirus

Cytomegalovirus (CMV) is the most frequently reported opportunistic infection of the CNS in children (Kozlowski *et al.*, (1990). In: *Brain in pediatric AIDS* (ed. P. B. Kozlowski, D. A. Snider, P. M. Vietze, and H. M. Wisniewski), pp. 132–46. Karger, Basel) and may be due either to reactivation and dissemination of a congenital CMV infection, or exposure to CMV after birth. The pattern of CMV encephalitis in AIDS children differs from congenital CMV encephalitis, in which the lesions are already manifest at birth and include microcephaly, periventricular calcifications, and polymicrogyria. CMV encephalitis in paediatric AIDS is usually associated with systemic CMV infection. It may be clinically manifest as encephalopathy, and characterized pathologically by diffuse micronodular encephalitis. However, the CNS involvement may also be clinically silent, and pathological lesions with scattered single cytomegalic cells are found only at autopsy. HIV encephalitis may co-occur with CMV encephalitis (Bélec *et al.*, *Neuropediatrics* 1990, **21**, 124–9). CMV myelitis may also occur; it is usually associated with an encephalitis.

Cytomégalovirus (CMV)

L'infection à CMV est la moins rare des infections opportunistes du SNC chez l'enfant (Kozlowski *et al.* (1990). In: *Brain in pediatric AIDS* (ed. P. B. Kozlowski, D. A. Snider, P. M. Vietze, and H. M. Wisniewski), pp. 132–46. Karger, Basel) et peut être due à la réactivation et la dissémination d'une infection congénitale ou à une infection postnatale. Elle diffère de l'encéphalite congénitale à CMV dont les lésions, manifestes dès la naissance, associent une microcéphalie, des calcifications périventriculaires, et une polymicrogyrie. L'encéphalite à CMV chez l'enfant sidéen survient habituellement au cours d'une infection généralisée. Elle peut déterminer une encéphalopathie cliniquement manifeste avec, à l'examen neuropathologique, une encéphalite micronodulaire diffuse. Cependant, l'encéphalite à CMV peut être cliniquement muette, découverte à l'autopsie, et caractérisée par une dissémination de cellules cytomégaliques isolées. L'association d'une encéphalite à VIH et d'une encéphalite à CMV a été rapportée dans quelques cas (Bélec *et al.*, *Neuropediatrics* 1990, **21**, 124–9). Une atteinte médullaire peut aussi survenir, généralement associée à une encéphalite.

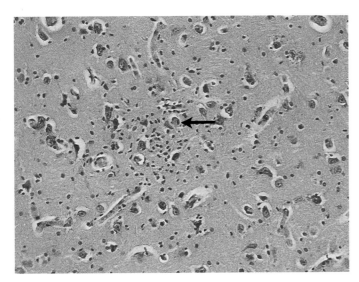

Fig. 349
CMV encephalitis Microglial nodule in the hemispheric cortex, with a central cytomegalic cell (arrow). The 13 month-old boy, whose parents were intravenous drug addicts, had a severe progressive encephalopathy and, at autopsy, showed evidence of both HIV encephalitis and CMV encephalitis. H and E.
(Courtesy of Dr R. Grillo, Rome)

Encéphalite à CMV Nodule microglial contenant en son centre, une cellule cytomégalique (flèche), chez un enfant de 13 mois, né de deux parents toxicomanes, ayant présenté une encéphalopathie progressive sévère, et ayant, à l'examen neuropathologique, une encéphalite à CMV et à VIH. H et E.
(Cliché dû à l'amabilité du Dr R. Grillo, Rome)

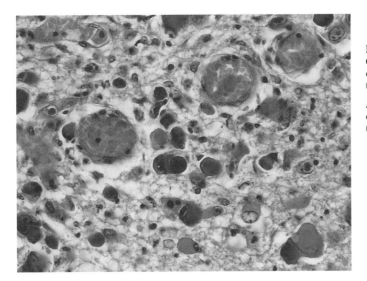

Fig. 350
CMV encephalitis (same case as Fig. 349) Large aggregate of cytomegalic cells in the periventricular white matter. H and E.
(Courtesy of Dr R. Grillo, Rome)

Encéphalite à CMV (même cas que Fig. 349) Volumineux amas de cellules cytomégaliques dans la région périventriculaire. H et E.
(Cliché dû à l'amabilité du Dr R. Grillo, Rome)

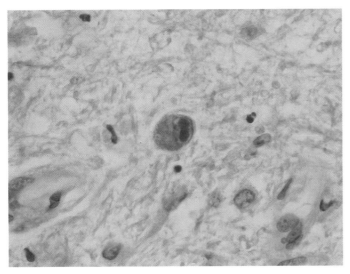

Fig. 351
CMV encephalitis Single cell containing a typical intranuclear inclusion in an 11-month-old child with both HIV encephalitis and CMV encephalitis. H and E.

Encéphalite à CMV Cellule cytomégalique isolée chez un enfant de 11 mois ayant à la fois une encéphalite à VIH et une encéphalite à CMV. H et E.

Fig. 352
CMV myelitis   Two microglial nodules, the lower one including a cytomegalic cell, may be seen adjacent to the central canal in the lumbar cord of a child aged six years with AIDS. H and E.
(Courtesy of Dr L. R. Sharer, Newark)

Myélite à CMV   Présence de deux nodules microgliaux, dont l'un, en bas, contient une cellule cytomégalique, au voisinage du canal épendymaire, dans la moelle lombaire d'un enfant sidéen de six ans. H et E.
(Cliché dû à l'amabilité du Dr L. R. Sharer, Newark)

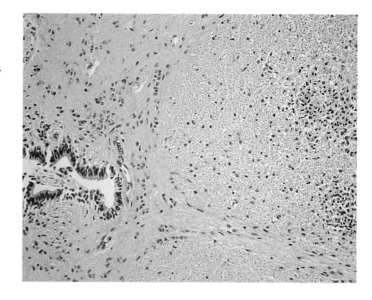

Fig. 353
CMV myelitis (same case as Fig. 352)   Higher magnification shows microglial and mononuclear cells and a large cell (bottom right) with an intranuclear inclusion. H and E.
(Courtesy of Dr L. R. Sharer, Newark)

Myélite à CMV (même cas que Fig. 352)   Plus fort grandissement montrant les cellules microgliales et mononucléées ainsi qu'une cellule contenant une inclusion intranucléaire (en bas, à droite). H et E.
(Cliché dû à l'amabilité du Dr L. R. Sharer, Newark)

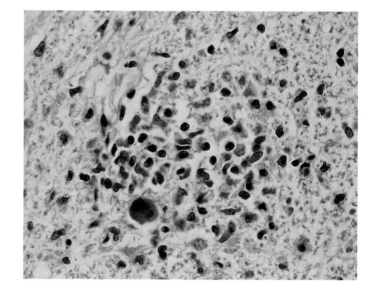

Measles infection

Disseminated measles encephalitis or myelitis is very rare, and may in some cases follow measles immunization. Measles encephalitis in AIDS is rapidly progressive. The brain shows numerous inclusion-bearing cells in both grey and white matter and in many different cells types. Measles myelitis with relative sparing of the brain has also been described (Sharer *et al.*, *Neuropathol. Appl. Neurobiol.* 1990, **16**, 317–31).

Infection à virus de la rougeole

Les encéphalites ou myélites à virus morbilleux sont extrêmement rares chez les enfants atteints du SIDA; dans certains cas, elles sont survenues au décours d'une vaccination. L'encéphalite morbilleuse détermine une encéphalopathie rapidement progressive. A l'examen neuropathologique, les inclusions intranucléaires sont nombreuses et intéressent différents types cellulaires. Un cas de myélite morbilleuse respectant relativement le cerveau a aussi été décrit (Sharer *et al.*, *Neuropathol. Appl. Neurobiol.* 1990, **16**, 317–31).

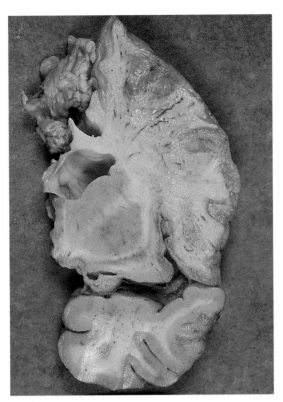

Fig. 354
Measles encephalitis (macroscopic appearance)   Coronal
section of the right cerebral hemisphere of a child aged
five years with congenital HIV infection. Measles
vaccination was given 18 months before death, with
booster six months before death. The frontal cortex shows
extensive necrosis; the white matter is less affected.

Encéphalite morbilleuse (aspect macroscopique)   Coupe
vertico-frontale de l'hémisphère cérébral droit passant par
la tête du noyau caudé. Enfant de cinq ans ayant une
infection à VIH congénitale ayant fait l'objet d'une
vaccination contre la rougeole 18 mois avant la mort avec
un rappel six mois avant la mort. Le cortex frontal est le
siège d'une nécrose massive; la substance blanche sous-
jacente est moins affectée.

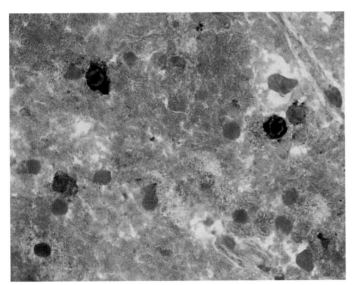

Fig. 355
Measles encephalitis   Inclusion-bearing cells stained with anti-measles
antibody (Biosoft ref 65–85 clone 49–21) in the basal ganglia. Both
cytoplasm and nucleus stain positively. APAAP.

Encéphalite morbilleuse   Immunomarquage avec un anticorps contre le
virus de la rougeole (Biosoft ref 65–85 clone 49–21) colorant
positivement les inclusions intranucléaires ainsi que le cytoplasme de
certaines cellules. APAAP.

Adenovirus encephalitis

One case of adenovirus infection co-occurring with CMV and HIV encephalitis has been observed, causing a necrotizing ependymitis (Anders *et al.*, *Pediatr. Neurosurg.* 1990, **16**, 316–20). The adenovirus inclusions were present in the nuclei of subependymal cells and often had a 'smudged' appearance, distinct from CMV inclusions.

Encéphalite à adénovirus

Un cas d'infection à adénovirus associée à une encéphalite à VIH et à CMV, déterminant une épendymite nécrosante a été observé (Anders *et al.*, *Pediatr. Neurosurg.* 1990, **16**, 316–20). Les inclusions caractéristiques des adénovirus étaient présentes dans le noyau de cellules de la région sous-épendymaire. Elles avaient souvent un aspect 'taché' différent des inclusions du CMV.

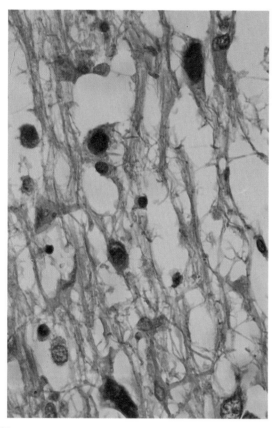

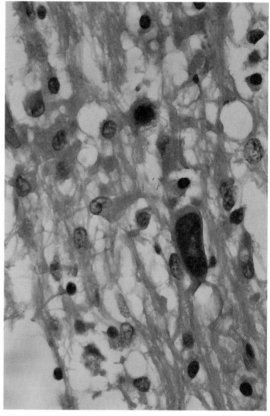

Fig. 356
Adenovirus ependymitis Child aged five years who also had HIV and CMV encephalitis. Numerous subependymal cells contain intranuclear inclusions. The ependymal lining was completely destroyed. H and E. (Courtesy of Dr H. Vinters, Los Angeles)

Ependymite à adénovirus Enfant de cinq ans ayant aussi une encéphalite à CMV et à VIH. De nombreuses cellules dans la région sous-épendymaire, contiennent des inclusions intranucléaires. Le revêtement épendymaire a complètement disparu. H et E. (Cliché dû à l'amabilité du Dr H. Vinters, Los Angeles)

Fig. 357
Adenovirus ependymitis (same case as Fig. 356) Note an enlarged abnormal cell (centre) and a cell above with 'smudged' nuclei. H and E. (Courtesy of Dr H. Vinters, Los Angeles)

Ependymite à adénovirus (même cas que Fig. 356) Présence d'une volumineuse cellule 'bizarre' (au centre) et une autre cellule (au dessus) avec des noyaux 'tachés'. H et E. (Cliché dû à l'amabilité du Dr H. Vinters, Los Angeles)

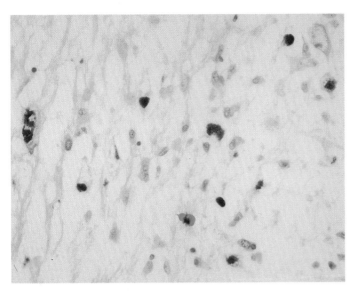

Fig. 358
Adenovirus ependymitis (same case as Fig. 356)   Positive *in situ* hybridization using a probe for adenovirus.
(Courtesy of Dr H. Vinters, Los Angeles)

Ependymite à adénovirus (même cas que Fig. 356)   Hybridation *in situ* avec une sonde pour adénovirus marquant positivement les inclusions intranucléaires.
(Cliché dû à l'amabilité du Dr H. Vinters, Los Angeles).

Bacterial infections

CNS bacterial infections are surprisingly rare, since systemic bacterial infections, especially septicaemia, occur in about 57 per cent of children with AIDS (Rubinstein, A. (1986). In *Current problems in pediatrics*, pp. 364–409. Year Book Medical Publishers, Chicago). The low incidence of bacterial infections in pathological studies is almost certainly due to successful treatment.

Infections bactériennes

Les infections bactériennes du SNC sont rares ce qui est surprenant quand on sait que des infections bactériennes, en particulier des septicémies, s'observent chez 57 pour cent des enfants atteints du SIDA (Rubinstein, A. (1986). In *Current Problems in pediatrics*, pp. 364–409. Year Book Medical Publishers, Chicago). Cette incidence basse dans les séries autopsiques est certainement liée au traitement efficace de ces infections.

Mycobacterium avium intracellular (MAI)

MAI in the CNS is rare in children but may occur in the context of diffuse MAI infection and bacteraemia. Macrophages filled with acid-fast bacilli are present in meninges and cerebral parenchyma. There is little or no inflammatory response.

Mycobacterium avium intracellulare (MAI)

La présence de MAI dans le SNC est rare chez l'enfant mais peut survenir dans le cadre d'une infection généralisée. Des macrophages bourrés de bacilles acido-alcoolo-résistants peuvent s'observer dans les méninges et le parenchyme cérébral. La réaction inflammatoire est minime ou absente.

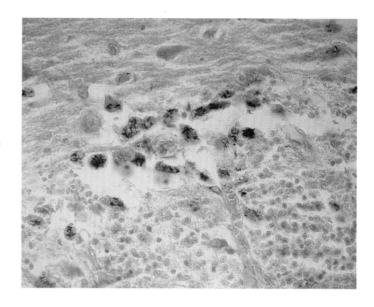

Fig. 359

MAI Infection Numerous acid-fast bacilli within the cytoplasm of macrophages around a cerebral blood vessel. The child aged six years, whose parents were intravenous drug users, had disseminated MAI at autopsy. Ziehl–Nielsen stain.

Infection à MAI Présence de très nombreux bacilles acido-alcoolo-résistants dans le cytoplasme de macrophages périvasculaires chez un enfant de six ans, né de parents toxicomanes intraveineux, qui présentait à l'autopsie une infection à MAI généralisée. Ziehl.

Mycoses

Candida albicans infection has been described only rarely in the brain of children with AIDS (Kozlowski *et al.* (1990). In *Brain in pediatric AIDS* (ed. P. B. Kozlowski, D. A. Snider, P. M. Vietze, and H. M. Wisniewski), pp. 132–46. Karger, Basel).

Mycoses

De très rares observations d'infection cérébrale à *Candida albicans* ont été rapportées chez des enfants atteints du SIDA (Kozlowski *et al.* (1990). In *Brain in pediatric AIDS* (ed. P. B. Kozlowski, D. A. Snider, P. M. Vietze, and H. M. Wisniewski), pp. 132–46. Karger, Basel).

Aspergillosis

Aspergillus infection has occurred in a few children. There may be large necrotic and partly haemorrhagic fungal abscesses, or microscopic foci. Vessel thrombosis and haemorrhage is frequent, as the fungi invade vessel walls.

Aspergillose

Une infection aspergillaire a été rapportée dans quelques cas pédiatriques. Elle détermine de volumineux abcès nécrotiques souvent hémorragiques ou des foyers microscopiques. Les thromboses vasculaires et hémorragies sont fréquentes, liées à l'invasion des parois vasculaires par le champignon.

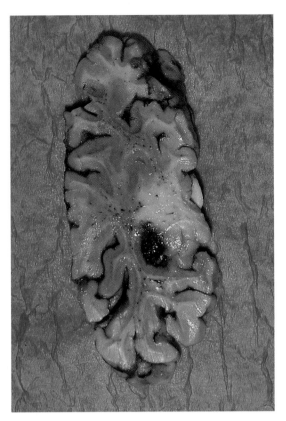

Fig. 360

Aspergillosis Coronal slice of the left posterior parietal lobe from a child aged two years with maternal transmission of HIV infection. Note marked atrophy, reduction of the white matter, and haemorrhagic subcortical fungal abscess.

Aspergillose Coupe vertico-frontale de la partie postérieure du lobe pariétal gauche chez un enfant de deux ans ayant une infection à VIH congénitale. Présence d'un abcès aspergillaire hémorragique sous-cortical. Notez en outre l'atrophie cortico-sous-corticale.

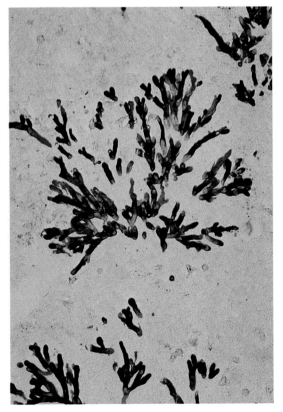

Fig. 361

Aspergillosis (same case as Fig. 360) Microscopic view showing black fungal hyphae with branches. Methenamine silver.

Aspergillose (même cas que Fig. 360) Coloration spéciale montrant les filaments mycéliens caractéristiques septés et branchés. Grocott.

Infection by parasites

Toxoplasmosis in children is distinctly uncommon, in sharp contrast to its high frequency in adults. In one case of brain toxoplasmosis, both HIV and *Toxoplasma gondii* were considered to be transmitted transplacentally, and the CNS lesions were essentially those of congenital toxoplasmosis (Cohen-Addad *et al.*, *J. Perinatol.* 1988, **8**, 328–31).

Parasitoses

La toxoplasmose cérébrale est remarquablement rare chez l'enfant ce qui contraste avec sa grande fréquence chez l'adulte. Dans un case, les infections à VIH et à toxoplasme ont été considérées comme transmises toutes deux par voie transplacentaire; les lésions cérébrales ressemblaient à celles de la toxoplasmose congénitale (Cohen-Addad *et al.*, *J. Perinatol.* 1988, **8**, 328–31).

Lymphomas

Lymphomes

Primary brain lymphomas are generally rare in children with AIDS, but they are the commonest cause of a mass lesion (Epstein *et al.*, *Pediatrics* 1988, **82**, 355–63; Dickson *et al.*, *APMIS* 1989, (Suppl. 8), 40–57; Keohane *et al.*, *Ir. J. Med. Sci.* 1991, **160**, 179–82). They are non-Hodgkin's lymphomas, of large cell type, and usually exhibit B cell markers similar to lymphomas in adult AIDS or in other immunosuppressed states. Epstein–Barr virus (EBV) is probably associated with lymphoid proliferation in the lymphoid interstitial pneumonitis in paediatric AIDS and EBV genome has been isolated in high copy numbers from both paediatric and adult CNS lymphomas in AIDS (Andiman *et al.*, *Lancet* 1985, **2**, 1390–3) (Figs 265–266).

Les lymphomes primitifs cérébraux sont rares chez l'enfant sidéen mais ils représentent cependant la première cause de lésion focale sur ce terrain (Epstein *et al.*, *Pediatrics* 1988, **82**, 355–63; Dickson *et al.*, *APMIS* 1989, (Suppl. 8), 40–57; Keohane *et al.*, *I. J. Med. Sci.* 1991, **160**, 179–82). Ce sont des lymphomes non-Hodgkiniens le plus souvent à grandes cellules et de type B comme chez les adultes atteints du SIDA, ou les autres immunodéprimés. Il est très probable que le virus d'Epstein–Barr (EBV) est associé aux proliférations lymphoïdes dans la pneumonie interstitielle lymphoïde de l'enfant atteint de SIDA; et le génome viral a été isolé en grande quantité à partir de lymphomes cérébraux chez des enfants et des adultes ayant le SIDA (Andiman *et al.*, *Lancet* 1985, **2**, 1390–3) (Figs 265–266).

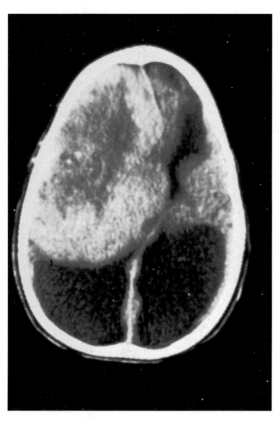

Fig. 362
Lymphoma CT scan without contrast. Huge mass occupying most of the cerebral hemisphere in a four-year-old child with AIDS. The patient also had lymphomatous involvement of the eye.
(Courtesy of Dr O. Robain, Paris)

Lymphome Scanner sans injection. Enorme masse tumorale envahissant la plus grande partie de l'hémisphère cérébral chez un enfant de quatre ans atteint du SIDA. Il existait aussi une localisation oculaire du lymphome.
(Cliché dû à l'amabilité du Dr O. Robain, Paris)

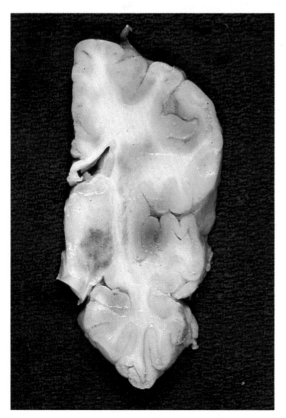

Fig. 363
Primary CNS lymphoma Coronal slice of the right half of the brain at the level of the mid thalamus. A partly necrotic mass is visible in the thalamus and smaller lesions are present in the insular cortex and hippocampus. The 20-month-old boy, whose parents were HIV positive intravenous drug users, had progressive HIV encephalopathy.

Lymphome cérébral primitif Coupe vertico-frontale de l'hémisphère cérébral droit passant par la partie moyenne du thalamus. Une tumeur en partie nécrotique siège dans le thalamus. Des lésions plus limitées intéressent l'insula et l'hippocampe. Garçon de 20 mois, né de parents toxicomanes, ayant présenté une encéphalopathie progressive associée au VIH.

Fig. 364
Primary brain lymphoma (same case as Fig. 363) Pleomorphic intermediate size lymphoid cells, some showing plasmacytoid features, with a perivascular distribution. H and E.

Lymphome cérébral primitif (même cas que Fig. 363) Prolifération tumorale angiocentrique faite de cellules lymphoïdes polymorphes, de taille intermédiaire, ayant parfois une différenciation plasmocytaire. H et E.

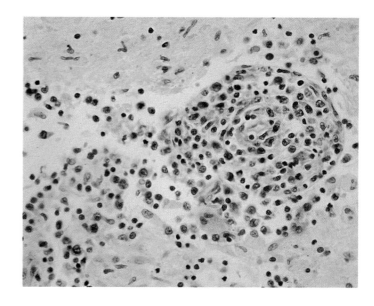

Fig. 365
Primary brain lymphoma (same case as Fig. 363) Leptomeningeal infiltration with tumour cells spreading in the Virchow–Robin spaces. H and E.

Lymphome cérébral primitif (même cas que Fig. 363) Infiltration méningée par les cellules tumorales s'étendant le long des espaces de Virchow–Robin. H et E.

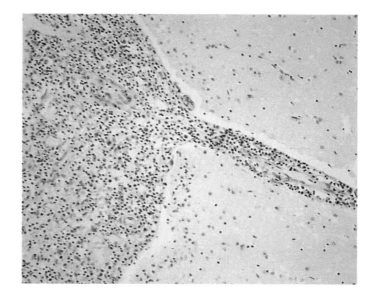

Vascular pathology

Pathologie vasculaire

Ischaemia, haemorrhages, infarcts, and arteriopathy have become increasingly recognized in paediatric AIDS.

Des lésions vasculaires diverses, hémorragies, infarctus, et lésions artérielles ont été décrites avec une fréquence croissante chez les enfants atteints du SIDA.

Arteriopathy

Marked thickening of the basal meningeal vessels, with destruction of the elastic lamina, thinning of the media, and intimal fibrous thickening may occur, leading to aneurysmal dilatation (Joshi *et al.*, *Pediatr. Pathol.* 1987, 7, 261–75; Park *et al.*, *Ann. Neurol.* 1990, **28**, 303–11). While the cause of arteriopathy has not been demonstrated, several of the children had varicella zoster skin infection (Fig. 155). In one case, this was associated with cerebral granulomatous angiitis (Frank *et al.*, *Pediatr. Neurol.* 1989, 5, 64–7), and in another, with virus-like inclusions in intimal cells. However, varicella zoster virus has not been conclusively demonstrated in the affected vessels. Other possible aetiological factors include chronic infections, especially MAI, or HIV itself which has been demonstrated by immunocytochemistry within cells in the intima and has been implicated as the cause of basal vasculitis in adult AIDS (Scaravilli *et al.*, *Arch. Pathol. Lab. Med.* 1989, **113**, 192–5) (Figs 70–71).

Artériopathies

Des altérations sévères des vaisseaux méningés de la base, comportant une destruction de la limitante élastique, un amincissement de la média, et une fibrose intimale, pouvant aboutir à la constitution de dilatations anévrysmales, ont été décrites dans plusieurs cas de SIDA infantile (Joshi *et al.*, *Pediat. Pathol.* 1987, 7, 261–75; Park *et al.*, *Ann. Neurol.* 1990, **28**, 303–11). La cause de cette artériopathie n'est pas claire. Plusieurs de ces enfants avaient présenté une varicelle (Fig. 155), associée dans un cas à une angéite granulomateuse cérébrale (Frank *et al.*, *Pediatr. Neurol.* 1989, 5, 64–7), et dans un autre à la présence d'inclusions virales dans les cellules intimales. Cependant, la présence du VZV n'a pas été démontrée de façon formelle dans les vaisseaux altérés. D'autres infections chroniques pourraient jouer un rôle à l'origine de ces lésions, en particulier le MAI ou le VIH lui-même, qui a été mis en évidence dans les cellules intimales et a été incriminé chez l'adulte à l'origine d'artériopathies de la base (Scaravilli *et al.*, *Arch. Pathol. Lab. Med.* 1989, **113**, 192–5) (Figs 70–71).

Fig. 366

Arteriopathy Basal vessels showing marked thickening of the arteries with aneurysmal dilatation in a boy aged six years, whose parents were intravenous drug abusers. He had multifocal bilateral encephalomalacia.

Artériopathie Vue inférieure du cerveau montrant un épaississement marqué des vaisseaux de la base avec dilatation anévrysmale chez un garçon de six ans dont les deux parents étaient toxicomanes intraveineux. Il avait en outre des lésions multifocales bilatérales d'encéphalomalacie.

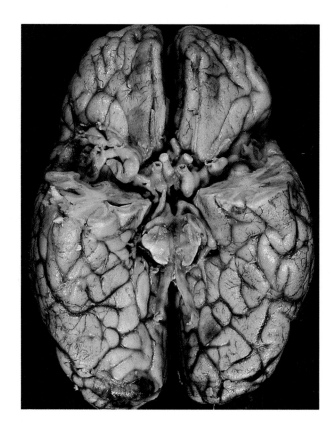

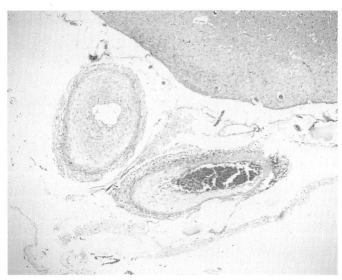

Fig. 367

Arteriopathy Marked stenosis of meningeal vessels due to thickened intima which is replaced by fibrosis (nine-year-old girl with transfusion-acquired AIDS and a VZV infection). H and E.
(Courtesy of Dr J.F. Llena, New York)

Artériopathie Sténose sévère des vaisseaux méningés de la base liée à un épaississement fibreux de l'intima, chez une fillette de neuf ans présentant un SIDA post-transfusionnel. Elle avait aussi une infection à VZV. H et E.
(Cliché dû à l'amabilité du Dr J.F. Llena, New York)

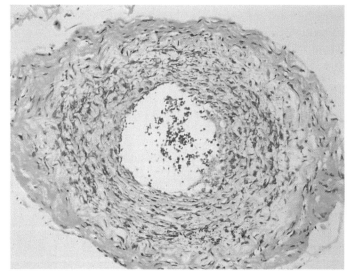

Fig. 368

Arteriopathy (same case as Fig. 367) Meningeal artery. Narrow lumen with fibrous intimal thickening and loss of internal elastic lamina. Masson trichrome.
(Courtesy of Dr J.F. Llena, New York)

Artériopathie (même cas que Fig. 367) Artère méningée présentant une sténose de la lumière liée à un épaississement fibreux de l'intima, et une disparition de la limitante élastique interne. Trichrome de Masson.
(Cliché dû à l'amabilité du Dr J.F. Llena, New York)

VASCULAR PATHOLOGY

Haemorrhages

CNS haemorrhages in children with AIDS are usually encountered in association with immune thrombocytopaenia, and range from being incidental, clinically silent, small perivascular lesions found only at autopsy, to huge fatal haemorrhages (Park *et al.*, *Ann. Neurol.* 1990, **28**, 303–11).

Hémorragies

Les hémorragies intracérébrales chez les enfants sidéens sont le plus souvent la conséquence d'une thrombopénie dysimmune. Tout peut se voir depuis les pétéchies périvasculaires limitées, cliniquement muettes et découvertes à l'autopsie, jusqu'aux hémorragies massives rapidement mortelles (Park *et al.*, *Ann. Neurol.* 1990, **28**, 303–11).

Infarcts/Leigh-like changes

Non-haemorrhagic infarcts have been described in six or seven children with stroke (Park *et al.*, *Ann. Neurol.* 1990, **28**, 303–11). In two children the infarcts were associated with arteriopathy of the Circle of Willis or large meningocerebral arteries (see above).

Capillary proliferation similar to that observed in subacute necrotizing encephalomyelopathy (Leigh's disease) has also been found in two cases of paediatric AIDS (Dickson *et al.*, *APMIS* 1989 (Suppl. 8), 40–57). Both children also had cardiomyopathy with, in one case, abnormal mitochondria in the cardiac muscle. Neither child had been treated with Zidovudine, which may be associated with mitochondrial abnormalities in AZT myopathy (Figs 475–484). Possible explanations for these changes are a global hypoxia/ischaemia induced by the cardiomyopathy, or cellular hypoxia related to acquired mitochondrial cytopathy.

Infarctus/lésions ressemblant à celles de la maladie de Leigh

Des infarctus pâles ont été observés dans six cas sur sept d'accident vaculaire cérébral chez des enfants atteints du SIDA (Park *et al.*, *Ann. Neurol.* 1990, **28**, 303–11); deux enfants sur trois avaient une artériopathie du cercle de Willis ou des grosses artères méningo-cérébrales (voir plus haut).

Une prolifération capillaire semblable à celle décrite dans l'encéphalomyélopathie nécrosante subaiguë, ou maladie de Leigh, a été aussi décrite dans deux cas de SIDA pédiatrique (Dickson *et al.*, *APMIS* 1989 (Suppl. 8), 40–57). Les deux enfants présentaient aussi une cardiomyopathie avec, dans un cas, des anomalies mitochondriales dans le myocarde. Aucun des enfants n'avait reçu d'AZT qui peut être responsable d'une myopathie avec anomalies mitochondriales (Figs 475–484). L'hypoxie/ischémie secondaire à la cardiomyopathie ou une hypoxie cellulaire liée à une mitochondriopathie acquise pourraient expliquer ces altérations.

Figs 369–370
Vascular pathology   Leigh-like proliferation of capillaries. Girl aged three years, with maternal transmission of HIV, also had cardiomyopathy. Cortex stained with H and E (Fig. 369); and pons stained with Ulex Europeaus lectin (Fig. 370).

Pathologie vasculaire   Prolifération capillaire ressemblant à celle de la maladie de Leigh chez une fillette de trois ans ayant un SIDA congénital et une cardiomyopathie. Cortex, H et E (Fig. 369); protubérance, colorée par la lectine Ulex Europeaus (Fig. 370).

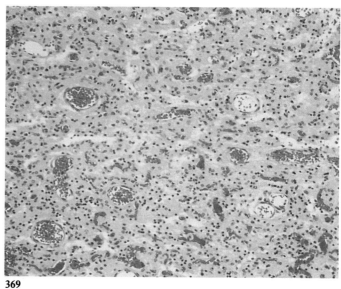

369

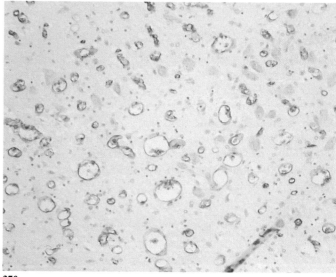

370

Miscellaneous lesions

Lésions diverses

Wernicke's encephalopathy

Because of the severe nutritional disturbances in AIDS, vitamin deficiency may occur. This may rarely manifest as classical Wernicke's encephalopathy with necrotic haemorrhagic lesions in the mammillary bodies and periaqueductal grey matter. In some adult cases, it has been associated with the onset of zidovudine treatment (Davtyan *et al.*, *Lancet* 1987, **1**, 919–20) (Fig. 291).

Encéphalopathie de Wernicke

Les carences vitaminiques ne sont pas exceptionnelles chez les enfants atteints du SIDA qui présentent souvent des difficultés nutritionnelles. Dans certains cas rares, elles peuvent être responsables d'une encéphalopathie de Wernicke avec des lésions hémorragiques dans les tubercules mammillaires et la région périaqueducale. Dans quelques cas adultes, il existait une relation chronologique avec l'institution d'un traitement par l'AZT (Davtyan *et al.*, *Lancet* 1987, **1**, 919–20) (Fig. 291).

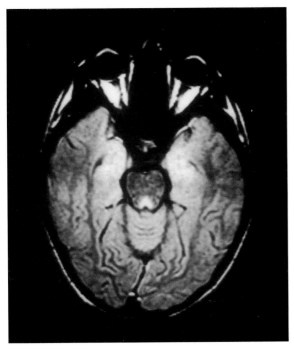

Fig. 371
Wernicke's encephalopathy MRI scan showing hypersignal in the pontine tegmentum. The girl, aged 11 years, was treated with zidovudine for several months. She had poor nutritional intake for several weeks prior to death and developed nystagmus and became obtunded.
(Courtesy of Dr L. Sharer, Newark)

Encéphalopathie de Wernicke IRM montrant un hypersignal dans la calotte pédonculaire chez une fillette de 11 ans traitée par l'AZT depuis plusieurs mois. Depuis plusieurs semaines elle avait des difficultés pour s'alimenter, elle présenta un nystagmus et s'enfonça progressivement.
(Cliché dû à l'amabilité du Dr L.R. Sharer, Newark)

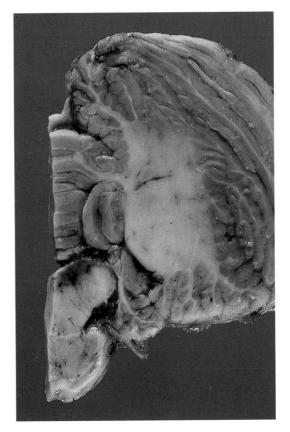

Fig. 372
Wernicke's encephalopathy (same case as Fig. 371) Hemisection of the pontomedullary junction and cerebellum showing brown necrotic lesions in the floor of the IVth ventricle.
(Courtesy of Dr L. Sharer, Newark)

Encéphalopathie de Wernicke (même cas que Fig. 371) Coupe horizontale de la moitié droite de la jonction bulbo-protubérantielle et du cervelet montrant un aspect brunâtre, hémorragique et nécrotique, du plancher du IVème ventricule.
(Cliché dû à l'amabilité du Dr L.R. Sharer, Newark)

Ependymal granulations

Focal interruptions in the continuity of the ependymal lining with elevated nodules are common in children with AIDS, but are not in any way specific to the disease, as they may be found in a variety of other CNS pathology. They are usually found in association with hydrocephalus or ependymal infections.

Granulations épendymaires

La présence d'ulcérations focales du revêtement épendymaire avec des granulations est très fréquente chez les enfants atteints du SIDA mais ne sont absolument pas spécifiques. Ces lésions peuvent s'observer dans de multiples affections du SNC, le plus souvent au cours des hydrocéphalies ou des infections touchant le revêtement épendymaire.

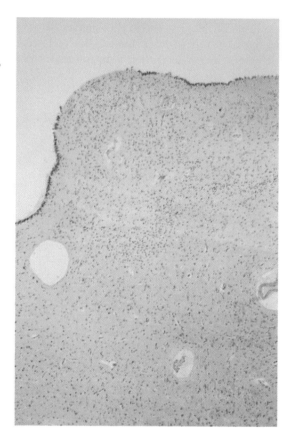

Fig. 373
Ependymal granulations Nodular elevations projecting into the ventricular lumen. The surface is devoid of an ependymal lining. Boy aged 13 months with HIV encephalitis. H and E.

Granulations épendymaires Granulations épendymaires en regard d'ulcérations du revêtement ventriculaire chez un garçon de 13 mois ayant une encéphalite à VIH. H et E.

Neuropathology of HIV infection in haemophiliacs

Neuropathologie de l'infection à VIH chez les hémophiles

Margaret Esiri

A tragic epidemic of HIV infection in haemophiliacs arose when factor VIII concentrates became contaminated, before infection among blood donors had been sufficiently recognized and a diagnostic test for the infection had been developed and routinely adopted by blood transfusion services. Cases were first recognized in 1982. Development of AIDS in HIV-infected haemophiliacs has followed a similar course to that of AIDS in HIV-infected drug addicts and homosexuals. Among infected haemophiliacs, older age groups have shown a greater susceptibility to develop AIDS than younger ones (Eyster *et al.*, *Ann. Int. Med.* 1987, **107**, 1–6; Darby *et al.*, *Brit. Med. J.* 1989, **298**, 1064–8; Lee *et al.*, *Brit. Med. J.* 1991, **303**, 1093–6). The life expectancy of HIV-infected haemophiliacs with AIDS is sharply reduced compared with that of uninfected haemophiliacs. More surprising, there is an excess mortality even in those who have not developed clinical AIDS (Darby *et al.*, *Brit. Med. J.* 1989, **298**, 1064–8).

There are few studies comparing the neuropathological findings in HIV-infected haemophiliacs with HIV-infected drug addicts and homosexuals. In one study (Esiri *et al.*, *Brit. Med. J.* 1989, **299**, 1312–16) of 11 fatal cases of haemophiliacs infected with HIV compared with HIV-infected patients with other risk factors, there was a significantly reduced prevalence of clinical AIDS before death (36 per cent) in haemophiliacs compared with non-haemophiliacs (97 per cent). At autopsy, haemophiliacs showed significantly more intracranial haemorrhages and liver cirrhosis, and fewer systemic and CNS opportunistic infections than non-haemophiliacs. Forty-five per cent of the deaths in haemophiliacs with HIV infection were due to acute intracerebral haemorrhage while none of the non-haemophiliacs died with this condition. HIV infection in severe haemophiliacs may enhance the risk of intracerebral haemorrhage, even in the absence of clinical AIDS.

As the evolution of HIV infection in haemophiliacs may be cut short by death from haemophilia-associated diseases such as haemorrhage or liver cirrhosis associated with hepatitis, these patients show fewer CNS opportunistic infections and a lower prevalence at death of HIV encephalitis with multinucleated giant cells than non-haemophiliacs with HIV infection. In contrast, HIV-infected haemophiliacs show a slightly higher prevalence of non-specific features suggestive of low-grade meningo-encephalitis: mild perivascular lymphocyte cuffing, scattered microglial nodules without demonstrable CMV antigens, and mild, diffuse myelin pallor with mild astrocytosis and microglial reaction, but without axonal rarefaction or multinucleated giant cells. Subpial gliosis in the cerebral cortex is common in haemophiliacs with HIV infection, as it is in non-haemophiliacs. HIV is detectable immunocytochemically in the brain in a smaller proportion of haemophiliacs (43 per cent) than of non-haemophiliacs (75 per cent). In the absence of multinucleated cells, HIV is detected in occasional perivascular and parenchymal macrophages or microglia.

Careful study of the neuropathology of haemophiliacs with HIV infection can provide information about the early stages of evolution of HIV-associated disease.

Une épidémie tragique d'infection à VIH est survenue chez les hémophiles à la suite de la contamination des concentrés de facteur VIII, avant que l'infection des donneurs de sang n'ait été suffisamment reconnue et que les tests de dépistage n'aient été mis au point et utilisés de façon systématique dans les centres de transfusion sanguine. Les premiers cas ont été reconnus en 1982. L'évolution du SIDA chez les hémophiles est semblable à celle observée chez les homosexuels et les toxicomanes infectés par le VIH. Le risque de voir apparaître un SIDA est apparu plus grand chez les hémophiles les plus agés que chez les plus jeunes (Eyster *et al.*, *Ann. Int. Med.* 1987, **107**, 1–6; Darby *et al.*, *Brit. Med. J.* 1989, **298**, 1064–8; Lee *et al.*, *Brit. Med. J.* 1991, **303**, 1093–6). L'espérance de vie des hémophiles atteints de SIDA est considérablement diminuée par rapport à celle des hémophiles non infectés par le VIH mais ce qui est plus surprenant, la mortalité est aussi plus importante chez les hémophiles infectés au stade asymptomatique de l'affection (Darby *et al.*, *Brit. Med. J.* 1989, **298**, 1064–8).

Les études comparatives des lésions du SNC chez les hémophiles infectés par le VIH et chez les patients infectés par le VIH appartenant à d'autres groupes à risque sont peu nombreuses. Dans une étude de 11 cas mortels d'hémophiles infectés par le VIH (Esiri *et al.*, *Brit. Med. J.* 1989, **299**, 1312–16) comparés avec d'autres cas d'infections par le VIH chez des homosexuels ou des toxicomanes, il existait une prévalence du SIDA clinique significativement plus faible chez les hémophiles (36 pour cent) que dans l'autre groupe (97 pour cent). A l'autopsie, les hémophiles avaient plus d'hémorragies cérébrales et de cirrhoses et moins d'infections opportunistes viscérales ou du SNC que les autres. Dans 45 pour cent des cas hémophiles, la mort était due à une hémorragie cérébrale massive alors qu'aucun non-hémophile n'était mort de cette affection. Il semble possible que l'infection à VIH accroisse le risque d'hémorragie cérébrale même en l'absence de SIDA clinique.

Comme l'évolution de l'infection à VIH peut être interrompue chez les hémophiles, du fait d'une complication mortelle de l'hémophilie, comme une hémorragie ou une cirrhose post-hépatitique, ces patients présentent moins d'infections opportunistes du SNC et moins d'encéphalite à VIH que les non-hémophiles infectés par le VIH. En revanche, les hémophiles présentent un peu plus de lésions non spécifiques évoquant une méningo-encéphalite modérée: présence de quelques infiltrats périvasculaires, ou nodules microgliaux disséminés sans que l'on puisse mettre en évidence d'infection par le CMV, légère pâleur myélinique diffuse avec gliose astrocytaire modérée, et discrète prolifération microgliale sans raréfaction axonale ni cellule géante multinucléée. Une gliose corticale sous-piale est aussi fréquente chez les hémophiles comme chez les non-hémophiles. La présence d'une infection productive du cerveau était mise en évidence par immunocytochimie chez 75 pour cent des non-hémophiles et seulement chez 43 pour cent des hémophiles. Chez ces derniers, il n'y avait pas de cellule géante multinucléée; le VIH était présent dans de rares macrophages périvasculaires ou intraparenchymateux ou dans des cellules microgliales.

Ainsi, l'examen attentif des lésions du SNC chez les hémophiles peut fournir des informations sur les stades évolutifs précoces de l'infection VIH.

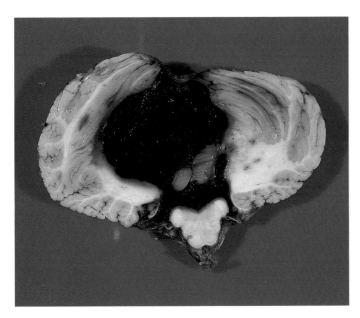

Fig. 374

HIV infection in haemophiliacs Horizontal section of fixed brain through the cerebellum and medulla in a severe haemophiliac with known HIV infection but no evidence of clinical AIDS. There was a short terminal illness with acute collapse three hours before death. There is a massive acute intracerebellar haemorrhage.

Infection à VIH chez les hémophiles Coupe horizontal du cervelet et du bulbe olivaire chez un patient atteint d'hémophilie sévère, séropositif pour le VIH mais ne présentant pas de signes clinques de SIDA. Le patient est mort très rapidement trois heures après l'installation brutale d'une perte de connaissance. Il existe une hémorragie cérébelleuse massive et récente.

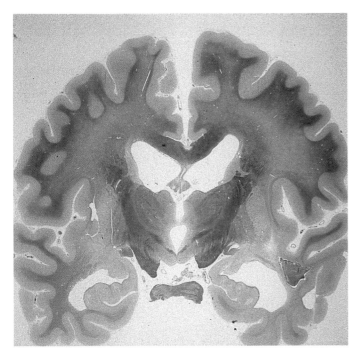

Fig. 375

HIV infection in haemophiliacs Bihemispheric coronal section at the level of the mammillary bodies demonstrates bilateral and symmetrical, diffuse, ill-defined myelin loss in the deep white matter with relative sparing of the subcortical and gyral white matter and the compact myelin pathways such as corpus callosum and internal capsules characteristic of HIV leucoencephalopathy. Note the associated ventricular dilatation. In this haemophiliac, an old haemorrhage may be seen in the right temporal white matter. Heidenhain stain for myelin. (Courtesy of Pr. H. Budka, Vienna)

Infection à VIH chez les hémophiles Coupe vertico-frontale bihémisphérique passant par les tubercules mammillaires montrant la pâleur myélinque diffuse, mal limitée, bilatérale et symétrique de la substance blanche profonde, respectant relativement la substance blanche sous-corticale et l'axe des circonvolutions, ainsi que les faisceaux myélinisés compacts comme le corps calleux et la capsule interne, caractéristique de la leucoencéphalopathie du VIH. Notez la dilatation ventriculaire. Chez cet hémophile existait aussi un hématome ancien de l'isthme temporal. Coloration myélinique de Heidenhain. (Cliché dû à l'amabilité du Pr. H. Budka, Vienne)

Fig. 376
HIV infection in haemophiliacs Perivascular lymphocytic and macrophage cuffing in the cerebral white matter in a haemophiliac with HIV infection but no clinical AIDS. H and E.

Infection à VIH chez les hémophiles Infiltrat inflammatoire comportant des lymphocytes et des macrophages dans la substance blanche cérébrale d'un hémophile infecté par le VIH mais ne présentant pas de signes cliniques de SIDA. H et E.

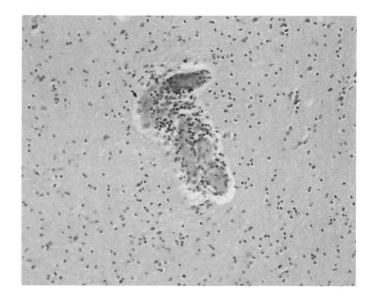

Fig. 377
HIV infection in haemophiliacs Scattered microglial nodules in the cerebral cortex in a haemophiliac with HIV infection but no clinical AIDS. In this case there was no demonstrable CMV antigen. Ricinus communis agglutinin-1 (RCA-1) immunocytochemistry to show microglial cells. (Endothelial cells also show a positive reaction.) Weak haematoxylin counterstain. (Slide prepared by Dr C.S. Morris)

Infection à VIH chez les hémophiles Présence de nodules microgliaux disséminés dans le cortex cérébral dans un cas d'hémophilie avec infection par le VIH mais pas de SIDA. Dans ce cas on n'a pas mis en évidence d'antigènes du CMV. Marquage immunocytochimique de la Ricinus communis agglutinne-1 (RCA-1) caractéristique des cellules microgliales (cette technique peut aussi marquer les cellules endothéliales). Contrecoloration faible à l'hématoxyline. (Préparation du Dr C.S. Morris)

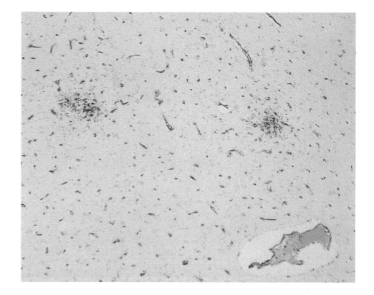

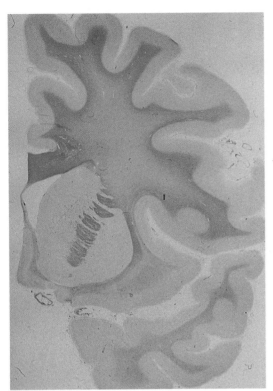

Fig. 378
HIV infection in haemophiliacs Low-power view of a myelin-stained coronal section of the right frontal lobe and basal ganglia, at the level of the head of the caudate nucleus, from a haemophiliac with HIV infection but no clinical AIDS. There is diffuse pallor of myelin staining in deep cerebral white matter. Nissl/Luxol.

Infection à VIH chez les hémophiles Coloration myélinique d'une coupe vertico-frontale du lobe frontal et des noyaux gris droits passant par la tête du noyau caudé, chez un hémophile infecté par le VIH mais ne présentant pas de signes cliniques de SIDA. Il existe une pâleur myélinique de la substance blanche profonde. Nissl/Luxol.

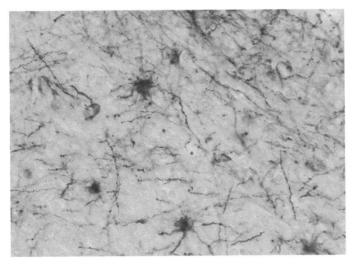

Fig. 379
HIV infection in haemophiliacs Moderate astrocyte reaction in the area of white matter pallor shown in Fig. 378. Glial fibrillary acidic protein (GFAP) immunocytochemistry. Weak haematoxylin counterstain. (Slide prepared by Dr C.S. Morris)

Infection à VIH chez les hémophiles Gliose astrocytaire réactive modérée dans la zone de pâleur myélinique illustrée sur la Fig. 378. Coloration immunocytochimique de la GFAP. Contrecoloration faible à l'hématoxyline. (Préparation du Dr C.S. Morris)

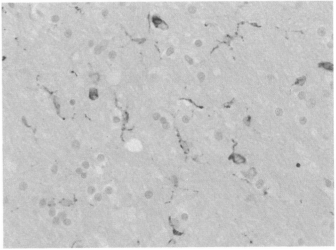

Fig. 380
HIV infection in haemophiliacs Microglial cell reaction in the area of white matter pallor shown in Fig. 378. There were no multinucleated giant cells. Oligodendrocytes, with unstained cytoplasm but counterstained nuclei, were slightly more numerous compared with normal controls. RCA-1 immunocytochemistry; weak haematoxylin counterstain.
(Slide prepared by Dr C.S. Morris)

Infection à VIH chez les hémophiles Prolifération microgliale modérée dans la zone de pâleur myélinique illustrée sur la Fig. 378. Il n'y avait pas de cellule géante multinculéée. Les oligodendrocytes dont le cytoplasme n'est pas marqué mais dont les noyaux sont contrecolorés, sont un peu plus nombreux que chez des témoins normaux. Marquage immunocytochimique de la RCA-1. Contrecoloration faible à l'hématoxyline. (Préparation du Dr C.S. Morris)

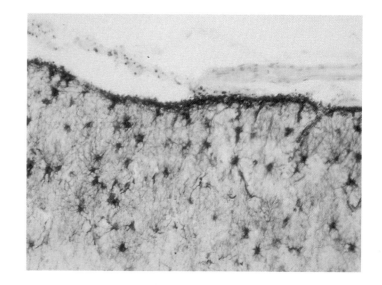

Fig. 381

HIV infection in haemophiliacs Diffuse subpial cortical astrocytosis in a haemophiliac patient with HIV infection but without clinical AIDS. GFAP immunocytochemistry with weak haematoxylin counterstain. (Slide prepared by Dr C.S. Morris)

Infection à VIH chez les hémophiles Gliose astrocytaire corticale sous-piale diffuse chez un hémophile infecté par le VIH mais ne présentant pas de signes cliniques de SIDA. Coloration immunocytochimique de la GFAP. Contrecoloration faible à l'hématoxyline. (Préparation du Dr C.S. Morris)

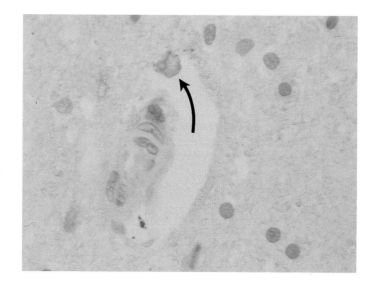

Fig. 382

HIV infection in haemophiliacs Immunocytochemistry using a Mab raised against p24 HIV core antigen stains positively a perivascular macrophage (arrow) in the cerebral white matter of a haemophiliac with HIV infection but without clinical AIDS. There were no multinucleated giant cells. Weak haematoxylin counterstain. (Slide prepared by Dr C.S. Morris)

Infection à VIH chez les hémophiles Immunomarquage du VIH avec un anticorps monoclonal anti-p24 montrant la présence d'antigènes viraux dans le cytoplasme d'un macrophage périvasculaire (flèche) dans la substance blanche d'un hémophile infecté par le VIH mais ne présentant pas de signes cliniques de SIDA. Il n'y avait pas de cellule géante multinucléée. Contrecoloration faible à l'hématoxyline. (Préparation du Dr C.S. Morris)

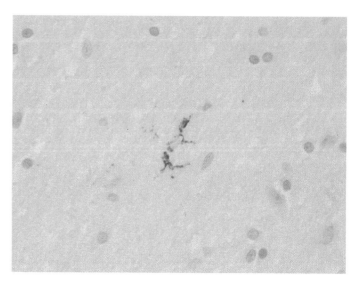

Fig. 383

HIV infection in haemophiliacs Immunocytochemistry using a Mab raised against p24 HIV core antigen stains a microglial cell in the cerebral cortex of a haemophiliac with HIV infection but without clinical AIDS. There were no multinucleated cells. Weak haematoxylin counterstain. (Slide prepared by Dr C.S. Morris)

Infection VIH chez les hémophiles Immunomarquage du VIH avec un anticorps monoclonal anti-p24 montrant la présence d'antigènes viraux dans le cytoplasme d'une cellule microgliale, dans le cortex cérébral d'un hémophile infecté par le VIH mais ne présentant pas de signes cliniques de SIDA. Il n'y avait pas de cellule géante multinucléée. Contrecoloration faible à l'hématoxyline. (Préparation du Dr C.S. Morris)

10 Pathology of the pituitary gland
Pathologie de l'hypophyse

Juan Artigas

A few pathological studies of changes in the pituitary gland in AIDS have shown that involvement of the pituitary is not uncommon and may be associated with systemic or brain disease. However, the degree of tissue damage rarely reaches the 90 per cent required to produce hypopituitarism, hence pituitary involvement is only exceptionally clinically apparent (Milligan *et al.*, *Am. J. Med.* 1984, **77**, 760–4). Furthermore, endocrine dysfunction observed in some AIDS patients does not seem to be related to morphological changes in the adenohypophysis (Sano *et al.*, *Arch. Pathol. Lab. Med.* 1989, **113**, 1066–70).

The various changes which have been found in the pituitary of AIDS patients include:

(1) changes due to primary HIV infection;
(2) opportunistic infections;
(3) necroses of uncertain aetiology;
(4) tumours;
(5) atrophic changes which may be associated with various disorders.

Les études pathologiques de l'hypophyse chez les sidéens sont peu nombreuses mais ont montré que des lésions hypophysaires n'étaient pas rares chez ces patients et pouvaient accompagner des altérations viscérales ou cérébrales. Cependant le degré de destruction tissulaire atteint rarement les 90 pour cent nécessaires pour voir apparaître un hypopituitarisme. C'est pourquoi ces lésions n'ont qu'exceptionnellement une traduction clinique (Milligan *et al.*, *Am. J. Med.* 1984, **77**, 760–4). D'autre part, les troubles endocriniens observés chez certains sidéens ne semblent pas liés à des anomalies morphologiques ou fonctionnelles de l'antehypophyse (Sano *et al.*, *Arch. Pathol. Lab. Med.* 1989, **113**, 1066–70).

Différents types de lésion de l'hypophyse ont été décrites au cours du SIDA:

(1) des lésions en rapport avec l'infection à VIH;
(2) des infections opportunistes;
(3) des lésions nécrotiques d'étiologie peu claire;
(4) divers types d'hyperplasie ou d'adénome dont les relations avec l'infection à VIH sont discutables;
(5) une atrophie hypophysaire associée à des altérations de nature diverse.

HIV infection of the pituitary

Infection de l'hypophyse par le VIH

Pituitary changes due to primary HIV infection are exceptional. Typical multinucleated giant cells have been described in the neurohypophysis in two cases with HIV encephalitis (Kato *et al.*, *Acta Neuropathol.* 1987, **73**, 287–94; Vinters and Anders (1990). In *Neuropathology of AIDS* (ed. H.V. Vinters and K.H. Anders), p. 167. CRC Press, Boca Raton, Florida).

Les lésions en rapport avec une infection directe de l'hypophyse par le VIH sont exceptionnelles. La présence de cellules géantes multinucléées dans la posthypophyse a été signalée dans deux cas qui présentaient une encéphalite à VIH (Kato *et al.*, *Acta Neuropathol.* 1987, **73**, 287–94; Vinters et Anders (1990). Dans *Neuropathology of AIDS* (ed. H.V. Vinters et K.H. Anders), p. 167. CRC Press, Boca Raton, Florida).

Opportunistic infections

Infections opportunistes

Involvement of the pituitary may be associated with systemic or cerebral opportunistic infections in AIDS patients. It is noteworthy that the inflammatory reaction in the adenohypophysis is usually absent or minimal, while the neurohypophysis shows a more marked cellular reaction. Different agents may be found, including *Toxoplasma, Cryptococcus neoformans*, cytomegalovirus (CMV), and *Pneumocystis carinii*. Infection by *Blastomyces dermatitidis* was found in one case (Harding, *Arch. Pathol. Lab. Med.* 1991, **115**, 1133–6)

Une infection de l'hypophyse peut survenir, chez les sidéens, au cours des infections opportunistes généralisées ou cérébrales. Il est remarquable que l'atteinte de l'antehypophyse est le plus souvent peu ou pas inflammatoire alors que la posthypophyse est habituellement le siège d'une réaction inflammatoire marquée. Les infections opportunistes les moins rares sont dues au toxoplasme et au cytomégalovirus (CMV). Une infection à *Pneumocystis carinii* a été rapportée dans deux cas, une infection à *Cryptococcus neoformans* dans un cas, et une infection à *Blastomyces dermatitis* dans un cas (Harding, *Arch. Pathol. Lab. Med.* 1991, **115**, 1133–6).

Toxoplasmosis
Pituitary infection by *Toxoplasma gondii* has been reported in several instances (Gransden *et al.*, *Br. Med. J.* 1983, **286**, 1614; Milligan *et al.*, *Am. J. Med.* 1984, **77**, 760–4; Sano *et al.*, *Arch. Pathol. Lab. Med.* 1989, **113**, 1066–70; Vinters and Anders (1990). In: *Neuropathology of AIDS* (ed. H.V. Vinters and K.H. Anders), p. 167. CRC Press, Boca Raton, Florida; Artigas *et al.* (1992). In *The central nervous system of AIDS* (ed. J. Artigas, G. Grosse, and F. Niedobitek). Springer, Berlin, in press). It is characterized by the presence of multiple necrotic foci of variable size in the adenohypophysis. Bradicysts and tachyzoites may be identified by conventional stains and immunocytochemistry.

Toxoplasmose
Une infection de l'hypophyse par *Toxoplasma gondii* a été signalée dans plusieurs cas (Gransden *et al.*, *Br. Med. J.* 1983, **286**, 1614; Milligan *et al.*, *Am. J. Med.* 1984, **77**, 760–4; Sano *et al. Arch. Pathol. Lab. Med.* 1989, **113**, 1066–70; Vinters et Anders (1990). Dans *Neuropathology of AIDS* (ed. H.V. Vinters et K.H. Anders), p. 167. CRC Press, Boca Raton, Florida; Artigas *et al.* (1992). Dans *The central nervous system in AIDS* (ed. J. Artigas, G. Grosse, et F. Niedobitek). Springer, Berlin, sous presse). Elle est caractérisée par la présence de nombreux foyers nécrotiques de taille variable dans l'antehypophyse dans, ou près desquels, le parasite peut être reconnu sur les colorations usuelles ou immunocytochimiques.

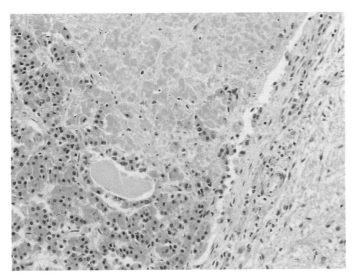

Fig. 384
Toxoplasmosis of the pituitary Recent, large, well demarcated eosinophilic necrosis of the adenohypophysis adjacent to the pars nervosa. Note the paucity of associated inflammation. H and E.

Toxoplasmose hypophysaire Foyer nécrotique récent bien limité dans l'antehypophyse au contact de la neurohypophyse. Notez la discrétion de la réaction inflammatoire. H et E.

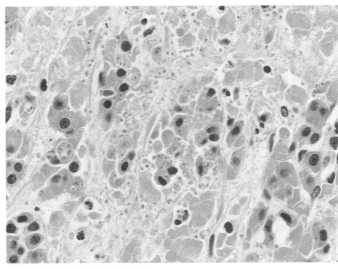

Fig. 385
Toxoplasmosis of the pituitary Numerous free tachyzoites are seen at the periphery of an area of necrosis in the adenohypophysis. Some adenohypophyseal cells contain tachyzoites within their cytoplasm. H and E.

Toxoplasmose hypophysaire De nombreux tachyzoïtes sont présents à la périphérie du foyer de nécrose antehypophysaire. Quelques cellules glandulaires contiennent des parasites dans leur cytoplasme. H et E.

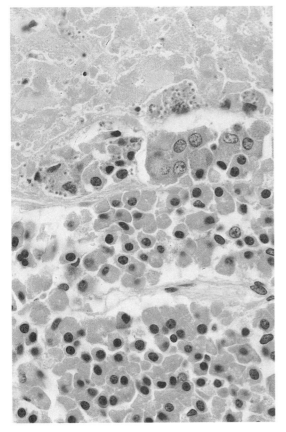

Fig. 386
Toxoplasmosis of the pituitary Several adenohypophyseal cells, containing numerous tachyzoites within their cytoplasm, are present at the border between normal tissue and necrosis. Free tachyzoites are also present in the eosinophilic necrotic tissue. H and E.

Toxoplasmose hypophysaire Plusieurs cellules de l'antehypophyse, en périphérie de la nécrose, contiennent de nombreux tachyzoïtes dans leur cytoplasme. Des parasites sous forme libre sont aussi présents au sein de la nécrose éosinophile. H et E.

Fig. 387
Toxoplasmosis of the pituitary   Necrosis of the adenohypophysis containing numerous bradyzoites and tachyzoites which are positively stained using an anti-*Toxoplasma* antibody kindly provided by Dr Deschlein, Institute of Microbiology, Free University, Berlin.

Toxoplasmose hypophysaire   Nécrose de l'antehypophyse contenant de nombreux parasites sous forme libre ou enkystée positivement marqués avec un anticorps anti-toxoplasme dû à l'amabilité du Dr Deschlein, Institut de Microbiologie, Université libre de Berlin.

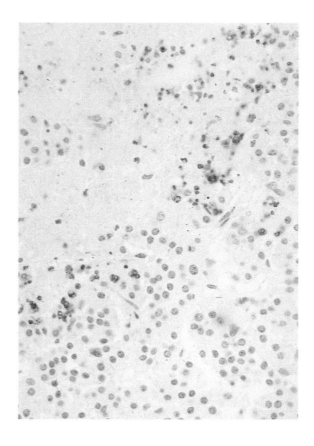

Cryptococcosis

Aggregates of cyptococci in the adenohypophysis have been shown in one case with basal leptomeningitis and widespread systemic cryptococcosis (Ferreiro and Vinters, *Pathology* 1988, **20**, 211–15).

Cryptococcose

La présence d'amas de cryptocoques dans l'antehypophyse a été illustrée dans un cas de méningite à cryptocoque au cours d'une cryptococcose généralisée (Ferreiro et Vinters, *Pathology* 1988, **20**, 211–15).

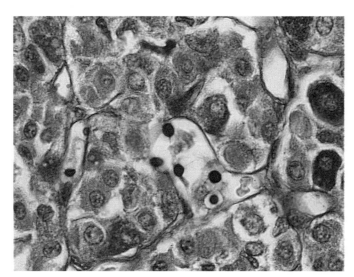

Fig. 388
Cryptococcosis of the pituitary   Presence of PAS-positive fungi surrounded by a clear halo among adenohypophyseal cells. PAS.
(Courtesy of Dr J.A. Ferreiro, Seattle)

Cryptococcose hypophysaire   Présence de champignons, PAS positifs, entourés d'un halo clair, au sein des cellules glandulaires de l'antehypophyse. PAS.
(Cliché dû à l'amabilité du Dr J.A. Ferreiro, Seattle)

Pneumocystis carinii *infection*

Infection of the pituitary by *Pneumocystis carinii*, characterized by multifocal necrosis containing many fungal cysts, located near blood vessels, has been reported in two cases (Sano *et al.*, *Arch. Pathol. Lab. Med.* 1989, **113**, 1066–70; Telzak *et al.*, *Rev. Infect. Dis.* 1990, **12**, 380–6).

Infection à Pneumocystis carinii

Une infection à *Pneumocystis carinii* caractérisée par de multiples foyers nécrotiques, où de nombreux champignons pouvaient être mis en évidence, au voisinage des vaisseaux, a été observée dans deux cas (Sano *et al.*, *Arch. Pathol. Lab. Med.* 1989, **113**, 1066–70; Telzak *et al.*, *Rev. Infect. Dis.* 1990, **12**, 380–6).

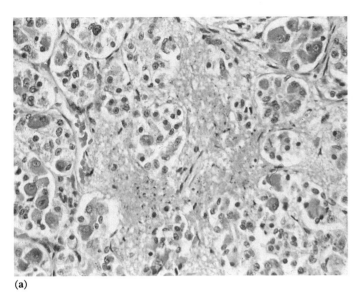

Fig. 389
Infection of the pituitary by Pneumocystis carinii   Presence of necrotic foci containing many fungi, between adenohypophyseal cells. The fungi are better seen on the silver stain. (a) H and E; (b) methenamine silver. (Courtesy of Dr T. Sano, Tokushima)

Pneumocystose hypophysaire   Présence de foyers nécrotiques contenant de nombreux champignons mieux visibles sur la coloration spéciale (b), au sein des cellules glandulaires de l'antehypophyse. (a) H et E; (b) Grocott.
(Clichés dû à l'amabilité du Dr T. Sano, Tokushima)

(a)

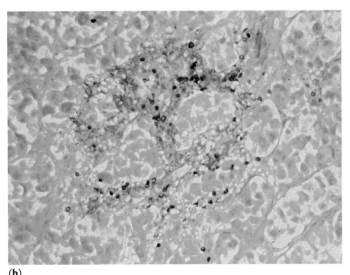

(b)

Cytomegalovirus (CMV) infection

Nuclear and cytoplasmic inclusions typical of CMV infection have been described in adenohypophyseal and endothelial cells of the adenohypophysis. In the pars nervosa, CMV infection is suggested by cytomegalic changes in the pituicytes and by microglial nodules (Ferreiro and Vinters, *Pathology* 1988, **20**, 211–15; Artigas *et al.* (1992). In *The central nervous system in AIDS* (ed. J. Artigas, G. Grosse, and F. Niedobitek). Springer, Berlin, in press).

Infection à cytomégalovirus (CMV)

Des inclusions intranucléaires et intracytoplasmiques caractéristiques de l'infection à CMV ont été observées dans les cellules glandulaires et les cellules endothéliales de l'antehypophyse. Dans la posthypophyse, l'infection à CMV se traduit par la présence de cellules cytomégaliques et de nodules microgliaux (Ferreiro et Vinters, *Pathology* 1988, **20**, 211–15; Artigas *et al.* (1992). Dans *The central nervous system in AIDS* (ed. J. Artigas, G. Grosse, and F. Niedobitek). Springer, Berlin, sous presse).

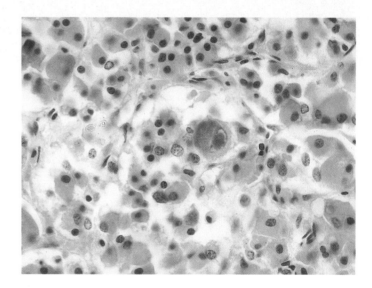

Fig. 390
Cytomegalovirus infection of the pituitary Cytomegalic adenohypophyseal cell with a typical intranuclear 'owl's eye' inclusion body. Note the absence of associated necrosis or inflammation. H and E.

Infection hypophysaire à CMV Cellule glandulaire de l'antehypophyse ayant l'aspect typique de cellule cytomégalique avec une inclusion intranucléaire caractéristique 'en oeil d'oiseau'. Notez l'absence de nécrose ou d'inflammation. H et E.

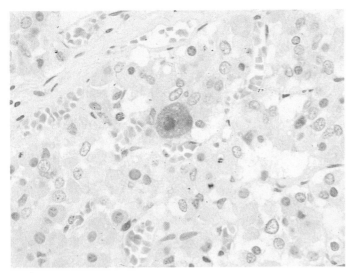

Fig. 391

Cytomegalovirus infection of the pituitary   Immunostain using an anti-CMV Mab stains the nuclear and cytoplasmic inclusions of a cytomegalic cell in the adenohypophysis.

Infection hypophysaire à CMV   Immunomarquage avec un anticorps monoclonal mettant en évidence, dans l'antehypophyse, une cellule cytomégalique dont les inclusions intranucléaire et intracytoplasmiques expriment l'antigène viral.

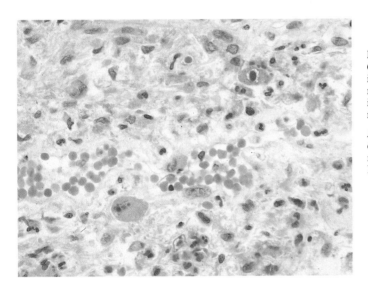

Fig. 392

Cytomegalovirus infection of the pituitary   Several cytomegalic cells with intranuclear and cytoplasmic inclusions are present in the neurohypophysis. Note the moderate vascular dilatation and moderate inflammatory cell reaction. H and E, glycol methacrylate-embedded material.

Infection hypophysaire à CMV   Présence de plusieurs cellules cytomégaliques dans la neurohypophyse. Notez l'existence d'une réaction cellulaire inflammatoire modérée et d'une dilatation vasculaire. H et E sur matériel inclu en résine.

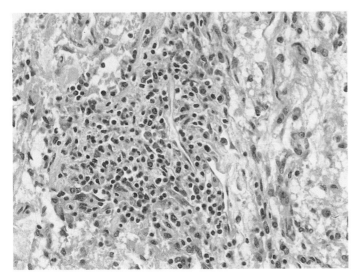

Fig. 393

Cytomegalovirus infection of the pituitary   Dense cellular microglial nodule in the neurohypophysis. H and E.

Infection hypophysaire à CMV   Nodule microglial densément cellulaire dans la neurohypophyse. H et E.

Necroses of uncertain aetiology

Foyers nécrotiques d'étiologie indéterminée

Areas of necrobiosis and foci of recent or old necrosis, without recognizable causal agents, may be found in some instances in the pituitary of AIDS patients (Artigas *et al.* (1992). In *The central nervous system in AIDS* (ed. J. Artigas, G. Grosse, and F. Niedobitek). Springer, Berlin, in press). The frequency of these necroses in AIDS patients is higher than that found in non-AIDS autopsy studies (Vinters and Anders (1990). In *Neuropathology of AIDS* (ed. H.V. Vinters and K.H. Anders), p. 167. CRC Press, Boca Raton, Forida).

Des foyers de nécrobiose hypophysaire et des lésions nécrotiques d'âges variés, sans agent étiologique reconnaissable, ont été observés dans quelques cas de SIDA (Artigas *et al.* (1992). Dans *The central nervous system in AIDS* (ed. J. Artigas, G. Grosse, et F. Niedobitek). Springer, Berlin, sous presse). L'incidence de ces lésions nécrotiques, chez les sidéens, est supérieure à celle observée chez les patients non infectés par le VIH (Vinters et Anders (1990). Dans *Neuropathology of AIDS* (ed. H.V. Vinters et K.H. Anders), p. 167. CRC Press, Boca Raton, Florida).

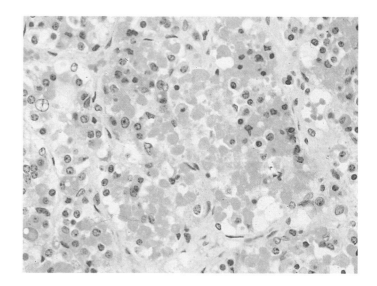

Fig. 394a
Necrobiosis of unknown aetiology in the pituitary Presence of numerous necrotic adenohypophyseal cells with nuclear loss and necrotic eosinophilic cytoplasm. H and E, glycol methacrylate-embedded material.

Nécrobiose hypophysaire d'étiologie indéterminée Présence de nombreuses cellules glandulaires de l'antehypophyse, nécrotiques à cytoplasme éosinophile et ayant perdu leur noyau. H et E sur matériel inclu en résine.

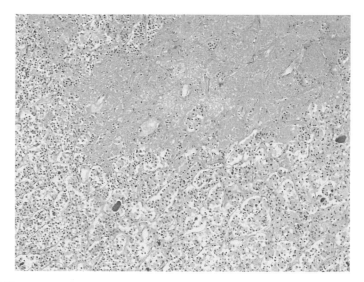

Fig. 394b
Necrosis of unknown aetiology in the pituitary Recent, large, well demarcated necrosis in the adenohypophysis adjacent to intact tissue. H and E.

Nécrose hypophysaire d'étiologie indéterminée Large foyer bien limité de nécrose récente éosinophile entouré de parenchyme normal, dans l'antehypophyse. H et E.

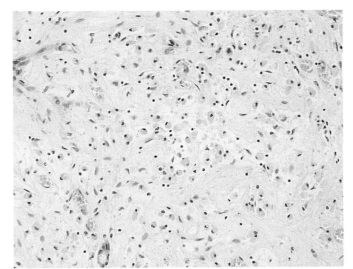

Fig. 395
Old necrosis of unknown aetiology in the adenohypophysis   The
adenohypophyseal tissue has been replaced by fibrous tissue. Numerous
macrophages are still present. H and E.

Nécrose ancienne hypophysaire d'étiologie inconnue   Le tissu glandulaire a
été remplacé par du tissu fibreux. Seuls persistent des macrophages.
H et E.

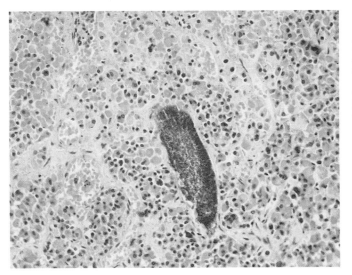

Fig. 396
Necrosis in the pituitary   Recent necrosis due to a bacterial embolus in a
case with sepsis. H and E.

Nécrose hypophysaire   Foyer de nécrose hypophysaire récente en rapport
avec une embolie bactérienne chez un patient présentant une septicémie.
H et E.

Tumours

Tumeurs

Hyperplasia and neoplasms specific to pituitary cells such as adenomas (generally prolactinomas), nodular hyperplasia of
adenohypophyseal cells, and hyperplasia of pituicytes corresponding to Priesel's nodules, have been reported in a few cases.
However, their incidence is the same in AIDS patients as in age-matched controls. Immunocytochemistry using antibodies
raised against seven adenohypophyseal hormones has shown no difference between AIDS patients and controls (Sano *et al.*,
Arch. Pathol. Lab. Med. 1989, **113**, 1066–70). On the other hand, surprisingly, involvement of the pituitary by neoplasms
such as Kaposi's sarcoma or lymphoma, frequently found in AIDS, has not been reported to date.

Des hyperplasies et tumeurs spécifiquement hypophysaires, adénomes, généralement à prolactine, hyperplasie nodulaire des
cellules de l'antehypophyse et de la posthypophyse formant des nodules de Priesel, ont été décrites dans quelques cas.
Cependant, leur incidence est la même chez les sidéens que chez des témoins de même age. L'étude morphologique des
différents types fonctionnels de cellules antehypophysaires par immunocytochimie en utilisant des anticorps dirigés contre
sept hormones hypophysaires n'a pas montré de différence entre les patients atteints du SIDA et les témoins (Sano *et al.*, *Arch.
Pathol. Lab. Med.* 1989, **113**, 1066–70). D'autre part, de façon étonnante, des localisations hypophysaires de tumeurs
fréquentes au cours du SIDA comme les sarcome de Kaposi ou les lymphomes, n'ont pas été décrites jusqu'à présent.

Fig. 397
Nodular hyperplasia of pituicytes   Priesel's nodule in the
neurohypophysis. H and E.

Hyperplasie nodulaire des cellules pituitaires   Nodule de Priesel dans la
posthypophyse. H et E.

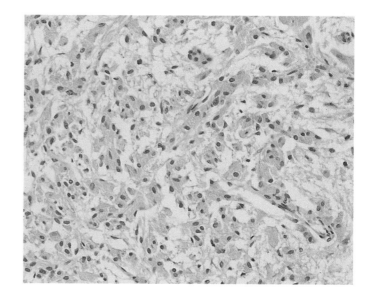

Atrophic changes

Atrophie hypophysaire

In our study, severe atrophy of the pituitary was observed in three cases. One had a severe CMV infection of the adenohypophysis and pars nervosa, one had encephalitis of unknown aetiology, and all three showed severe brain atrophy.

Dans notre série, trois cas présentaient une atrophie hypophysaire importante associée à des lésions diverses, infection sévère à CMV de l'antehypophyse et de la neurohypophyse, encéphalite d'origine indéterminée, et, dans les trois cas, atrophie cérébrale marquée.

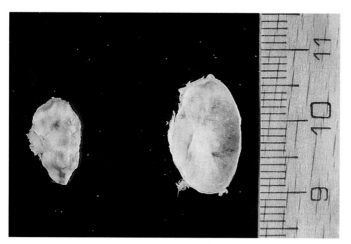

Fig. 398
Atrophy of the pituitary   Macroscopic appearance of the pituitary gland in a case with marked atrophy, associated with severe CMV infection of the adenohypophysis and neurohypophysis. Compare the size of the atrophic hypophysis (left) with the normal gland of an age-matched AIDS patient (right). Both glands have been sectioned horizontally.

Atrophie hypophysaire   Aspect macroscopique de l'hypophyse dans un cas ayant une atrophie marquée associée à une infection sévère à CMV de l'ante- et de la posthypophyse. Comparez la taille de la glande atrophique (à gauche) avec celle, normale, d'un sidéen de même âge (à droite). Les deux glandes ont été coupées par un plan équatorial.

11 Ophthalmic pathology
Étude pathologique de l'oeil

Dominique Hénin, Brigitte Girard,
Umberto De Girolami, and Jean-Jacques Hauw

The most commonly observed clinical and histopathological ocular manifestations of AIDS can be subdivided into four principal categories.

(1) cotton-wool spots and microvascular disorders;
(2) infectious diseases including CMV, toxoplasmosis, and other infrequent opportunistic infections;
(3) neoplasms including lymphomas and Kaposi's sarcoma;
(4) neuro-ophthalmologic disorders.

Key references on this topic include: De Girolami *et al.* (1989, *Rev. Neurol. (Paris)*, **145**, 819–28); De Girolami *et al.* (1991, *Neuropathology and ophthalmic pathology of the acquired immunodeficiency syndrome: a color atlas*. Butterworth-Heinemann, Boston); Holland and Kreiger (1988, in *AIDS and the nervous system* (ed. Rosenblum, Levy, and Breseden), pp. 103–20. Raven Press, New York); Jabs *et al.* (1989, *Ophthalmology*, **96**, 1092–9).

Les lésions oculaires cliniques et histopathologiques les plus fréquentes au cours du SIDA, peuvent être classées en quatre catégories.

(1) nodules ou exsudats cotonneux rétiniens et troubles vasculaires;
(2) pathologie infectieuse, infection à CMV, toxoplasmose, et autres infections opportunistes plus rares.
(3) tumeurs: lymphome non-Hodgkiniens et sarcome de Kaposi;
(4) atteintes neuro-ophtalmologiques.

Parmi les études et volumes de référence importants, on retrouve: De Girolami *et al.* (1989, *Rev. Neurol. (Paris)*, **145**, 819–28); De Girolami *et al.* (1991, *Neuropathology and ophthalmic pathology of the acquired immunodeficiency syndrome: a color atlas*. Butterworth-Heinemann, Boston); Holland et Kreiger (1988, dans *AIDS and the nervous system* (éd. Rosenblum, Levy, et Breseden), pp. 103–20. Raven Press, New York); Jabs *et al.* (1989, *Ophthalmology*, **96**, 1092–9).

Cotton-wool spots and microvascular disorders

Nodules ou exsudats cotonneux rétiniens, troubles vasculaires

The most commonly noted funduscopic abnormalities in patients with AIDS, both at the early and late stages of the disease, are cotton-wool spots. These lesions are not specific and have been observed in a variety of other conditions in which there is a microangiopathy (lupus, hypertension, diabetes, etc.). The microscopic characteristics of these lesions are similar to those observed in experimental retinal and cerebral ischaemia. Cotton-wool spots correspond to an occlusion of a precapillary arteriole. Their presence in AIDS has suggested involvement of the microcirculation by a yet unrecognized pathogenetic factor (HIV, circulating immune complexes).

Les nodules cotonneux sont la lésion la plus fréquemment observée au fond d'oeil au cours du SIDA. Ils peuvent survenir dans d'autres maladies comportant une microangiopathie (lupus, hypertension, diabète, etc.). Leur aspect microscopique est identique à celui observé lors des lésions expérimentales rétiniennes et cérébrales. Ils témoignent de l'occlusion d'une artériole précapillaire. Leur présence chez les sidéens suggère une atteinte de la microcirculation par un mécanisme encore indéterminé (VIH, immuns complexes circulants).

Fig. 399
Cotton-wool spots (funduscopic view) Well circumscribed, superficial, yellowish-white patches are seen around the optic disc. They sometimes blur the underlying vessels.

Nodules cotonneux (aspect ophtalmoscopique) Exsudats superficiels à contours estompés, de coloration blanc-jaunâtre, situés autour de la papille, au dessus des vaisseaux qu'ils peuvent masquer.

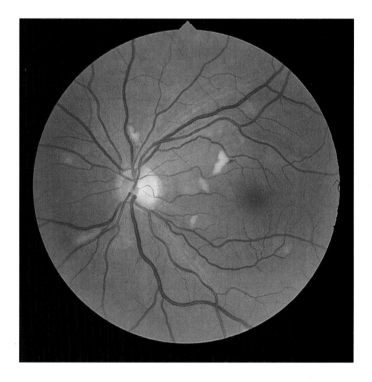

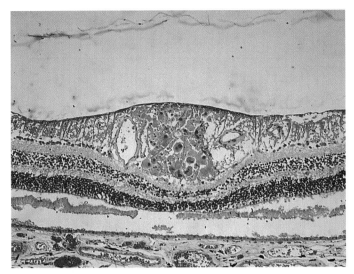

Fig. 400

Cotton-wool spots (microscopic features)   Cross-section of the retina and choroid. Note the elevation of the nerve fibre layer, presence of cytoid bodies, displacement of ganglion cells, and compression of granular cell layers. There is post-mortem artefactual separation between the photoreceptor layer and the pigment epithelium. H and E.

Nodules cotonneux (aspect microscopique)   Coupe intéressant la rétine et la choroïde. Il existe un soulèvement de la couche des fibres nerveuses où des corps cytoïdes sont visibles, avec déplacement des cellules ganglionnaires et des cellules de la couche des grains. La couche des photorécepteurs et l'épithélium pigmentaire apparaissent détachés du fait d'artéfacts post-mortem. H et E.

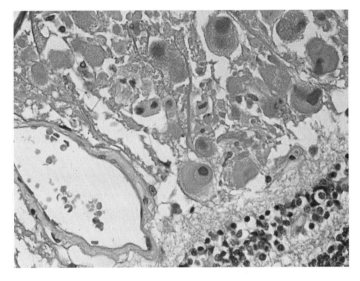

Fig. 401

Cotton-wool spots (microscopic features)   At higher magnification the detailed structure of the cytoid bodies is evident. The axonal swelling consists of a central eosinophilic core surrounded by a lighter granular region. H and E.

Nodules cotonneux (aspect microscopique)   Plus fort grandissement montrant la structure des corps cytoïdes. Ces dilatations axonales ont un centre éosinophile dense et une périphérie plus claire. H et E.

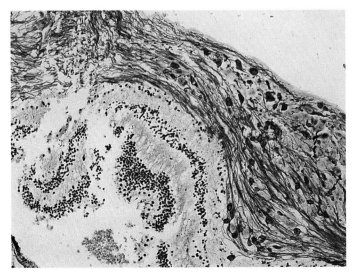

Fig. 402

Cotton-wool spots (microscopic features)   Silver impregnation demonstrates the axonal origin of the cytoid bodies. Note the continuity between axons in the nerve fibre layer and the swollen region corresponding to the cytoid bodies. Bodian–LFB.

Nodules cotonneux (aspect microscopique)   L'origine axonale des corps cytoïdes est nettement démontrée par cette imprégnation argentique. Il existe une continuité entre les axones de la couche des fibres nerveuses et les dilatations correspondants aux corps cytoïdes. Bodian–Luxol.

Infectious diseases and opportunistic infections

Pathologie infectieuse et infections opportunistes

Cytomegalovirus retinitis

Cytomegalovirus is the most frequent infectious agent observed in the eye, occurring in up to 20 per cent of patients with AIDS (Jabs *et al.*, *Arch. Ophthalmol.* 1989, **107**, 75–80). There does not appear to be a direct correlation between the incidence of pathologically documented cerebral and retinal infections. The retinal lesions can be very extensive and necrotic. Collagen scars and optic atrophy can be observed in chronic infection. Characteristic cytomegalic cells are frequent. They have large intranuclear inclusions and/or small granular intracytoplasmic inclusions. The presence of the virus in the retina can be demonstrated by immunocytochemical and ultrastructural techniques in astrocytes, macrophages, endothelial cells, and sensory visual nerve cells. Even after specific treatment with clinical improvement, post-mortem examination of the eye may reval widespread infection with acute necrosis or persistent cytomegalic cells.

Rétinite à cytomégalovirus

Le cytomégalovirus est l'agent infectieux le plus fréquemment observé dans l'oeil (près de 20 pour cent) chez les patients ayant un SIDA (Jabs *et al.*, *Arch. Ophthalmol.* 1989, **107**, 75–80). Il n'y a pas de corrélation directe entre la fréquence des atteintes cérébrales et rétiniennes constatées microscopiquement. Les lésions rétiniennes peuvent être très extensives et nécrotiques. Des cicatrices fibreuses et une atrophie optique peuvent s'observer dans les infections chroniques. Les cellules cytomégaliques caractéristiques sont nettement augmentées de volume et ont des inclusions intranucléaires volumineuses et/ou intracytoplasmiques, fines et granuleuses. Le virus peut être mis en évidence dans la rétine par immunocytochimie et microscopie électronique dans les astrocytes, les macrophages, les cellules endothéliales, et les neurones sensoriels. Une nécrose rétinienne ou des cellules cytomégaliques peuvent être observées à l'examen microscopique post-mortem des yeux même chez les patients ayant reçu un traitement spécifique pour leur rétinite à CMV avec amélioration clinique et ophtalmoscopique des lésions.

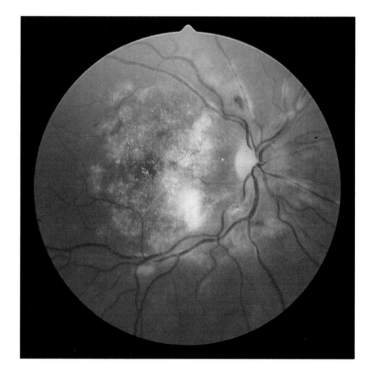

Fig. 403
Cytomegalovirus retinitis (funduscopic view) There is extensive retinal necrosis involving macula and papilla, characterized by obliteration of retinal vessels, confluent yellowish-white exudates, and haemorrhages.

Rétinite à CMV (aspect ophtalmoscopique) Il existe une nécrose rétinienne étendue intéressant la macula et la papille, avec occlusion des vaisseaux rétiniens, exsudats confluents blanc-jaunâtres, et hémorragies.

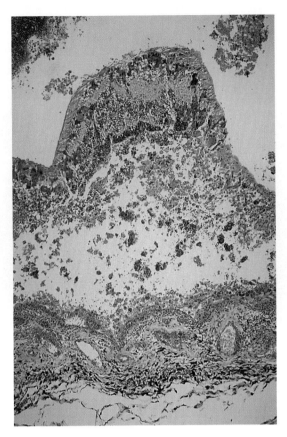

Fig. 404
Cytomegalovirus retinitis (microscopic features) Cross-section of retina showing acute retinal necrosis of all layers. H and E.

Rétinite à CMV (aspect microscopique) Notez sur cette coupe tranversale de la rétine, la nécrose tissulaire aiguë intéressant toutes les couches de la rétine. H et E.

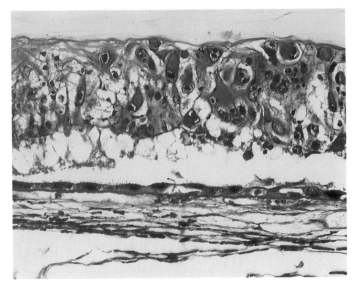

Fig. 405
Cytomegalovirus retinitis Cross-section of retina; note numerous cytomegalic cells with large intranuclear inclusion bodies in all retinal layers. H and E.

Rétinite à CMV Coupe transversale de la rétine. De nombreuses cellules cytomégaliques comportant une volumineuse inclusion intranucléaire, sont présentes dans toutes les couches de la rétine. H et E.

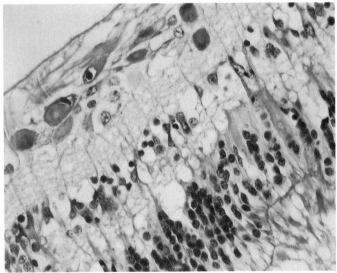

Fig. 406
Cytomegalovirus retinitis Cross-section of retina. Note intranuclear inclusions in ganglion cells. H and E.

Rétinite à CMV Couple transversale de la rétine. Présence d'inclusions intranucléaires dans des cellules ganglionnaires. H et E.

Fig. 407
Cytomegalovirus retinitis (treated)   Numerous cells contain CMV antigen within the extensively necrotic retina. The inclusions stain brown (DAB) with Mab to CMV (Dako M854).

Rétinite à CMV (traitée)   De nombreuses cellules contiennent des antigènes du CMV dans cette nécrose rétinienne. Les inclusions sont colorées en brun (DAB) par un anticorps monoclonal anti CMV (Dako M854).

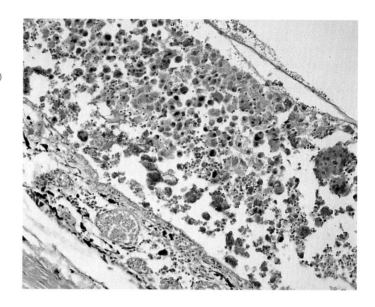

Fig. 408
Cytomegalovirus retinitis (treated)   Higher magnification showing a large intranuclear inclusion (brown). Immunostaining using a Mab to CMV (Dako M854).

Rétinite à CMV (traitée)   Plus fort grossissement montrant une volumineuse inclusion intranucléaire (en brun). Immunomarquage du CMV par un anticorps monoclonal anti-CMV (Dako M854).

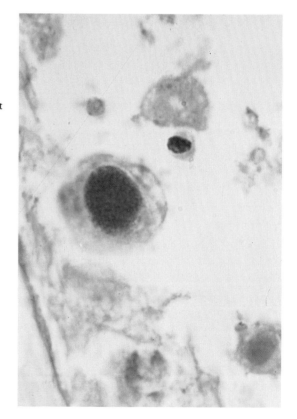

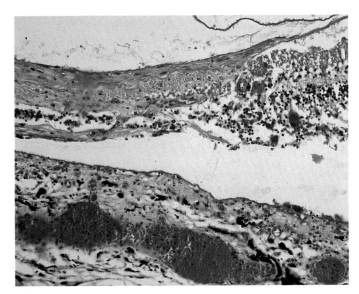

Fig. 409

Cytomegalovirus retinitis (treated)   An active CMV lesion is seen near a fibrous retinal scar. H and E.

Rétinite à CMV (traitée)   Une lésion active de rétinite à CMV est visible à côté d'une cicatrice fibreuse. H et E.

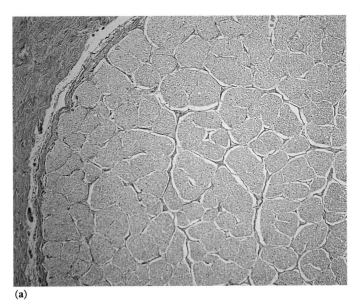

(a)

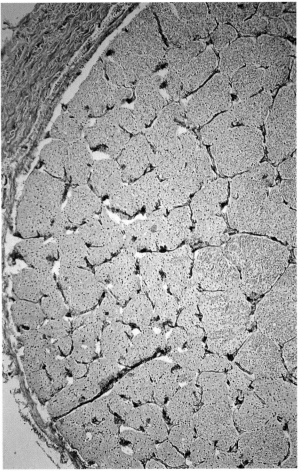

(b)

Fig. 410

Cytomegalovirus retinitis (treated)   Cross-section of optic nerve, Bodian–LFB. (a) Normal nerve with uniform distribution of axonal bundles separated by delicate connective tissue septae. The myelin stains blue with LFB. (b) Cytomegalovirus retinitis, old. Note the focal optic atrophy characterized by uneven distribution of myelin staining and loss of axons with collapse of the connective tissue framework.

Rétinite à CMV (traitée)   Section transversale du nerf optique, Bodian–Luxol. (a) Nerf optique normal: distribution uniforme des groupes d'axones séparés par des cloisons conjonctives fines. La myéline est bien colorée en bleu par le Luxol. (b) Rétinite à CMV ancienne: présence d'une atrophie optique focale caractérisée par la répartition irrégulière des fibres myélinisées et la perte des axones avec épaississement des travées conjonctives.

Toxoplasmosis

Although toxoplasmosis is the most frequently observed infection of the CNS in AIDS in Europe, it is rare in the eye (up to 4 per cent) (Gagliuso *et al.*, *Tr. Am Ophth. Soc.* 1990, **88**, 63–88).

Toxoplasmose

Bien que la toxoplasmose soit l'infection la plus fréquemment observée dans le système nerveux central au cours du SIDA en Europe, elle est rare dans l'oeil (4 pour cent) (Gagliuso *et al.*, *Tr. Am Ophth. Soc.* 1990, **88**, 63–88).

Fig. 411
Toxoplasmic chorioretinitis, acute phase (funduscopic view) Intraocular inflammation partially blurs the fundus. The papilla is faintly visible. The lesion is particularly extensive and involves the macula. There were several other active foci in the same eye.

Choriorétinite toxoplasmique à la phase active (aspect ophtalmoscopique)
L'inflammation intraoculaire masque en partie le fond d'oeil. La papille est à peine visible. Le foyer de toxoplasmose oculaire est étendu, atteignant la macula. Il existait plusieurs foyers actifs dans le même oeil.

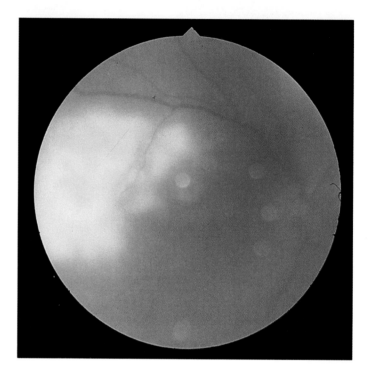

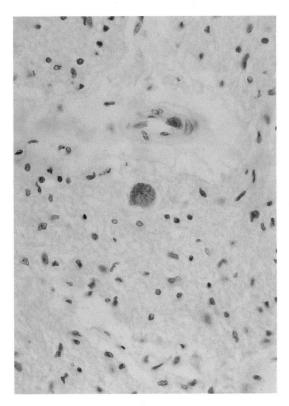

Fig. 412
Toxoplasmosis   A toxoplasma cyst is seen in the optic nerve. H and E.

Toxoplasmose   Un kyste toxoplasmique est visible dans le nerf optique. H et E.

Mycoses

Mycoses

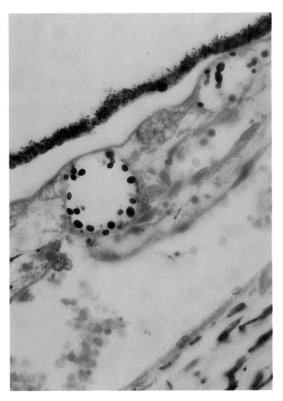

Fig. 413
Pneumocystis carinii   Note the black-staining organisms within thin-walled blood vessels. The patient had pneumocystis pneumonia. Grocott's methenamine silver.
(Courtesy of Pr. Dr G. Grosse, Berlin)

Pneumocystis carinii   Les pneumocystes, colorés en noir, sont visibles dans des vaisseaux à paroi fine. Le patient avait une pneumocystose pulmonaire. Grocott.
(Cliché dû à l'amabilité du Pr. Dr G. Grosse, Berlin)

Fig. 414
Cryptococcosis   Note the red-staining cryptococci within the choroid. The patient had generalized cryptococcosis. PAS.
(Courtesy of Pr. Dr G. Grosse, Berlin)

Cryptococcose   Des cryptocoques, colorés en rouge, sont visibles dans la choroïde. PAS.
(Cliché dû à l'amabilité du Pr. Dr G. Grosse, Berlin)

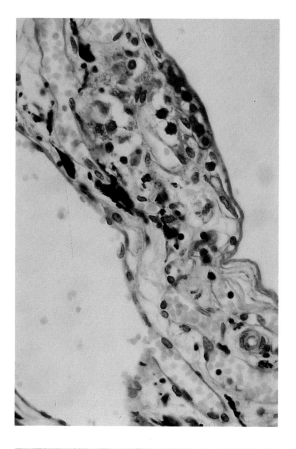

Fig. 415
Candidiasis of the choroid   The fungi stain black with Grocott's methenamine silver.
(Courtesy of Dr M. Baudrimont, Paris)

Candidose   Présence, dans la choroïde, de candida sous forme de spores, colorées en noir par le Grocott.
(Cliché dû à l'amabilité du Dr M. Baudrimont, Paris)

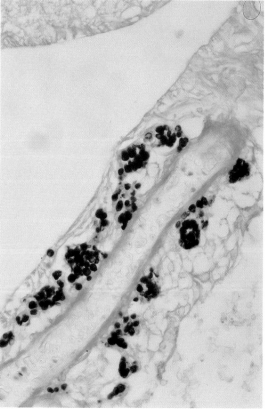

Neoplasms

Tumeurs

Lymphomas

Although lymphoma is the most common tumour occurring in the CNS in AIDS patients, it is rare in the eye (Schanzer *et al.*, *Ophthalmology* 1991, **98**, 88–91). Large or immunoblastic B-cell and Burkitt's lymphomas are usually seen. A primary CNS lymphoma may spread secondarily to the eye via the optic nerve, or the eye may be involved by a systemic lymphoma. Primary intraocular lymphoma is extremely rare.

Lymphomes

Bien que le lymphome soit la tumeur la plus fréquente du système nerveux central au cours du SIDA, il est rare dans l'oeil (Schanzer *et al.*, *Ophthalmology* 1991, **98**, 88–91). Il s'agit essentiellement de lymphomes immunoblastiques ou à grandes cellules de phénotype B et de lymphomes de Burkitt. L'oeil peut être atteint secondairement par envahissement du nerf optique au cours d'un lymphome primitif du système nerveux central ou d'une dissémination systémique. Les lymphomes primitifs de l'oeil sont extrêmement rares.

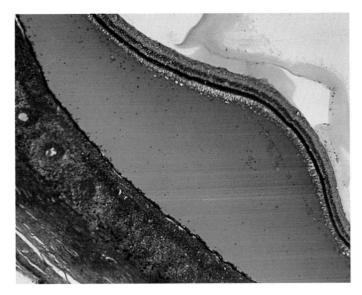

Fig. 416

Lymphoma Low magnification of cross-section of retina showing extensive invasion of the uveal tract and retina by highly cellular tumour. The retina is detached and separated from the underlying tissue by a pool of eosinophilic proteinaceous fluid. H and E.

Lymphome Faible grandissement d'une section transversale de la rétine montrant une infiltration de la choroïde et de la rétine par une tumeur densément cellulaire. Il existe un décollement rétinien. H et E.

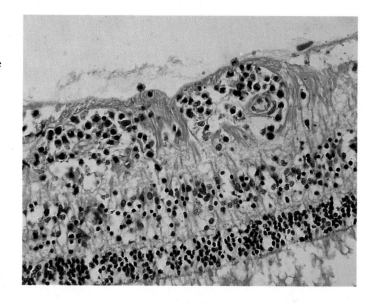

Fig. 417
Lymphoma   The lymphomatous infiltration of the retina is clearly visible as is the perivascular distribution of tumour-cells. H and E.

Lymphome   L'infiltration lymphomateuse est bien visible avec une topographie périvasculaire des cellules tumorales. H et E.

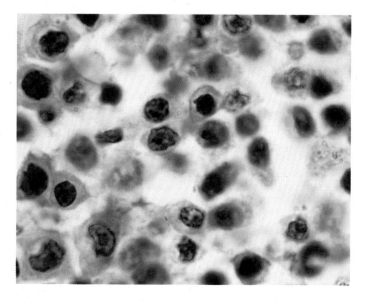

Fig. 418
Lymphoma   At higher magnification, note the cytological characteristics of the large cell lymphoma. H and E.

Lymphome   A plus fort grandissement, notez les caractères cytologiques du lymphome à grandes cellules. H et E.

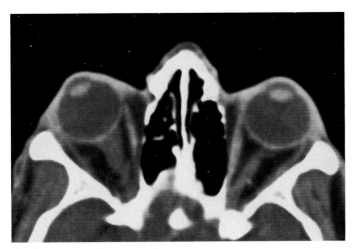

Fig. 419
Infiltration of the optic nerve by a systemic Burkitt's lymphoma CT scan of the eyes showing widening of the optic nerve (on left).

Infiltration du nerf optique par un lymphome de Burkitt systémique Scanner oculaire montrant l'élargissement du nerf optique (à gauche).

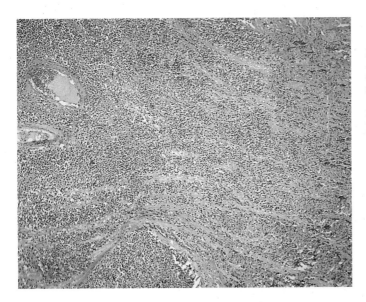

Fig. 420
Infiltration of the optic nerve by large cell lymphoma Longitudinal section of optic nerve head showing tumour cells infiltrating the myelinated fibres. H and E.

Infiltration du nerf optique par un lymphome à grande cellules Section longitudinale de la tête du nerf optique montrant une infiltration par les cellules tumorales entre les fibres myélinisées. H et E.

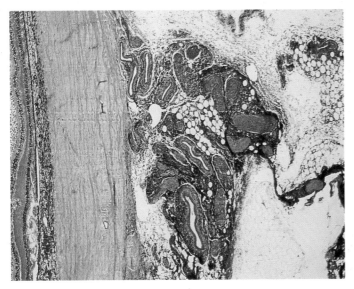

Fig. 421
Infiltration of the retro-orbital tissue by a systemic Burkitt's lymphoma Perivascular infiltration of the retro-orbital adipose tissue, adjacent to the sclera, by a systemic Burkitt's lymphoma. H and E.

Infiltration de la graisse périorbitaire par un lymphome de Burkitt Infiltration tumorale de la graisse périorbitaire par lymphome de Burkitt systémique. H et E.

Kaposi's sarcoma

Kaposi's sarcoma occurs most often along the eyelid or conjunctiva. It may appear as a purplish fleshy tumour of variable size. The lower eyelid must be retracted in order to demonstrate small lesions. An associated conjunctival haemorrhage in a young patient may herald the underlying tumour.

Sarcome de Kaposi

Le sarcome de Kaposi oculaire atteint surtout la paupière supérieure et la conjonctive. Il peut prendre l'aspect d'une petite tumeur violacée, charnue, de taille variable. Il faut le rechercher en déplissant les culs-de-sac conjonctivaux. L'association à une hémorragie sous-conjonctivale chez un malade jeune doit le faire suspecter.

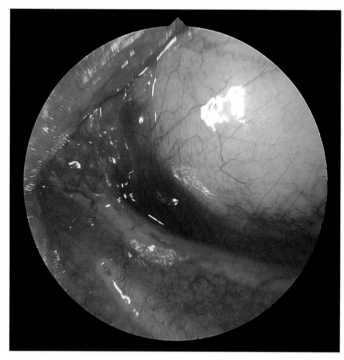

Fig. 422
Kaposi's sarcoma   Note a purplish tumour in conjunctiva of lower eyelid.

Sarcome de Kaposi   Présence d'une tumeur rouge violacée, dans le cul-de-sac conjonctival.

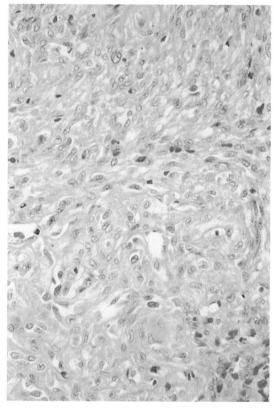

Fig. 423
Kaposi's sarcoma   Section of conjunctiva showing typical appearance of the tumour composed of thin-walled blood vessels lined by pleomorphic endothelial cells. H and E.

Sarcome de Kaposi   Présence sur un prélèvement conjonctival d'un aspect typique d'infiltration tumorale constituée d'une prolifération de vaisseaux à parois fines et de cellules endothéliales pleiomorphes. H et E.

12 Cerebrospinal fluid cytology in early HIV-1 infection

Cytologie du liquide céphalo-rachidien au stade précoce de l'infection à VIH-1

Kiti M. I. Müller, Irina Elovaara, and Matti Haltia

Most of the few studies on intrathecal cellular immunity in HIV-1 infection have been limited to patients in the late stages of systemic disease and/or those with neurologic disorders (Margolick *et al.*, *J. Neuroimmunol.* 1988, **20**, 73–81; McArthur *et al.*, *Neurology* 1989, **39**, 66–70). In these studies, the reduced levels of cerebrospinal fluid (CSF) CD4$^+$ T cells (helper/inducer lymphocytes) and increased levels of CD8$^+$ T cells (suppressor/cytotoxic lymphocytes) have been considered to reflect changes in blood. The results of cellular immunity in the CSF of asymptomatic HIV-1-infected subjects remain contradictory. Our immunocytological studies of the CSF of HIV-1-infected individuals in CDC stages II–III and without signs of neurological disease show that important changes in CSF cells may precede abnormalities in blood.

CSF cytologic findings in early HIV-1 infection include an elevated total cell count and an abnormal differential count with a predominance of mononuclear phagocytes. In addition, an elevated absolute number and proportion of enlarged lymphoid cells and characteristic rosette-like structures composed of macrophages in close association with clusters of enlarged lymphoid cells, are often observed.

Due to a reduced proportion of CD4$^+$ T cells and/or an elevated proportion of CD8$^+$ T cells, nearly all HIV-1-infected individuals in our study had an abnormally low CD4$^+$/CD8$^+$ T cell ratio in their CSF. These abnormalities in the CSF often seem to precede those in blood, and are quantitatively more marked. Thus, the immunologic events in the CNS are not directly reflected in blood. Our immunocytological findings are in accordance with recent studies on humoral immunity, suggesting that the nervous system is an early and common target of the HIV-1 virus (Elovaara *et al.*, *J. Neurol. Sci.* 1987, **78**, 331–42; Elovaara *et al.*, *J. Neuroimmunol.* 1991, **35**, 65–77; Resnick *et al.*, *Neurology* 1988; **45**, 954–8). The presence of an altered cellular immunity in the CSF of neurologically normal individuals in early stages of HIV-1 infection indicates subclinical CNS involvement, and may be of importance for therapeutic considerations.

La plupart des rares études de l'immunité cellulaire intrathécale au cours de l'infection à VIH-1 ont été faites chez des patients au stade terminal de la maladie et/ou présentant des troubles neurologiques (Margolick *et al.*, *J. Neuroimmunol.* 1988, **20**, 73–81; McArthur *et al.*, *Neurology* 1989, **39**, 66–70). Les anomalies du liquide céphalo-rachidien (LCR) qui ont été observées, diminution du nombre des lymphocytes CD4$^+$ (auxiliaires) et augmentation du nombre des lymphocytes CD8$^+$ (suppresseurs cytotoxiques), ont été considérées comme reflétant les anomalies cytologiques sanguines. Les études de l'immunité cellulaire du LCR chez les sujets séropositifs pour le VIH-1, asymptomatiques, ont donné des résultats contradictoires. Notre étude intéressant des patients infectés par le VIH, aux stades II–III du CDC, ne présentant pas de troubles neurologiques, montre que des anomalies importantes de la cytologie du LCR peuvent précéder les anomalies cytologiques sanguines.

L'examen cytologique du LCR aux stades précoces de l'infection à VIH révèle une hypercytose et une augmentation relative du nombre des monocytes/macrophages. On note de plus, une augmentation du nombre absolu et du pourcentage de grands lymphocytes, et la présence fréquente de formations en rosette comprenant des macrophages en relation étroite avec des amas de grands lymphocytes.

CEREBROSPINAL FLUID CYTOLOGY IN EARLY HIV-1 INFECTION

Du fait d'une diminution du taux de lymphocytes CD4⁺ et/ou de l'augmentation de celui des lymphocytes CD8⁺, presque tous les sujets infectés par le VIH de notre étude avaient un rapport CD4⁺/CD8⁺ abaissé. Ces anomalies du LCR semblaient précéder celles du sang périphérique et étaient quantitativement plus importantes. Ainsi, les anomalies immunologiques dans le SNC ne sont pas directement liées aux anomalies sanguines. Ces résultats immunocytologiques sont en accord avec les études récentes de l'immunité humorale montrant que le SNC est fréquemment et précocement atteint au cours de l'infection par le VIH-1 (Elovaara *et al.*, *J. Neurol. Sci.* 1987, **78**, 331–42; Elovaara *et al.*, *J. Neuroimmunol.* 1991, **35**, 65–77; Resnick *et al.*, *Neurology* 1988, **45**, 954–8). La présence d'une altération de l'immunité cellulaire du LCR, aux stades précoces de l'infection à VIH, et en l'absence de troubles neurologiques, montre qu'il existe, dès ce stade, une atteinte infraclinique du SNC.

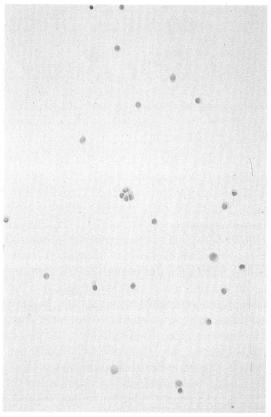

Fig. 424
Pleocytosis in the CSF of a HIV-1-infected male patient in CDC stage III without signs of neurological disease. Most of the lymphocytes are enlarged lymphoid cells. A small rosette formation composed of four lymphoid cells is seen in the centre. Cytocentrifuged smear stained with MGG. (Total and differential light microscopic count of CSF cells is performed on Millipore® filtration preparations not shown here.) (Müller *et al.*, *J. Neurol. Sci.* 1987, **80**, 13–23)

Examen cytologique du LCR d'un homme infecté par le VIH, au stade III du CDC, sans troubles neurologiques. Il existe une hypercytose; la plupart des lymphocytes sont des grands lymphocytes. Notez la présence d'une petite formation en rosette composée de quatre cellules lymphoïdes, au centre de la figure. Examen après cytocentrifugation, MGG. (Le comptage du chiffre absolu et relatif des différentes cellules du LCR a éte effectué après filtration sur filtre Millipore® non illustrée ici.) (Müller *et al.*, *J. Neurol. Sci.* 1987, **80**, 13–23)

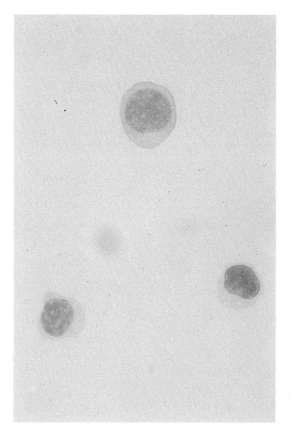

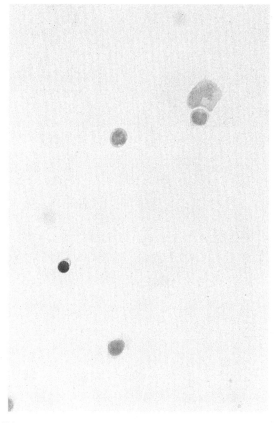

Fig. 425
Enlarged lymphoid cells in the CSF of a HIV-1-infected male patient in CDC stage III without signs of neurological disease. The diameter of these cells exceeds 12 µm and the nuclear/cytoplasmic ratio is often decreased. The chromatin pattern of the nucleus is often net-like, and one or two nucleoli can usually be seen. The amount of cytoplasm varies, and its staining properties can range from deep to pale basophilia. Cytocentrifuged smear stained with MGG.

Grands lymphocytes dans le LCR d'un homme infecté par le VIH, au stade III du CDC, sans troubles neurologiques. Ces cellules ont un diamètre supérieur à 12 µm et un rapport nucléoplasmique souvent diminué. Le noyau a souvent une chromatine d'aspect réticulé et peut contenir un ou deux nucléoles. Le cytoplasme a une abondance variable et ses propriétés tinctoriales varient d'une basophilie intense à un aspect très pâle. Examen après cytocentrifugation, MGG.

Fig. 426
Cytocentrifuged CSF smear of a HIV-1-infected male patient in CDC stage III without signs of neurological disease. The leftmost cell is a normal small lymphocyte, characterized by a dense, intensely basophilic nucleus and scanty cytoplasm. Three enlarged lymphoid cells, one in contact with a large macrophage (top right), are also seen. MGG.

Examen, après cytocentrifugation, du LCR d'un homme infecté par le VIH, au stade III du CDC, sans troubles neurologiques. La première cellule en partant de la gauche est un petit lymphocyte normal à noyau basophile très foncé et à cytoplasme peu abondant. Notez, de plus, la présence de trois grands lymphocytes dont un (en haut et à droite) au contact d'un volumineux macrophage. MGG.

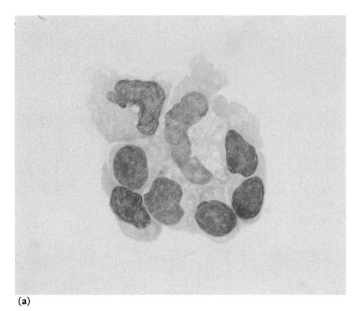

(a)

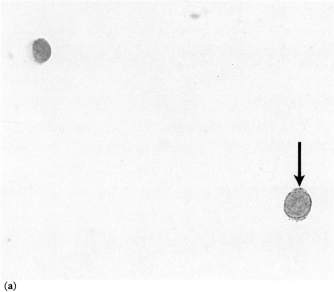

(a)

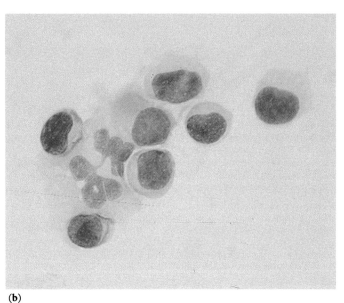

(b)

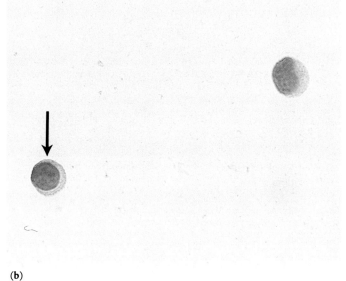

(b)

Fig. 427
Rosette-like structures composed of large macrophages with irregular nuclei in close contact with enlarged lymphoid cells. Cytocentrifuged smears from the CSF of two HIV-1-infected male patients in CDC stage II (a) and III (b) without signs of neurological disease. MGG.

Formations en rosette composées de volumineux macrophages en contact éroit avec de grands lymphocytes. Examen, après cytocentrifugation, du LCR de deux hommes infectés par le VIH, aux stades II (a) et III (b) du CDC, sans troubles neurologiques. MGG.

Fig. 428
(a) CD4$^+$ (arrow) and (b) CD8$^+$ (arrow) lymphocytes in the CSF of a HIV-1-infected male patient in CDC stage II without signs of neurological disease. The staining of the lymphocyte with the monoclonal antibody against the CD4 receptor is usually weaker than normal which may suggest reduced expression of the receptor. Phenotyping of lymphocytes performed with the three-layer indirect immunoperoxidase technique on air-dried cytocentrifuged CSF cell smears (Müller *et al.*, *J. Neuroimmunol.* 1990, **30**, 219–27).

Immunomarquages mettant en évidence la présence de lymphocytes CD4$^+$ (a; flèche) et CD8$^+$ (b; flèche) dans le LCR d'un homme infecté par le VIH, au stade II du CDC, sans troubles neurologiques. L'immunomarquage des lymphocytes avec l'anticorps monoclonal anti-CD4 est habituellement plus faible que normalement, ce qui pourrait suggérer une diminution de l'expression de cet antigène. Typage des lymphocytes avec une technique d'immunoperoxydase sur LCR cytocentrifugé séché à l'air (Müller *et al.*, *J. Neuroimmunol.* 1990, **30**, 219–27).

HIV+ PATIENTS   CONTROLS

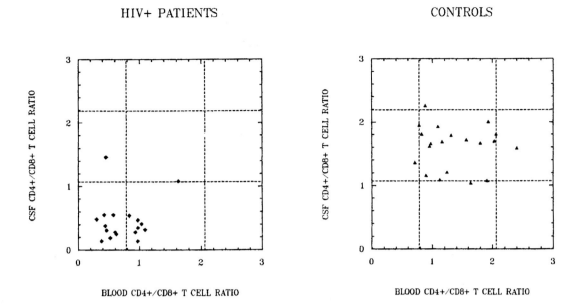

BLOOD CD4+/CD8+ T CELL RATIO   BLOOD CD4+/CD8+ T CELL RATIO

Fig. 429
The CD4+/CD8+ T cell ratios in the CSF and blood of 19 men with CDC stages II–III of HIV-1 infection and without signs of neurological disease (Elovaara and Müller, in preparation).* Dashed lines show the upper and lower 95 percentile reference limits. The control CSF specimens were sampled from 20 individuals without evidence of autoimmune or CNS disease, examined in an out-patient department of neurology (Müller *et al.*, *J. Neuroimmunol.* 1990, **30**, 219–27). Note that nearly all HIV-1-infected individuals had an abnormally low ratio in the CSF while the ratio was either higher or still normal in their blood.

* This study was provided by the Ethical Committee of Aurora Hospital, Helsinki. Participation was voluntary and all participants gave their written informed consent.

Rapport des lymphocytes CD4+/CD8+ dans le LCR et le sang de 19 hommes aux stades II–III de l'infection à VIH, sans troubles neurologiques (Elovaara et Müller, en preparation).* Les lignes pointillées montrent les limites inférieures et supérieures de la normale chez 95 pour cent des témoins. Ces résultats proviennent de 20 sujets ne présentant pas d'atteinte du SNC ou de maladie autoimmune, examinés dans un service de consultation externe de neurologie (Müller *et al.*, *J. Neuroimmunol.* 1990, **30**, 219–27). Notez que presque tous les patients infectés par le VIH ont un chiffre anormalement bas dans le LCR alors que le rapport CD4+/CD8+ est plus élevé ou normal dans le sang.

* Cette étude a été approuvée par le comité d'éthique de l'Hôpital Aurora à Helsinki. La participation des patients a été volontaire et tous ont donné leur consentement écrit.

13 Involvement of the peripheral nervous system

Les lésions du système nerveux périphérique

Romain K. Gherardi

Peripheral neuropathy is frequent in HIV-infected patients, and may be extremely disabling. The exact incidence of polyneuropathy during HIV infection is not known but ranges from 16 to 52 per cent of patients with ARC or AIDS in some studies.

Apart from subclinical involvement of the peripheral nervous system, three main clinical types of peripheral neuropathy occur frequently in AIDS: inflammatory demyelinating neuropathy (acute or chronic), mononeuritis (localized or multiplex), and chronic axonal sensory neuropathy.

Peripheral neuropathy may complicate all stages of HIV infection and may coincide with HIV seroconversion. However, there are differences in the types of neuropathy which occur at varying stages of the disease. In general, inflammatory demyelinating neuropathies tend to occur at the initial stages of the infection and become rarer as immune function deteriorates; mononeuritis occurs mainly in patients with ARC, while axonal sensory neuropathy and CMV neuropathies are confined to the late and preterminal stages of the disease.

Adequate and correct sampling is always a problem in the assessment of peripheral nervous system diseases. Limited biopsies often show non-diagnostic changes. For this reason, this chapter focuses on rare but significant lesions rather than on the common but less specific changes which are more usually found.

From a pathological point of view, peripheral neuropathies in HIV-infected patients can be divided into two main groups based on the presence or absence of inflammatory infiltrates in the nerve. Tumours, predominantly lymphomas, and a variety of lesions whose relationship to HIV is less certain are rarely encountered (Dalakas and Pezeshkpour, *Ann. Neurol.* 1988, **23**, (Suppl), S38–S48; Léger *et al.*, *J. Neurol. Neurosurg. Psychiat.* 1989, **52**, 1369–74).

The following neuropathic pathology will be described.

(1) non-inflammatory neuropathies (subclinical axonal loss, terminal sensory axonal polyneuropathy);
(2) neuropathies with inflammatory changes (inflammatory demyelinating neuropathy, ganglioneuritis, vasculitic neuropathy (necrotizing arteritis), angiocentric immunoproliferative lesions (i.e. a spectrum of T-lymphocyte proliferative disorders ranging from lymphocytic vasculitis to angiocentric lymphoma), CMV neuropathies (CMV myeloradiculitis, CMV peripheral neuropathy), non-specific 'microvasculitis' of nerve;
(3) radicular lymphoma;
(4) miscellaneous lesions (for example, tomacula).

Many other clinical types of PNS involvement may occur in HIV-infected patients. These include facial paralysis, some of which correspond to the criteria of Bell's palsy; herpes neuritis, which occurs in about 10 per cent of AIDS patients; syphilitic and mycobacterial meningo-myelo-radiculitis; and, possibly, a rapidly progressive motor neuron syndrome.

244

Les atteintes du système nerveux périphérique sont fréquentes au cours de l'infection à VIH et peuvent être extrêmement invalidantes. L'incidence exacte des neuropathies au cours de l'infection à VIH n'est pas connue. Elles surviendraient chez 16 à 52 pour cent des patients aux stades de SIDA ou d'ARC, dans certaines séries.

A côté des atteintes infracliniques du système nerveux périphérique, trois formes cliniques principales de neuropathie s'observent fréquemment chez les patients infectés par le VIH: les polyradiculonévrites aiguës ou chroniques, les mononévrites localisées ou multiples, et les polyneuropathies sensitives axonales chroniques.

Les neuropathies peuvent compliquer tous les stades de l'infection à VIH et peuvent coïncider avec la séroconversion. Cependant les neuropathies observées varient selon le stade de la maladie. Schématiquement, les neuropathies inflammatoires démyélinisantes surviennent aux stades précoces de la maladie et deviennent plus rares au fur et à mesure que l'immunité décline, les mononévrites affectent surtout les patients au stade d'ARC, tandis que les neuropathies sensitives axonales et les neuropathies liées au CMV s'observent seulement au stade tardif, préterminal, de la maladie.

L'étude pathologique des atteintes nerveuses périphériques est traditionellement difficile du fait de problèmes d'échantillonnage. Les biopsies nerveuses, de petite taille et limitées au nerf sensitif distal, ne montrent le plus souvent que des lésions non spécifiques. Nous illustrerons donc davantage des lésions rares mais significatives plutôt que les lésions peu spécifiques plus souvent observées.

Les neuropathies périphériques des patients infectés par le VIH peuvent être séparées en deux groupes principaux selon qu'il existe ou non des infiltrats inflammatoires dans le nerf. Les lymphomes et certaines altérations dont les rapports avec l'infection à VIH sont incertains sont plus rarement observés (Dalakas et Pezeshkpour, *Ann. Neurol.* 1988, **23** (Suppl), S38–S48; Léger *et al.*, *J. Neurol. Neurosurg. Psychiat.* 1989, **52**, 1369–74).

Nous décrirons successivement:

(1) les neuropathies non inflammatoires (perte axonale infraclinique, neuropathies sensitives axonales terminales);
(2) les neuropathies inflammatoires (neuropathies inflammatoires démyélinisantes, ganglioradiculites, neuropathies liées à une artérite nécrosante, lésions immunoprolifératives angiocentriques formant un spectre de proliférations lymphocytaires T allant des vascularites lymphocytaires aux lymphomes angiocentriques, les neuropathies à CMV (myéloradiculites à CMV et neuropathies périphériques à CMV), et les 'microvascularites' non spécifiques du nerf périphérique);
(3) les lymphomes méningo-radiculaires;
(4) d'autres lésions dont les relations avec l'infection à VIH sont incertaines (par exemple, les neuropathies tomaculaires).

D'autres atteintes du système nerveux périphérique chez les patients infectés par le VIH ont été rapportées cliniquement mais n'ont pas fait l'objet d'une étude neuropathologique, des paralysies faciales dont certaines ont les caractères de la paralysie faciale *a frigore*, des névrites herpétiques qui surviendraient chez 10 pour cent des sidéens, des méningomyéloradiculites syphilitiques ou mycobactériennes, et une atteinte du motoneurone d'évolution rapide.

Non-inflammatory neuropathies

Neuropathies non inflammatoires

Sensory axonal polyneuropathy is a distal symmetric sensory neuropathy which occurs frequently at the late stage of the disease. It may be associated with axonal loss involving predominantly small myelinated fibres. Asymptomatic myelinated fibre loss, consistent with chronic axonal damage, has also been shown by systematic post-mortem peripheral nerve biopsy studies. The pathogenesis of this terminal axonal neuropathy in AIDS remains speculative. Nutritional and toxic factors, and HIV infection of the spinal ganglia have all been suggested as possible causes.

La neuropathie sensitive axonale terminale est une neuropathie distale symétrique fréquemment observée au stade terminal de la maladie. Elle peut comporter une perte axonale prédominant sur les petites fibres myélinisées. Une perte en fibres myélinisées infraclinique a été aussi mise en évidence par des examens post-mortem systématiques. L'étiopathogénie de cette neuropathie axonale terminale demeure incertaine. Des facteurs nutritionnels et toxiques ainsi que l'infection par le VIH des ganglions rachidieus, ont été incriminés.

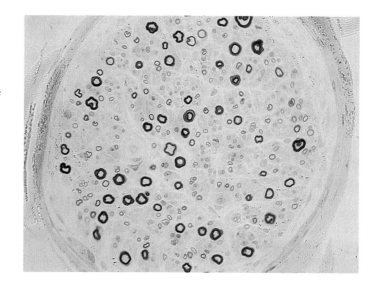

Fig. 430
Sensory axonal polyneuropathy Semi-thin section showing axonal loss involving predominantly small myelinated fibres. Toluidine blue.

Neuropathie axonale sensitive Coupe semi-fine montrant la perte axonale prédominant sur les fibres myélinisées de petit calibre. Bleu de toluidine.

Inflammatory neuropathies

Neuropathies inflammatoires

Inflammatory demyelinating neuropathies

Demyelinating neuropathies may be present either as a Guillain–Barré syndrome or a chronic inflammatory demyelinating neuropathy, and may be the initial illnesses. HIV infection may be suspected as the cause of both types of clinical presentation when accompanied by CSF pleocytosis (Lipkin *et al.*, *Neurology* 1985, **35**, 1479–83; Cornblath *et al.*, *Ann. Neurol.* 1987, **21**, 32–40).

Neuropathies inflammatoires démyélinisantes

Les neuropathies démyélinisantes peuvent revêtir l'aspect d'un syndrome de Guillain–Barré ou d'une polyradiculonévrite chronique, et peuvent être inaugurales. Dans les deux présentations cliniques, l'existence d'une hypercytose du LCR doit faire suspecter l'infection par le VIH (Lipkin *et al.*, *Neurology* 1985, **35**, 1479–83; Cornblath *et al.*, *Ann. Neurol.* 1987, **21**, 32–40).

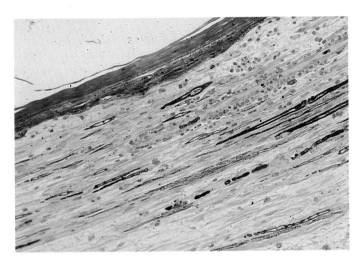

Fig. 431

Inflammatory demyelinating neuropathy   Longitudinal semi-thin section of a nerve biopsy showing segmental demyelination and inflammation. Toluidine blue.

Neuropathie inflammatoire démyélinisante   Coupe semi-fine longitudinale d'une biopsie nerveuse montrant la démyélinisation segmentaire et des signes inflammatoires. Bleu de toluidine.

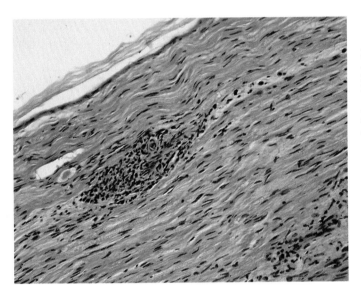

Fig. 432

Inflammatory demyelinating neuropathy   Mononuclear inflammatory infiltrate. This is the main lesion seen in the distal parts of the PNS. H and E.

Neuropathie inflammatoire démyélinisante   Infiltrat inflammatoire endoneural. Cet aspect est celui le plus souvent observé au niveau distal du système nerveux périphérique. H et E.

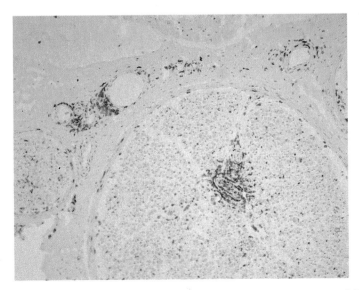

Fig. 433

Inflammatory demyelinating neuropathy   Immunostain of fresh frozen section using a Mab against CD8 showing that the perivascular infiltrates in the endo- and epineurium are mainly composed of T8 lymphocytes. APAAP.

Neuropathie inflammatoire démyélinisante   Immunomarquage sur coupe congelée, avec un anticorps monoclonal anti-CD8, montrant que les infiltrats autour des petits vaisseaux de l'endonèvre et de l'épinèvre sont composés essentiellement de lymphocytes T8. APAAP.

Ganglioneuritis

Ataxic neuropathy involving predominantly the dorsal root ganglia (ganglionitis) has been described in HIV infection (Elder *et al.*, *Lancet* 1986, **ii**, 1275–6). It is still unclear whether ganglionitis in HIV infection corresponds to an inflammatory sensory neuronopathy similar to that observed in cancer patients or associated with connective tissue disorders, or represents a frequent post-mortem finding of less clinical significance (Scaravilli *et al.*, *Acta Neuropathol.* 1992, **84**, 163–70).

Ganglioradiculites

Une neuropathie ataxiante associée à une inflammation prédominante des ganglions spinaux (ganglionite) a été décrite au cours de l'infection VIH (Elder *et al.*, *Lancet* 1986, **ii**, 1275–6). Il n'est pas établi que de tels aspects, souvent observés à l'examen post-mortem systématique (Scaravilli *et al.*, *Acta Neuropathol.* 1992, **84**, 163–70), puissent être réellement assimilés aux neuronopathies sensitives inflammatoires paranéoplasiques ou associées aux connectivites.

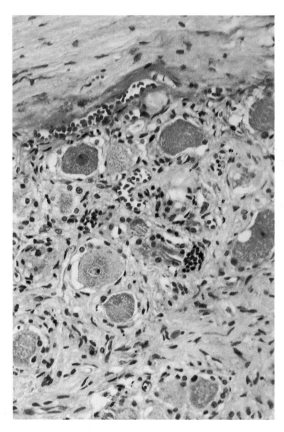

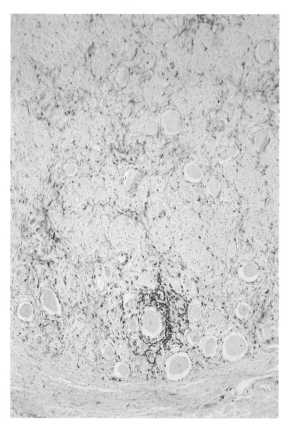

Fig. 434
Dorsal root ganglion in a HIV-infected patient The patient had an inflammatory neuropathy. Note neuronal loss and residual nodules of Nageotte. H and E.
(Courtesy of Pr F. Scaravilli, London)

Ganglion spinal de patient infecté par le VIH Le patient présentait une polyradiculonévrite. Perte neuronale et nodules résiduels de Nageotte. H et E.
(Cliché dû à l'amabilité du Pr F. Scaravilli, London)

Fig. 435
Dorsal root ganglion removed systematically at autopsy in a HIV-infected patient Immunostaining using a Mab HAM 56 specific for macrophages shows marked inflammation. PAP.
(Courtesy of Pr. H. Budka, Vienna)

Ganglion spinal de patient infecté par le VIH prélevé systématiquement Immunomarquage avec l'anticorps monoclonal HAM 56, spécifique des macrophages, montrant une inflammation marquée. PAP.
(Cliché dû à l'amabilité du Pr. H. Budka, Vienna)

INFLAMMATORY NEUROPATHIES

Vasculitic neuropathy

A spectrum of vascular inflammatory diseases may occur in HIV-infected patients. The PNS appears to be selectively affected in most patients. A necrotizing vasculitis, resembling polyarteritis nodosa, may be seen in the main epineurial artery or in smaller arterial branches in the endoneurium. It is usually associated with microcirculatory inflammatory changes and with perineurial spread of the inflammation. The vasculitic process is usually self-limiting, and healing lesions with iron pigment deposits may be present. Immunoglobulin and complement deposits may be found in the small vessel walls. The presence of HIV particles in cells surrounding the *vasa nervorum* has been demonstrated by immunocytochemistry, *in situ* hybridization, and electron microscopy (Gherardi *et al.*, *New Engl. J. Med. 1989*, **321**, 685–6). This suggests that HIV may be directly implicated in the pathogenesis of peripheral nerve vasculitis.

Neuropathies liées à une vascularite

Tout un spectre de lésions inflammatoires vasculaires peut être observé au cours de l'infection à VIH. Une atteinte élective du système nerveux périphérique est fréquente. Des lésions d'artérite nécrosante ressemblant à celles de la panartérite noueuse peuvent être vues au niveau de l'artère épineurale principale, artère de moyen calibre, ou des artères endoneurales de petit calibre. Elles s'associent habituellement à une atteinte microcirculatoire et à une diffusion périneurale inflammatoires. Le processus vasculitique a une évolution souvent monophasique spontanément régressive aboutissant à des lésions cicatricielles contenant des dépôts de pigment ferrique. Des dépôts vasculaires d'immunoglobuline et de complément peuvent être mis en évidence au niveau de la microcirculation. La présence du VIH dans des macrophages entourant les *vasa nervorum* a été démontrée par immunocytochimie, hybridation *in situ*, et microscopie électronique (Gherardi *et al.*, *New Engl. J. Med. 1989*, **321**, 685–6). Ceci laisse penser que le virus est directement impliqué dans la pathogénie de ces vascularites.

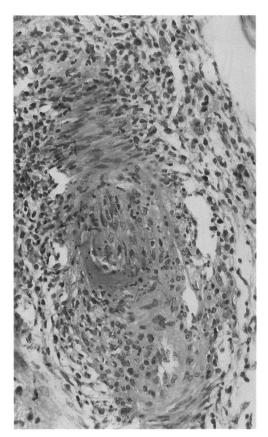

Fig. 436
Vasculitic neuropathy Necrotizing vasculitis, resembling polyarteritis nodosa, affecting the main epineurial artery. H and E.

Neuropathie par vascularite Vascularite nécrosante, du type de la panartérite noueuse, dans l'artère épineurale principale, H et E.

Fig. 437
Vasculitic neuropathy Necrotizing vasculitis, resembling polyarteritis nodosa, in a small artery in the endoneurium. H and E.

Neuropathie par vascularite Vascularite nécrosante au niveau d'une artère endoneurale de petit calibre. H et E.

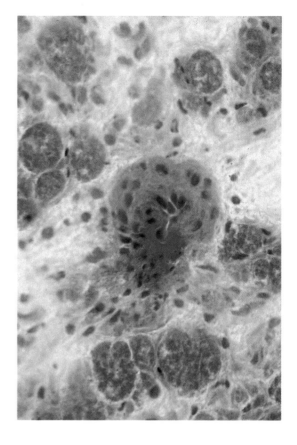

Fig. 438
Vasculitic neuropathy Immunostain of fresh frozen section using a Mab against CD8 showing perineurial spread of the inflammatory infiltrate, mainly composed of T8 lymphocytes. APAAP.

Neuropathie par vascularite Immunomarquage sur coupe à congélation, avec un anticorps monoclonal anti-CD8, montrant l'extension périneurale des infiltrats inflammatoires riches en lymphocytes T8. APAAP.

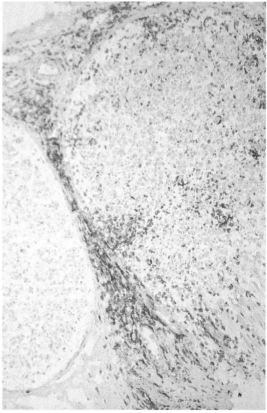

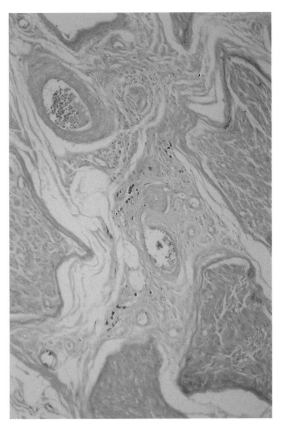

Fig. 439
Vasculitic neuropathy   Healing lesions with Perls'-positive iron pigment deposits. Prussian blue

Neuropathie par vascularite   Lésion cicatricielle contenant des dépôts de pigment ferrique. Méthode de Perls au ferrocyanure ferrique.

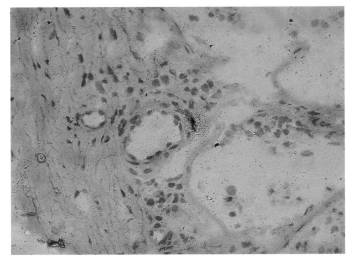

Fig. 440
Vasculitic neuropathy   *In situ* hybridization demonstrating HIV genome in the wall of an epineurial vessel.

Neuropathie par vascularite   Hybridation *in situ* montrant la présence du génome du VIH dans la paroi d'un vaisseau de l'épinèvre.

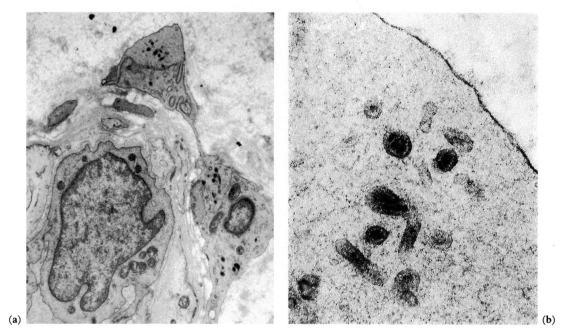

(a)

(b)

Fig. 441 (a,b)
Vasculitic neuropathy (same case as Fig. 437)   Electron microscopy shows HIV-like particles in perivascular cells
devoid of basal laminae and resembling macrophages

Neuropathie par vascularite (même cas que Fig. 437)   Examen en microscopie électronique montrant la présence de
particules virales ayant les caractères du VIH, dans des cellules périvasculaires dépourvues de membrane basale,
ressemblant à des macrophages.

Fig. 442
Vasculitic neuropathy (same case as Fig. 437)   Electron microscopy shows
budding viral-like particles, consistent with an extruding process, at the
cell surface.

Neuropathie par vascularite (même cas que Fig. 437)   Examen
ultrastructural montrant des particules virales bourgeonnant au niveau
de la membrane plasmique cellulaire.

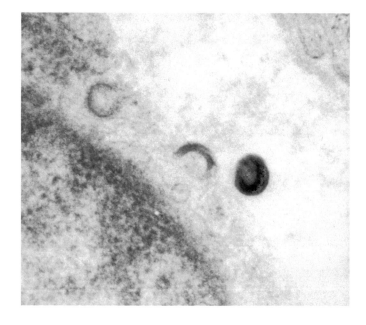

Angiocentric immunoproliferative lesions (AILs)

AILs have been described in various organs of HIV-infected patients. AILs represent a spectrum of T-lymphocyte proliferative disorders, ranging from lymphocytic vasculitis (AIL1), to lymphomatoid granulomatosis (AIL2) and angiocentric lymphoma (AIL3). The cellular infiltrate is angiocentric and angiodestructive, and is composed of T8 lymphocytes (Calabrese *et al.*, *Arthritis Rheum.* 1989, **32**, 569–76).

The diffuse infiltrative CD8 lymphocytosis syndrome (DILS) is another condition that may be associated with HIV infection. DILS is characterized by CD8 positive T-cell lymphocytosis, parotid gland enlargement, sicca syndrome, interstitial pneumonitis, and neurologic or gastrointestinal involvement. It is associated with HLA-DR5, and is therefore thought to represent a genetically determined host immune response to HIV (Itescu *et al.*, *Ann. Intern Med.* 1990, **112**, 3–10).

Lésions immunoprolifératives angiocentriques

Des lésions immunoprolifératives angiocentriques ont été décrites au niveau de divers organes chez les patients infectés par le VIH. Elles comprennent un spectre de proliférations lymphocytaires T allant de la vascularite lymphocytaire d'allure bénigne (AIL1) à la granulomatose lymphomatoïde (AIL2) et au lymphome angiocentrique (AIL3). Elles ont en commun une infiltration cellulaire angiocentrique et angiodestructive composée essentiellement de lymphocytes T8 (Calabrese *et al.*, *Arthritis Rheum.* 1989, **32**, 569–76).

Le syndrome d'infiltration diffuse lymphocytaire CD8 est une entité morphologiquement proche de l'AIL1, pouvant survenir au cours de l'infection VIH. Ce syndrome comporte une lymphocytose CD8, un gonflement parotidien, un syndrome sec, une pneumonie interstitielle et, souvent, une neuropathie périphérique ou une atteinte gastro-intestinale. Les sujets atteints sont souvent porteus de l'antigène d'histocompatibilité HLA-DR5 et l'on pense que ce syndrome représente une réaction immunopathologique induite par le VIH, liée à l'hôte (Itescu *et al.*, *Ann. Intern. Med.* 1990, **112**, 3–10).

Fig. 443
Angiocentric immunoproliferative lesion type 1 (AIL1)
Lymphocytic vasculitis with angiocentric and
angiodestructive cellular infiltrate composed of moderately
atypical lymphocytes. H and E.

*Lésion immunoproliférative angiocentrique de type 1
(AIL1)* Vascularite lymphocytaire, infiltrat
angiocentrique et angiodestructeur composé de
lymphocytes modérément atypiques. H et E.

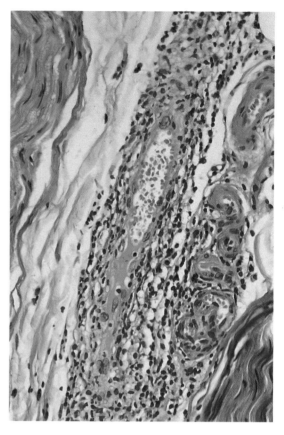

Fig. 444
*Angiocentric immunoproliferative lesion type 1
(AIL1)* Immunostain of fresh frozen section using a Mab
against CD8 shows that the angiocentric cellular infiltrate
is mainly composed of T8 lymphocytes. APAAP.

Lésion immunoproliférative angiocentrique de type 1 (AIL1)
Immunomarquage sur coupe à congélation, avec un
anticorps monoclonal anti-CD8, montrant que l'infiltrat
cellulaire angiocentrique est composé de lymphocytes T8.
APAAP.

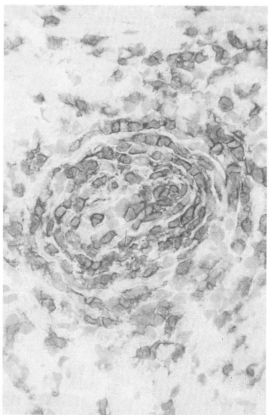

Non-specific microvasculitis

In the absence of either significant cytological abnormalities or demonstration of clonal rearrangements of the T-cell receptor gene, or the development of overt lymphoma, it may be very difficult to distinguish between AIL and a common lymphocytic microvasculitis. Perivascular lymphocytic cuffs are non-specific and more abundant in the early stages of the disease (Chaunu *et al.*, *Muscle Nerve* 1989, **12**, 452–9).

Microvascularite non spécifique

En l'absence d'anomalies cytologiques significatives, de démonstration du caractère clonal de la prolifération T par étude des réarrangements de gène, ou d'évolution vers un lymphome caractéristique, il peut être très difficile de faire la différence entre des lésions immunoprolifératives angiocentriques et une microvascularite lymphocytaire banale. Les infiltrats lymphocytaires périvasculaires ne sont pas spécifiques. Ils seraient plus fréquemment observés aux stades précoces de la maladie (Chaunu *et al.*, *Muscle Nerve* 1989, **12**, 452–9).

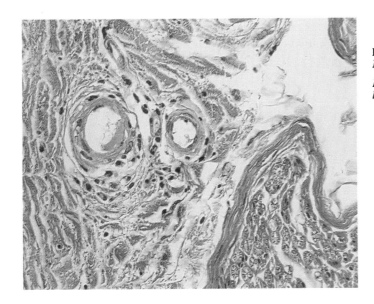

Fig. 445
Non-specific epineurial perivascular lymphocytic cuff Masson's trichrome.

Infiltrat lymphocytaire périvasculaire non spécifique de l'épinèvre Trichrome de Masson.

CMV involvement of PNS

Atteintes nerveuses périphériques liées au CMV

CMV neuropathies are characterized by the presence of CMV inclusions in endothelial and Schwann cells, associated with inflammatory changes. Polymorphonuclear neutrophils are frequently found in both CSF and nerve tissue. CMV peripheral neuropathies may be present either as mononeuritis multiplex or as polyneuropathy (Saïd *et al.*, *Ann. Neurol.* 1991, **29**, 139–46). CMV meningomyeloradiculitis is a condition characterized by the presence of focal necrotic and inflammatory lesions in the lower segments of the spinal cord and nerve roots of the cauda equina. Despite specific antiviral therapy, CMV myeloradiculitis usually has a poor prognosis (Mahieux *et al.*, *J. Neurol. Neurosurg. Psychiat.* 1989, **52**, 270–4).

Les infections du SNP par le CMV sont caractérisées par la présence d'inclusions virales dans les cellules endothéliales et les cellules de Schwann associées à des lésions inflammatoires. La présence de polynucléaires neutrophiles dans le LCR et le tissu nerveux est assez évocatrice. Les neuropathies périphériques à CMV peuvent déterminer des mononévrites multiples ou des polyneuropathies et être identifiées par biopsie nerveuse (Saïd *et al.*, *Ann. Neurol.* 1991, **29**, 139–46). Les méningomyélo-radiculites à CMV sont caractérisées par la présence de lésions focales nécrotiques et inflammatoires dans la partie inférieure de la moelle et les raçines de la queue de cheval. Malgré le traitement antiviral spécifique, leur pronostic est sombre (Mahieux *et al.*, *J. Neurol. Neurosurg. Psychiat.* 1989, **52**, 270–4).

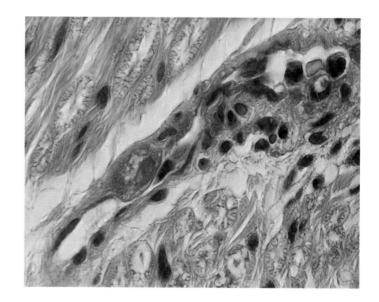

Fig. 446
CMV peripheral neuropathy   Nerve biopsy shows mild small vessel inflammation in the endoneurium with a CMV inclusion in an endothelial cell. H and E.

Neuropathie périphérique à CMV   La biopsie nerveuse montre un infiltrat microvasculaire discret et une inclusion intranucléaire caractéristique dans une cellule endothéliale. H et E.

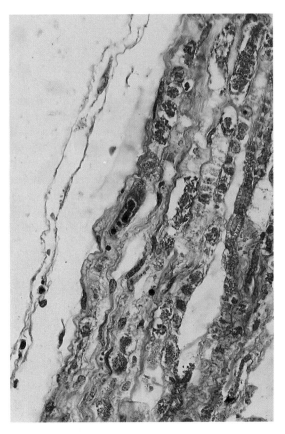

Fig. 447
CMV myeloradiculitis CMV inclusions are present in the nucleus of an elongated cell resembling a Schwann cell in a spinal root of the cauda equina. H and E.

Myéloradiculite à CMV Présence d'inclusions de CMV dans le noyau d'une cellule ayant l'aspect d'une cellule de Schwann, dans une racine de la queue de cheval. H et E.

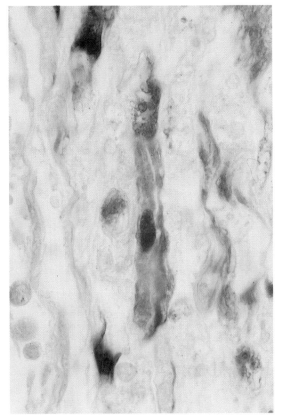

Fig. 448
CMV myeloradiculitis, spinal root of the cauda equina Double immunostain demonstrates an E13 positive CMV inclusion (red) in a S-100 protein-positive Schwann cell (brown). PAP, APAAP.

Myéloradiculite à CMV, racine de la queue de chaeval Double immunomarquage démontrant la présence d'une inclusion exprimant l'antigène E13 du CMV (en rouge) dans une cellule de Schwann exprimant le protéine S-100 (en brun). PAP, APAAP.

Radicular lymphomas

Lymphomes radiculaires

Lymphomatous infiltration of the PNS occurs in about 5 per cent of AIDS patients suffering from non-Hodgkin's lymphomas. It usually causes a progressive meningoradiculitis in the lower limbs. The radicular involvement by lymphoma is discovered at autopsy. The lymphomas usually associated with AIDS are of B-cell type, and can be classified either as Burkitt's lymphoma or as diffuse, large cell, non-Hodgkin's lymphoma (Gray *et al.*, *Brain* 1988, **111**, 245–66).

Une infiltration lymphomateuse du système nerveux périphérique s'observe environ chez 5 pour cent des sidéens porteurs de lymphomes non-Hodgkiniens. Elle réalise le plus souvent une méningoradiculite des membres inférieurs et le diagnostic est presque toujours porté à l'autopsie. Les lymphomes du SIDA sont de type B. Ce sont pour la plupart des lymphomes de Burkitt ou des lymphomes non-Hodgkiniens diffus à grandes cellules (Gray *et al.*, *Brain* 1988, **111**, 245–66).

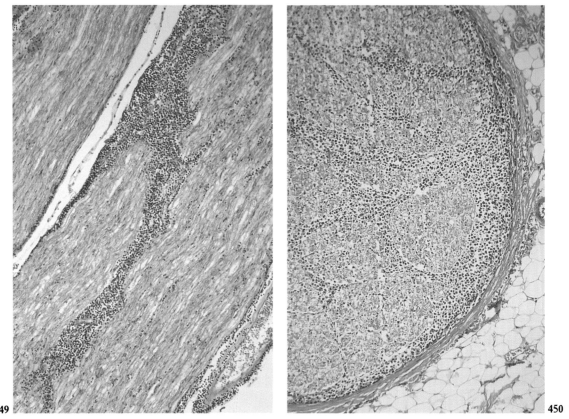

449   450

Figs 449–450
Lymphomatous infiltration of a spinal root   Longitudinal section (Fig. 449), transverse section (Fig. 450). The tumour spreads within nerve fascicles, along the subperineurial and septal spaces.
H and E.

Infiltration radiculaire par un lymphome   Sur coupes longitudinale (Fig. 449) et transversale (Fig. 450), on peut voir que la prolifération lymphomateuse s'étend à l'intérieur des faisceaux nerveux le long des septa et dans l'espace sous-périneural.

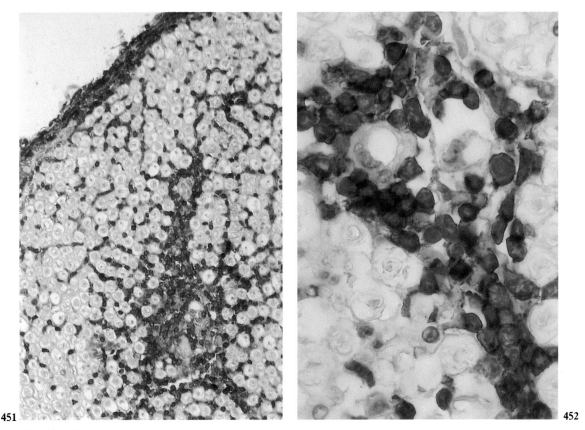

451
452

Figs 451–452
Lymphomatous infiltration of a spinal root Immunohistology using an antibody raised against the common leucocyte antigen confirms marked endoneurial infiltration by lymphoma cells. APAAP.

Infiltration radiculaire par un lymphome Immunomarquage avec un anticorps dirigé contre l'antigène leucocytaire commun montrant l'infiltration endoneurale par les cellules lymphomateuses. APAAP.

Miscellaneous lesions

Lésions diverses

Tomacular neuropathy

Characteristic features of tomacular neuropathy have been found in some HIV-infected patients without a personal or family history of pressure palsy. It is not clear whether these findings are incidental or are related to HIV.

Neuropathie tomaculaire

Des lésions caractéristiques de neuropathie tomaculaire ont été observées chez des malades infectés par le VIH sans antécédents familiaux ou personnels de paralysie compressive. On ne sait pas si ces lésions sont en rapport avec l'infection à VIH ou représentent une découverte fortuite.

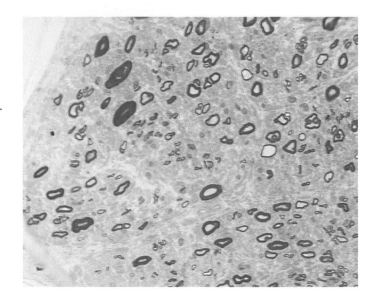

Fig. 453
Tomacular neuropathy in a HIV-infected patient Semi-thin section showing focal thickening of myelin sheaths. Toluidine blue.

Neuropathie tomaculaire au cours de l'infection à VIH Coupe semi-fine montrant l'épaississement focal des gaines de myéline. Bleu de toluidine.

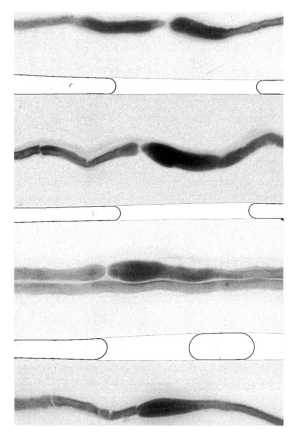

Fig. 454
Tomacular neuropathy in a HIV-infected patient Typical tomacula on teased preparations.

Neuropathie tomaculaire au cours de l'infection à VIH Sur cette préparation de fibres dissociées on peut voir des renflements tomaculaires caractéristiques.

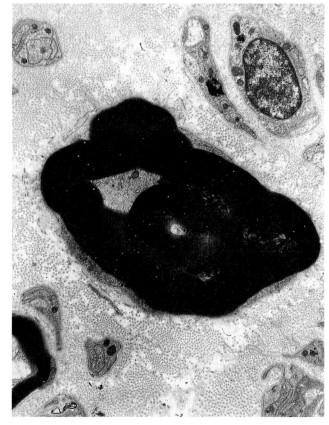

Fig. 455
Tomacular neuropathy in a HIV-infected patient Electron microscopy showing a thickened myelin sheath and an adaxonal invagination of the myelin sheath.

Neuropathie tomaculaire au cours de l'infection à VIH Examen en microscopie électronique montrant l'hypermyélinisation et une invagination adaxonale de la gaine de myéline.

14 Involvement of skeletal muscle
Pathologie du muscle squelettique

Romain K. Gherardi and Hans H. Goebel

Skeletal muscle involvement may occur at all stages of HIV infection. The frequency of muscular disorders has increased markedly since the introduction of zidovudine (AZT) for the treatment of HIV infection, in 1987. The classification of myopathies related to HIV infection has been controversial. Four main types are described (Wiley, *FASEB J*. 1989, **3**, 2503–11; Simpson and Wolfe, *AIDS* 1991, **5**, 917–26).

1. HIV-associated polymyositis. This is quite common and does not appear to be due to direct infection of myocytes by HIV. Its pathogenesis includes a major histocompatibility complex (MHC)-1-restricted T8 cytotoxicity, as in polymyositis of seronegative individuals.
2. Opportunistic infections of skeletal muscle. These are seldom recognized. They include focal pyogenic infections (so-called pyomyositis), usually due to *Staphylococcus aureus*, infection by cytomegalovirus, *Mycobacterium avium intracellulare*, *Cryptococcus neoformans*, and *Toxoplasma gondii*.
3. AIDS cachexia. This includes the HIV wasting syndrome which occurs in the absence of intercurrent opportunistic infections and indicates *per se* a stage IV of the disease according to the CDC criteria.
4. Zidovudine (AZT) myopathy. This is a dose-related, painful, amyotrophic myopathy associated with mitochondrial abnormalities, which may resolve after withdrawal of the drug.

Other disorders may be detected by muscle biopsy in AIDS patients. They include many types of vascular diseases, ranging from necrotizing arteritis to microcirculatory changes such as microvasculitis, non-inflammatory microangiopathy, and perivascular iron-pigment deposits. They also include poorly understood myopathies such as granulomatous myopathy, acquired nemaline myopathy not due to zidovudine, and non-inflammatory necrotizing myopathy with or without recurrent myoglobinuria.

Une atteinte du muscle squelettique peut survenir à tous les stades de l'infection à VIH. Depuis l'introduction de l'AZT, la fréquence des myopathies chez les patients infectés par le VIH a nettement augmenté. La classification des myopathies liées à l'infection à VIH est encore discutée. On peut néanmoins en décrire quatre types principaux (Wiley, *FASEB J*. 1989, **3**, 2503–11; Simpson et Wolfe, *AIDS* 1991, **5**, 917–26).

1. Les polymyosites associées au VIH. Elles ne semblent pas dues à une infection directe par le virus. Comme au cours des polymyosites des patients séronégatifs, le mécanisme des lésions est une cytotoxicité T8 liée au complexe majeur d'histocompatibilité (MHC)-1.
2. Les infections musculaires opportunistes. Celles-ci sont rarement reconnues. On a décrit des 'pyomyosites', infections focales à pyogènes généralement dues au staphylocoque doré, des infections à cytomégalovirus, *Mycobactérium avium intracellulare*, *Cryptococcus neoformans*, et *Toxoplasma gondii*.
3. La cachexie du SIDA. Elle comprend le 'HIV wasting syndrome' qui, en l'absence d'infection opportuniste intercurrente, indique par lui-même, le stade IV de la maladie selon les critères du CDC.
4. La myopathie à l'AZT, Cette atteinte musculaire est dose dépendante, souvent douloureuse et amyotrophiante, régressant à l'arrêt du traitement, en rapport avec une atteinte mitochondriale.

D'autres anomalies moins caractéristiques peuvent être observées sur les biopsies musculaires des patients infectés par le VIH. On retrouve entre autres diverses altérations vasculaires inflammatoires allant des artérites nécrosantes aux micro-vascularites, microangiopathies non inflammatoires, et des dépôts périvasculaires de pigment ferrique. Des altérations musculaires dont la nature n'est pas claire comme les myopathie granulomateuse, une myopathie à bâtonnet non liée à un traitement par l'AZT, et une myopathie nécrosante non inflammatoire associée, ou non, à une myglobinurie récurrente sont aussi observées.

Type II fibre atrophy

Atrophie des fibres de type II

Type II fibre atrophy is commonly found in patients with cachexia, including those with the so-called 'HIV wasting syndrome' (Mhiri *et al.*, *Trans. Roy. Soc. Trop. Med. Hyg.* 1992, **86**, 303–6). The latter condition is defined by the combination of marked weight loss with chronic diarrhoea and/or chronic fever which cannot be attributed to neoplasia or an agent other than HIV (Bélec *at al.*, *Muscle Nerve* 1992, **15**, 856–7).

Une atrophie des fibres de type II est fréquente chez les patients cachectiques en particulier au cours du 'HIV wasting syndrome' (Mhiri *et al.*, *Trans. Roy. Soc. Trop. Med. Hyg.* 1992, **86**, 303–6). Celui-ci est défini par l'association d'une perte de poids importante, d'une diarrhée chronique, et/ou d'une fièvre au long cours qui ne peuvent être rapportées à une néoplasie ou à une infection autre que le VIH (Bélec *et al.*, *Muscle Nerve* 1992, **15**, 856–7).

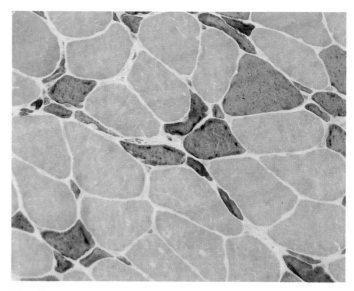

Fig. 456
Type II fibre atrophy   ATPase at pH 9.4.

Atrophie des fibres de type II   ATPase à pH 9,4.

Polymyositis

Polymyosite

The changes in HIV-associated polymyositis are very similar to those of polymyositis in seronegative patients. They include the typical triad: necrosis, regeneration, and inflammation. The majority of muscle fibres express abnormally MHC-1 antigens on their surface while HIV may be occasionally found in a few endomysial macrophages. This supports the view that HIV does not directly affect the skeletal muscle but acts through a systemic immunopathologic process (Illa *et al.*, *Ann. Neurol.* 1991, **29**, 474–81). The histological pattern of polymyositis may be observed in patients co-infected by *Toxoplasma gondii* or HTLV-1.

Les lésions observées dans les polymyosites associées au VIH sont semblables à celles observées dans la polymyosite commune. Elles comportent la triade classique: nécrose, régénération, et inflammation. La plupart des fibres expriment anormalement les antigènes majeurs d'histocompatibilité de classe I à leur surface, alors que le VIH peut parfois être mis en évidence dans de rares macrophages endomysiaux. Ces constatations sont plus en faveur d'un mécanisme immunopathologique systémique que d'une action pathogène directe du VIH sur le muscle (Illa *et al.*, *Ann. Neurol.* 1991, **29**, 474–81). Des lésions polymyositiques peuvent être observées chez les sujets co-infectés par le virus HTLV-1 ou *Toxoplasma gondii*.

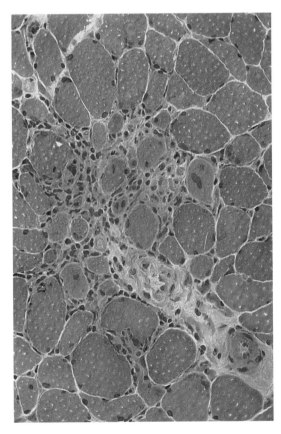

Fig. 457
HIV-associated polymyositis Typical polymyositis pattern, including focal mononuclear infiltration in the endomysium, myonecrosis, and partial invasion of muscle fibres by inflammatory cells. H and E.

Polymyosite associée au VIH Aspect typique de polymyosite, associant une infiltration mononucléée endomysiale focale, des fibres nécrotiques, et des aspects d'invasion partielle des fibres musculaires par les cellules inflammatoires. H et E.

Fig. 458
HIV-associated polymyositis Immunohistochemistry using a Mab raised against CD8 shows that T8 lymphocyte cells predominate in the inflammatory infiltrates. APAAP.

Polymyosite associée au VIH Immunomarquage avec un anticorps monoclonal dirigé contre le CD8 montrant que la plupart des cellules inflammatoires sont des lymphocytes T8. APAAP.

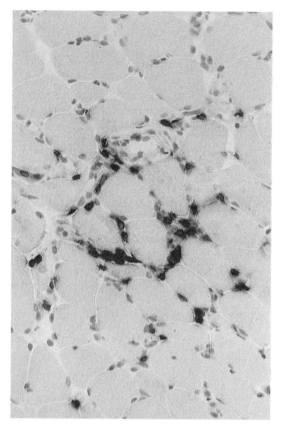

Fig. 459
HIV-associated polymyositis Immunohistochemistry using a Mab raised against MHC-1 shows that the majority of muscle fibres expresses abnormally MHC-1 antigens on their surface. In this case, polymyositis was associated with muscular toxoplasmosis. APAAP.

Polymyosite associée au VIH Examen immunohistochimique avec un anticorps monoclonal anti-MHC-1 montrant que la majorité des fibres musculaires expriment anormalement les antigènes MHC-1 à leur surface. Dans ce cas, la polymyosite était associée à une toxoplasmose musculaire. APAAP

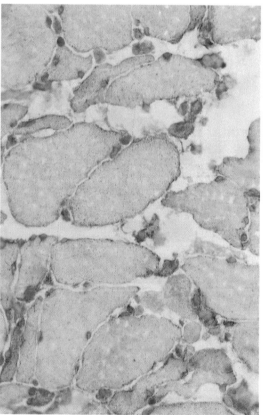

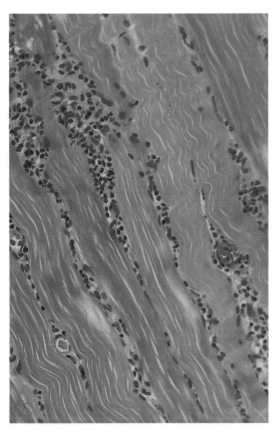

Fig. 460
HIV-associated polymyositis   Marked inflammation in a patient co-infected by HIV and HTLV-1. H and E.

Polymyosite associée au VIH   Lésions inflammatoires sévères dans un cas de co-infection à VIH–HTLV-1. H et E.

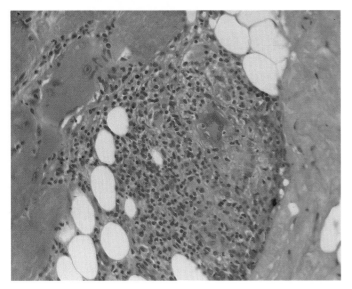

Fig. 461
Granulomatous myositis   Granulomatous myositis with multinucleated giant cell formation may be seen in HIV-infected individuals. In this case, it coexisted with granulomatous hepatitis. Ziehl–Nielsen stain was negative and tuberculosis could not be proven, but the myositis disappeared following anti-tuberculous therapy. H and E.

Myosite granulomateuse   Une myosite granulomateuse à cellules géantes peut survenir chez les patients infectés par le VIH. Ce cas présentait aussi une hépatite granulomateuse. Les colorations spécifiques n'ont pas montré de bacilles acido-alcoolo résistants et on ne put affirmer la tuberculose, cependant la myosite disparu sous antibiothérapie antituberculeuse.

Vascular inflammation

Inflammation vasculaire

Vasculitic processes similar to those observed in peripheral nerve may be seen in skeletal muscle. They include necrotizing arteritis, angiocentric immunoproliferative lesions, microvasculitis, non-inflammatory microangiopathy, and perivascular iron pigment deposits.

Des lésions vasculaires inflammatoires comparables à celles décrites dans le nerf périphérique peuvent être observées dans le muscle, qu'il s'agisse d'artérite nécrosante, de lésions immunoprolifératives angiocentriques, de microvascularite, de microangiopathie non inflammatoire, ou de dépôts périvasculaires de pigments ferriques.

Angiocentric immunoproliferative lesions

Lésions immunoprolifératives angiocentriques

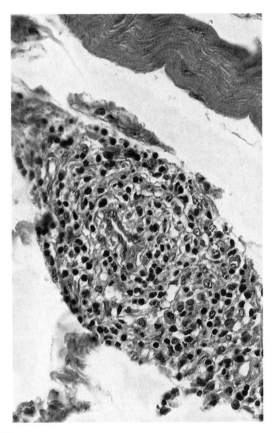

Fig. 462
Angiocentric immunoproliferative lesions (AIL1) Lymphocytic vasculitis with angiocentric and angiodestructive cellular infiltrate composed of T8 lymphocytes, which are moderately atypical, and plasma cells. H and E.

Lésion immunoproliférative angiocentrique (AIL1) Vascularite lymphocytaire, infiltrat angiocentrique et angiodestructeur composé de lymphocytes T8 modérément atypiques et de plasmocytes. H et E.

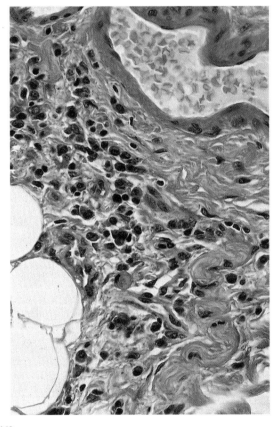

Fig. 463
Plasmacytic inflammation Juxtavascular collections of plasma cells are particularly frequent in HIV-infected individuals with microvasculitis. H and E with Safran.

Inflammation à plasmocytes Des amas juxtavasculaires de plasmocytes sont particulièrement fréquents chez les sujets infectés par le VIH présentant une microvascularite. Hématéine–éosine–safran.

Small vessel vasculitis

Small vessel vasculitis is the commonest type of vascular inflammation in HIV-infected patients. Inflammatory infiltrates are composed mainly of T8 lymphocytes, and usually involve postcapillary venules. Pericapillary inflammation in the endomysium may also be seen. In some cases, microvascular immune deposits, mainly IgM and complement, have been demonstrated (Gherardi *et al.*, *Hum. Pathol.* 1991, **22**, 1187–94).

Microvascularite

Les microvascularites sont les lésions vasculaires inflammatoires les plus fréquentes au cours de l'infection à VIH. L'infiltrat inflammatoire est habituellement mononuclée et est essentiellement formé de lymphocytes T8. Il est observé au niveau des veinules post-capillaires et du lit capillaire endomysial. Des dépôts immuns d'IgM et de complément peuvent être détectés dans les parois capillaires (Gherardi *et al.*, *Hum. Pathol.* 1991, **22**, 1187–94).

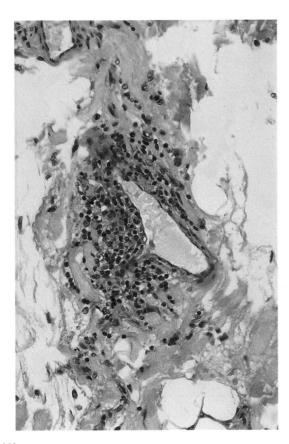 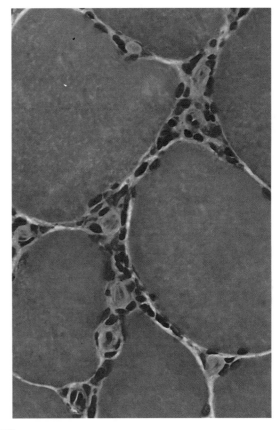

Fig. 464
Small vessel vasculitis Focal infiltration by inflammatory cells, mainly mononuclear, at the level of a postcapillary venule. H and E.

Microvascularite Infiltrat inflammatoire composé essentiellement de cellules mononucléées au niveau d'une veinule post-capillaire. H et E.

Fig. 465
Small vessel vasculitis Pericapillary mononuclear infiltrates in the endomysium. H and E.

Microvascularite Présence d'une infiltration péricapillaire de cellules mononucléées dans l'endomysium. H et E.

267

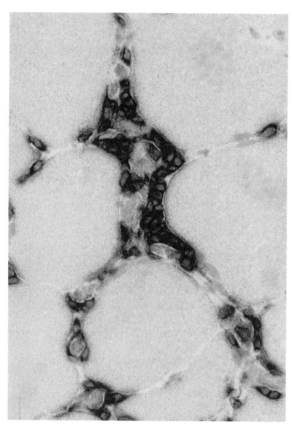

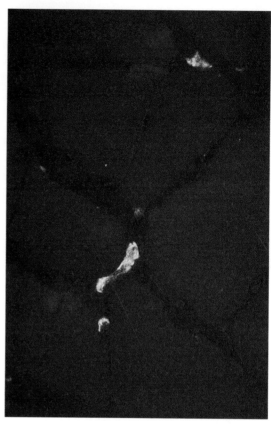

Fig. 466
Small vessel vasculitis Immunostaining using a Mab raised against CD8 shows that pericapillary mononuclear infiltrates are composed of T8 lymphocytes. APAAP.

Microvascularite L'immunomarquage avec un anticorps monoclonal anti-CD8 montre que les cellules inflammatoires de l'infiltrat péricapillaire endomysial sont des lymphocytes T8. APAAP.

Fig. 467
Small vessel vasculitis Direct immunofluorescence using an antibody against human IgM reveals microvascular IgM deposits.

Microvascularite Immunofluorescence directe avec un anticorps anti-IgM humaine montrant la présence de dépôts immuns d'IgM dans les capillaires de l'endomysium.

Iron pigment deposits

Iron pigment deposits are particularly frequent in the muscle of HIV-infected patients, probably because of the high prevalence of small vessel involvement in AIDS. The deposits are found mainly in the distal muscles of the lower limbs, and are prominent at the terminal stage of the disease. They are usually located in perivascular macrophages but may be found within muscle fibres (Gherardi *et al.*, *Hum. Pathol.* 1991, **22**, 1187–94).

Dépôts de pigment ferrique

Les dépôts de pigment ferrique, bien que non spécifiques, sont particulièrement fréquents dans les muscles de sujets infectés par le VIH, et témoignent très probablement de la fréquence des lésions microvasculaires sur ce terrain. Ces dépôts s'observent surtout dans les muscles distaux des membres inférieurs et sont particulièrement marqués un stade terminal de la maladie. Ils sont le plus souvent contenus dans des macrophages périvasculaires mais peuvent siéger à l'intérieur des fibres musculaires (Gherardi *et al.*, *Hum. Pathol.* 1991, **22**, 1187–94).

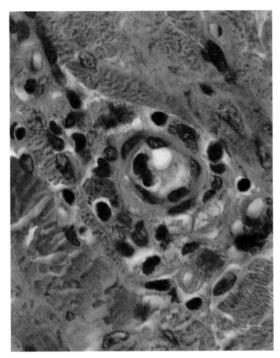

Fig. 468
Iron pigment deposits   Reddish-orange pigment in perivascular macrophages, intermingled with inflammatory infiltrate. H and E.

Dépôts périvasculaires de pigment ferrique   Présence de pigment rouille dans des macrophages périvasculaires, au sein d'un infiltrat inflammatoire. H et E.

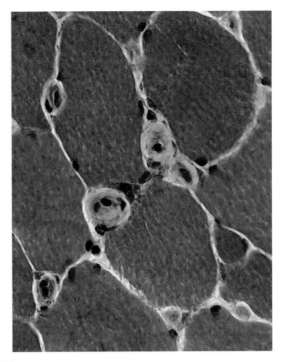

Fig. 469
Iron pigment deposits   Haemosiderin pigment in perivascular macrophages, associated with hyaline thickening of small vessel walls in the endomysium. H and E.

Dépôts périvasculaires de pigment ferrique   Présence d'hémosidérine dans des macrophages périvasculaires, associée à un épaississement hyalin des parois des petits vaisseux de l'endomysium. H et E.

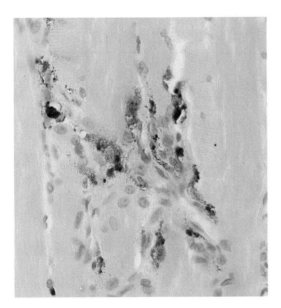

Fig. 470
Iron pigment deposits   Abundant perivascular iron deposits are demonstrated by Prussian blue.

Dépôts périvasculaires de pigment ferrique   Le caractère ferrique des dépôts périvasculaires est confirmé par la coloration de Perls'.

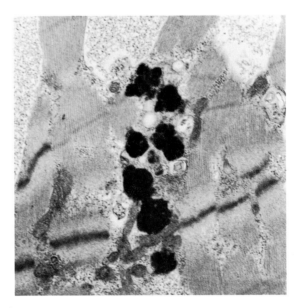

Fig. 471
Iron pigment deposits   Electron microscopy showing iron deposits within a muscle fibre.

Dépôts périvasculaires de pigment ferrique   Examen ultrastructural montrant la présence de dépôts ferriques à l'intérieur d'une fibre musculaire.

Perivascicular ischaemic changes

Ischaemic changes in muscle fibres, similar in type and distribution to those commonly seen in dermatomyositis or lupus erythematosus-associated myositis, may coexist with vascular inflammation in patients infected by HIV.

Ischémie périfasciculaire

Des altérations myocytaires de nature ischémique, semblables à celles observées au cours des dermatomyosites et des myosites du lupus érythémateux disséminé, peuvent être associées aux lésions vasculaires inflammatoires liées au VIH.

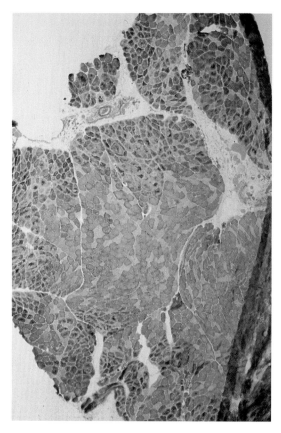

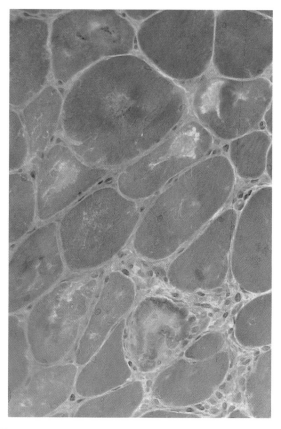

Fig. 472
Perifascicular ischaemic changes Accumulation of oxidative material may be seen in the muscle fibres located in the perifascicular regions. NADH–TR.

Ischémie périfasciculaire Accumulation de matériel oxydatif dans les fibres musculaires situées dans les régions périfasciculaires. NADH–TR.

Fig. 473
Perifascicular ischaemic changes (same case as Fig. 472) Punched out myofibrillar loss. Gomori trichrome.

Ischémie périfasciculaire (même cas que Fig. 472) Perte myofibrillaire à l'emporte-pièce. Trichrome de Gomori.

Tubuloreticular structures

Tubuloreticular structures occur in viral infections as well as in collagen vascular diseases such as dermatomyositis. In HIV infection, they may be found in swollen endothelial cells of muscle capillaries even in the absence of any myopathy. They are probably related to the higher levels of interferon in these patients.

Structures tubuloréticulaires

Des structures tubuloréticulaires peuvent être identifiées au cours des infections virales ou des collagénoses comme la dermatomyosite. Au cours de l'infection à VIH on peut en trouver dans les cellules endothéliales des capillaires musculaires même en l'absence d'atteinte musculaire. Elles sont probablement en rapport avec les taux élevés d'interféron chez ces patients.

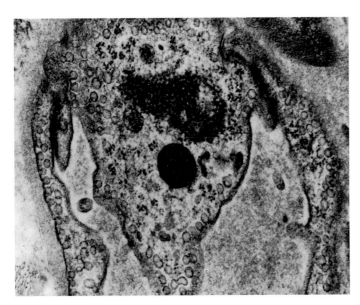

Fig. 474
Tubuloreticular structures Electron microscopy showing tubuloreticular inclusions in the cytoplasm of a swollen endothelial cell, consisting of aggregates of membranous tubules with uniform individual diameters of about 25 nm.

Structures tubuloréticulaires Examen ultrastructural montrant la présence d'inclusions tubuloréticulaires dans le cytoplasme d'une cellule endothéliale turgescente. Ces inclusions sont formées d'aggrégats de tubules de 25 nm de diamètre environ.

Zidovudine myopathy

Myopathie à l'AZT

Zidovudine (AZT) myopathy is associated with mitochondrial dysfunction. It is characterized by the association of mitochondrial changes, including the presence of ragged red fibres and accumulation of lipid droplets, with myofilament abnormalities, such as cytoplasmic body or rod body formation and diffuse myofibrillar loss. Inflammation is inconspicuous. The condition is associated with partial cytochrome C oxidase (COX or complex IV of the respiratory chain) deficiency (Dalakas *et al.*, *New Engl. J. Med.* 1990, **322**, 1098–105; Mhiri *et al.*, *Ann. Neurol.* 1991, **29**, 606–14; Chariot and Gherardi, *Neuromuscular Disorders* 1991, **1**, 357–63).

La myopathie à l'AZT est secondaire à un dysfonctionnement mitochondrial. Elle est caractérisée histologiquement par l'association d'anomalies mitochondriales, avec présence de fibres rouges déchiquetées, et d'altérations myofilamentaires, comportant la formation de corps cytoplasmiques et de bâtonnets et une perte myofilamentaire, en l'absence de signes inflammatoires notables. Elle est associée à un déficit partiel en cytochrome C oxydase (COX ou complexe IV de la chaîne respiratoire (Dalakas *et al.*, *New Engl. J. Med.* 1990, **322**, 1098–105; Mhiri *et al.*, *Ann. Neurol.* 1991, **29**, 606–14; Chariot et Gherardi, *Neuromuscular Disorders* 1991, **1**, 357–63).

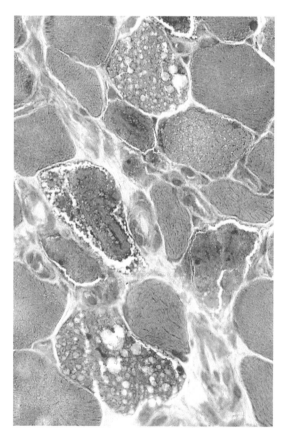

Fig. 475
Zidovudine myopathy Mitochondrial excess results in formation of ragged red fibres, which are frequently atrophic in zidovudine myopathy. Two myocytes also show accumulation of lipid droplets. Gomori trichrome.

Myopathie à l'AZT L'accumulation mitochondriale est à l'origine des fibres rouges déchiquetées, qui sont souvent atrophiques dans la myopathie à l'AZT. Deux fibres musculaires présentent, par ailleurs, une accumulation de gouttelettes lipidiques. Trichrome de Gomori.

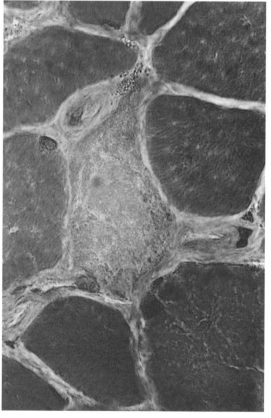

Fig. 476
Zidovudine myopathy Atrophic muscle fibre with pronounced diffuse myofilamentous loss, overloaded with mitochondria. Gomori trichrome.

Myopathie à l'AZT Fibre musculaire atrophique présentant une perte myofilamentaire diffuse sévére, et une surcharge mitochondriale. Trichrome de Gomori.

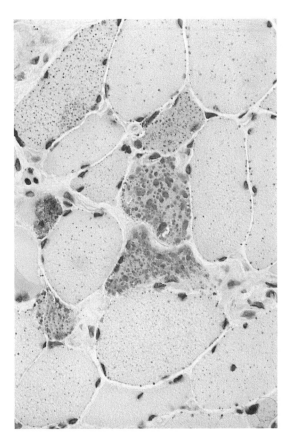

Fig. 477
Zidovudine myopathy Accumulation of lipid droplets may be seen, as in other mitochondrial myopathies. Oil Red O.

Myopathie à l'AZT Accumulation de gouttelettes lipidiques comme on l'observe couramment dans les myopathies mitochondriales. Oil Red O.

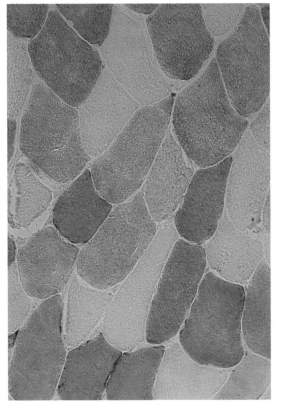

Fig. 478
Zidovudine myopathy Enzyme histochemistry showing focal cytochrome C oxidase deficiency. The majority of COX-negative fibres detected by this method are otherwise normal.

Myopathie à l'AZT Histoenzymologie montrant un déficit partiel en COX. La majorité des fibres COX-négatives sont de morphologie normale.

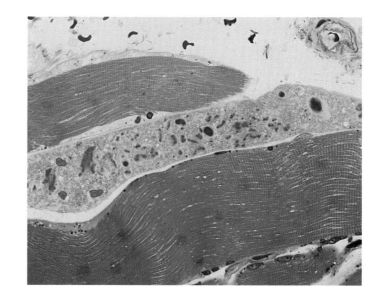

Fig. 479

Zidovudine myopathy Rod bodies are frequently seen in patients with zidovudine myopathy. They are usually found in fibres that also show typical cytoplasmic bodies surrounded by a clear halo and diffuse myofibrillar loss. Myofilament abnormalities are restricted to COX-negative fibres. Cytoplasmic bodies are non-specific, but are always found in patients with full-blown zidovudine myopathy. Semi-thin section, toluidine blue.

Myopathie à l'AZT Les bâtonnets sont fréquemment identifiés sur les biopsies musculaires de patients atteint de myopathie à l'AZT. On les trouve habituellement dans des fibres contenant aussi des corps cytoplasmiques, typiquement entourés d'un halo clair, et une perte myofilamentaire sévère. Les anomalies myofilamentaires ne s'observent que dans les fibres COX-négatives. Les corps cytoplasmiques ne sont pas spécifiques mais sont constamment trouvés quand la myopathie à l'AZT est constituée. Coupe semi-fine, bleu de toluidine.

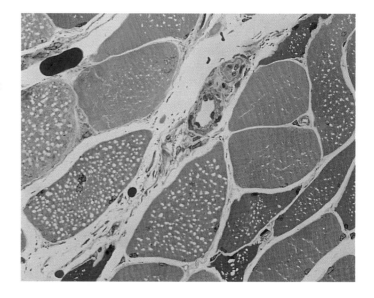

Fig. 480

Zidovudine myopathy. Widespread microvacuolation is another microscopic finding usually present in zidovudine myopathy. It is likely to be due to diffuse T-tubule dilatation of the type observed in surviving portions of muscle fibres undergoing partial necrosis. Swollen mitochondria or lipid accumulation may also contribute to microvacuolation. Semi-thin section, toluidine blue.

Myopathie à l'AZT Une microvacuolisation diffuse des fibres musculaires est fréquente dans la myopathie à l'AZT. Elle est probablement liée à une dilatation diffuse du système tubulaire T comme on en observe dans la partie indemne des fibres musculaires partiellement nécrosées. Un gonflement des mitochondries et l'accumulation lipidique peuvent contribuer à la microvacuolisation. Coupe semi-fine, bleu de toluidine.

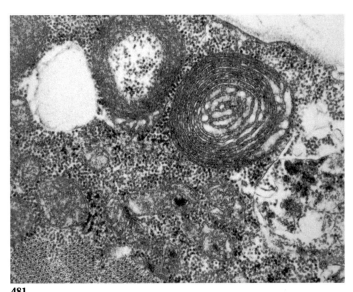

481

Figs 481–482
Zidovudine myopathy   Electron microscopy shows subsarcolemmal accumulation of mitochondria with structural changes including concentric cristae (Fig. 481) or markedly enlarged mitochondria with a syncitial pattern and proliferated cristae (Fig. 482).

Myopathie à l'AZT   L'examen en microscopie électronique montre une accumulation de mitochondries avec des anomalies structurales: arrangement concentrique des crêtes (Fig. 481) ou augmentation de volume avec prolifération des crêtes donnant aux mitochondries un aspect syncitial (Fig. 482).

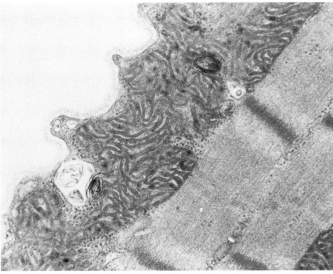

482

Figs 483–484
Zidovudine myopathy   On electron microscopy, myofilament changes include a selective loss of thick myosin myofilament, which appears as an attenuation of the A band (Fig. 483) and rod bodies derived from Z discs (Fig. 484).

Myopathie à l'AZT   En microscopie électronique, les anomalies myofilamentaires comportent notamment une perte sélective des myofilaments épais de myosine, se traduisant par une atténuation de la bande A (Fig. 483) et la présence de bâtonnets dérivés de la strie Z (Fig. 484).

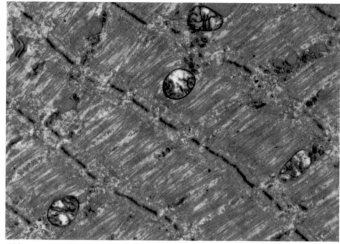

483

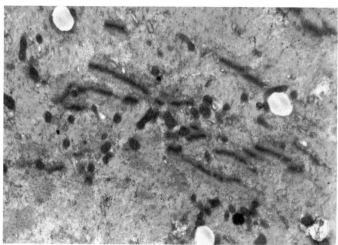

484

Muscle toxoplasmosis

Toxoplasmose musculaire

Muscle toxoplasmosis is uncommon, it occurs at the late stage of the disease in patients with multisystem toxoplasmosis. *Toxoplasma* cysts are mainly found in muscle fibres. A polymyositis-like process may be associated with muscle toxoplasmosis (see Fig. 459) (Gherardi *et al.*, *Ann. Neurol.* in press).

La toxoplasmose musculaire est rare et survient au stade terminal de la maladie, chez des patients présentant une toxoplasmose multiviscérale. Les kystes toxoplasmiques s'observent à l'intérieur des fibres musculaires et peuvent être associés à des lésions de polymyosite (voir Fig. 459) (Gherardi *et al. Ann. Neurol.*, sous presse).

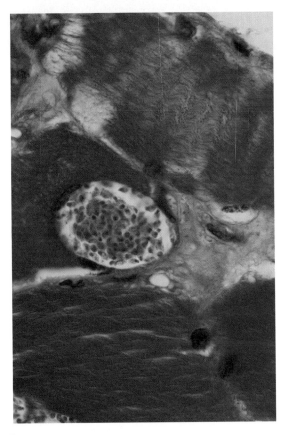

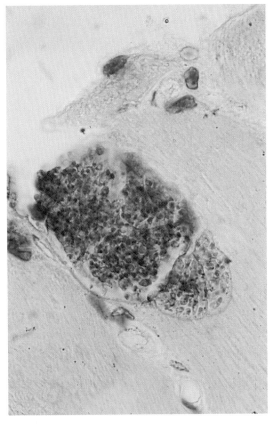

Fig. 485
Muscle toxoplasmosis *Toxoplasma* cyst within a muscle fibre. H and E.
(Courtesy of Dr M. Baudrimont, Paris)

Toxoplasmose musculaire Kyste toxoplasmique dans une fibre musculaire. H et E.
(Cliché dû à l'amabilité du Dr M. Baudrimont, Paris)

Fig. 486
Muscle toxoplasmosis Immunostaining using a polyclonal antibody against *Toxoplasma gondii* identifies the parasite. Note several cysts tightly packed together. PAP.

Toxoplasmose musculaire L'immunomarquage avec un anticorps polyclonal contre *Toxoplasma gondii* permet d'identifier le parasite. Notez la présence de plusieurs kystes agglomérés. PAP.

Figs 487–488
Muscle toxoplasmosis On electron microscopy, hundreds of 2 to 4 nm microorganisms with a polar conoid are enclosed by a smooth cystic membrane.
(Courtesy of Dr M. Baudrimont, Paris)

Toxoplasmose musculaire En microscopie électronique, plusieurs centaines de parasites de 2 à 4 nm de diamètre, possédant un conoïde polaire, sont entourées par une membrane kystique lisse.
(Cliché dû à l'amabilité du Dr M. Baudrimont, Paris)

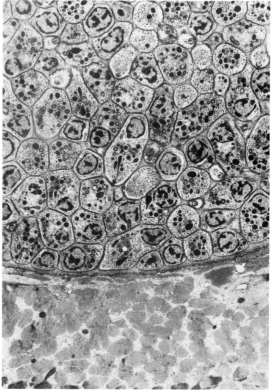

487

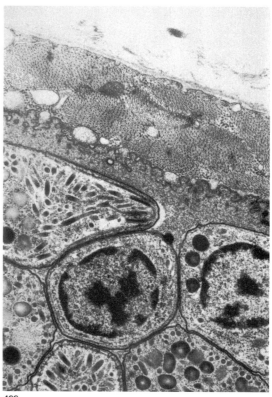

488

Muscle lymphomas

Lymphomes musculaires

Extranodal non-Hodgkin's lymphomas are frequently observed in AIDS and may arise in skeletal muscle. Muscle lymphoma is characterized by a rapidly growing intramuscular mass accompanied by fever. It can be distinguished from pyomyositis (intramuscular abscess) by imaging. The lymphomatous infiltrate destroys the muscle tissue and may also invade the fascia (Chevalier *et al.*, *Anthritis Rheum.*, in press).

Les lymphomes non-Hodgkiniens sont fréquents au cours du SIDA. Ils sont volontiers extranodaux et peuvent se développer primitivement dans le muscle squelettique. Les lymphomes musculaires se présentent comme des tumeurs intramusculaires de croissance rapide survenant en climat fébrile. Ils peuvent être distingués d'un abcès intramusculaire, ou pyomyosite, par l'imagerie. L'infiltrat lymphomateux envahit et détruit le tissu musculaire et peut aussi s'étendre au fascia (Chevalier *et al.*, *Arthritis Rheum.*, sous presse).

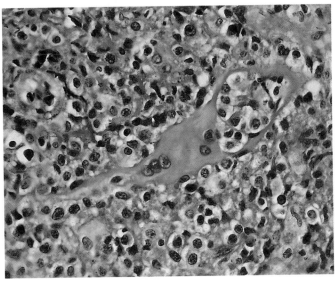

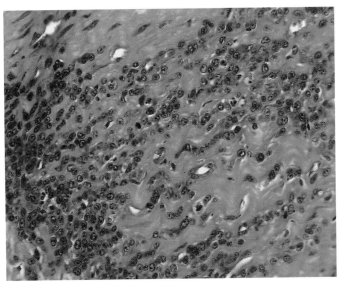

Fig. 489
Muscle lymphoma The lymphomatous infiltration destroys the muscle tissue; few residual myocytes, partially invaded by tumour cells, may still be recognized. H and E.

Lymphome musculaire L'infiltration tumorale détruit le parenchyme musculaire. Seules quelques rares fibres musculaires, partiellement envahies par les cellules tumorales, sont encore reconnaissables. H et E.

Fig. 490
Muscle lymphoma Note the invasion of the fascia by the lymphomatous cells. H and E.

Lymphome musculaire Infiltration du fascia, le long des fibres de collagène, par les cellules tumorales. H et E.

Kaposi's sarcoma of skeletal muscle

Localisation musculaire de sarcome de Kaposi

Kaposi's sarcoma involves only rarely skeletal muscle. In the case illustrated, the tumour was seen as a rapidly growing mass in the flank of a patient with widespread cutaneous and visceral Kaposi's sarcoma.

Les sarcomes de Kaposi affectent exceptionnellement le muscle squelettique. Dans ce cas, la tumeur s'était présentée sous la forme d'une masse de la paroi abdominale, de croissance rapide, chez un patient ayant un sarcome de Kaposi cutané et viscéral étendu.

Figs 491–492
Kaposi's sarcoma Invasion of the epimysium by the tumour (Fig. 491). Note the invasion and destruction of perifascicular muscle fibres (Fig. 492). H and E.

Sarcome de Kaposi Envahissement épimysial par la tumeur vasculaire (Fig. 491). Notez la destruction des fibres périfasciculaires par la tumeur (Fig. 492). H et E.

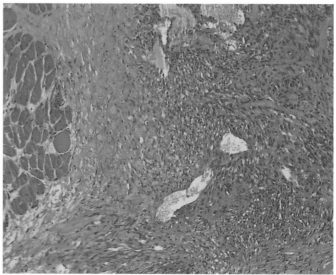

491

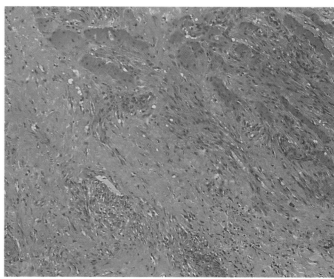

492

Miscellaneous lesions

Lésions diverses

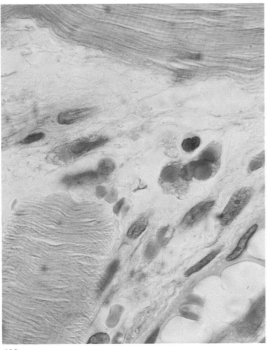

493

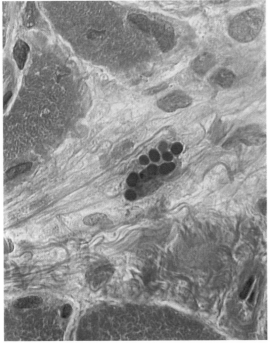

494

Figs 493–494

Erythrophagocytosis Erythrophagocytosis by endomysial macrophages may be observed in HIV infection and possibly contributes to muscle siderosis. This erythrophagocytosis is reminiscent of that commonly seen in the bone marrow of patients with viral infections. H and E (Fig. 493); Masson's trichrome (Fig. 494).

Erythrophagocytose Une érythrophagocytose par les macrophages endomysiaux peut se voir au cours de l'infection VIH et contribue peut-être à la sidérose musculaire. Une érythrophagocytose semblable peut être observée dans la moelle osseuse, au cours des infections virales. H et E (Fig. 493); trichrome de Masson (Fig. 494).

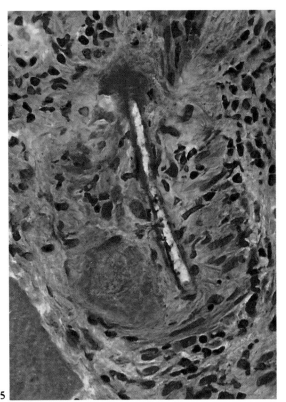

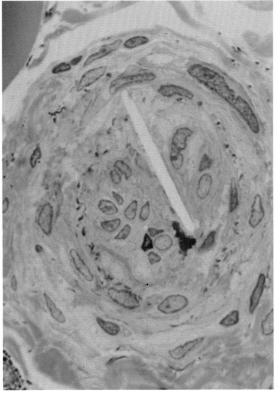

495

496

Figs 495–496

Vasculitis associated with cholesterol emboli   In one HIV-infected patient of our study, a necrotizing arteritis was associated with cholesterol emboli. This suggests that during HIV infection, there may be an increased susceptibility to develop vasculitis due to various stimuli. H and E. (Fig. 495); semi-thin section, Toluidine blue (Fig. 496).

Vascularite associée à des embolies de cholestérol   Chez un de nos patients infectés par le VIH, nous avons observé une artérite nécrosante associée à des embolies de cholestérol. Cette constatation laisse penser que l'infection VIH facilite l'apparition de vascularites déclenchées par des stimuli trés variés. H et E (Fig. 495), coupe semi-fine, bleu de toluidine (Fig. 496).

Figs 497–500

Tubular aggregates   In one patient with a typical zidovudine myopathy, we found abundant fuschinophilic subsarcolemmal masses (Fig. 497, Gomori's trichrome), strongly positive for NADH–TR (Fig. 498), and poorly stained with SDH (Fig. 499), showing the typical ultrastructural 'organ pipe' appearance of tubular aggregates (Fig. 500). Since hypoxia and ischaemia, as well as toxic agents and drugs, have previously been recognized as possible causes of tubular aggregate formation, it is likely that long-term AZT administration was responsible for the development of tubular aggregates.

Aggrégats tubulaires   Chez un patient ayant une myopathie à l'AZT typique, nous avons observé des amas sous-sarcolemmiques fuschinophiles (Fig. 497, trichrome de Gomori), très fortement positifs pour la NADH–TR (Fig. 498), et faiblement colorés par la SDH (Fig. 499), présentant, en microscopie ultrastructurale, l'aspect en 'tuyaux d'orgue' caractéristique des aggrégats tubulaires (Fig. 500). La formation d'aggrégats tubulaires peut relever de causes variées comme l'hypoxie, l'ischémie, l'exposition à des produits toxiques, ou la prise prolongée de médicaments. Dans ce cas, il est probable que le traitement au long cours par l'AZT ait pu provoquer la formation d'aggrégats tubulaires.

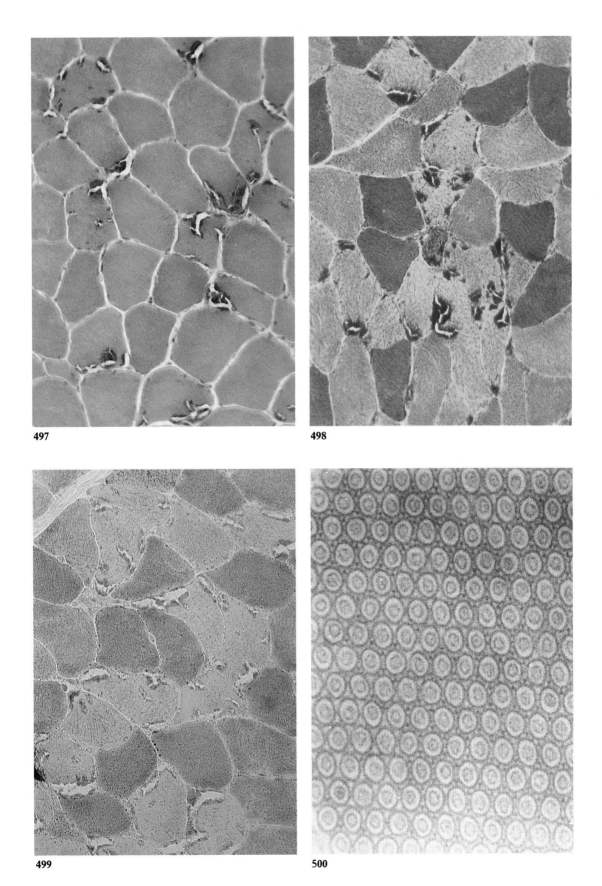

497

498

499

500

Index

Index